PROF. DR. IBRAHIM ELMADFA | DR. ALEXA LEONIE MEYER

Kalorien
im Griff

*Mit über
3000 Lebensmitteln*

W0198090

Ein Wort zuvor

Ausgewogene Ernährung ist ein Grundpfeiler von Gesundheit und Wohlbefinden. Viele Menschen achten noch immer zu wenig darauf, die Gesundheitsrisiken Übergewicht und Fehlernährung sind daher weit verbreitet. Dabei sind gesunde Lebensmittel heute so leicht zu bekommen wie noch nie zuvor – viele sogar das ganze Jahr über. Das Problem ist eher, bei all dem Überfluss die richtige Wahl zu treffen! Genau dabei soll Ihnen dieses Buch helfen – ganz gleich, ob Sie Ihr Gewicht reduzieren oder halten wollen.

Die Einleitung ab Seite 6 bietet Ihnen die wichtigsten Fakten zum Thema ausgewogene Ernährung und gesunder Lebensstil nach heutigem Forschungsstand. In den Tabellen im Hauptteil ab Seite 29 finden Sie den Gehalt an Kalorien, Fett, Eiweiß und Kohlenhydraten von gut 3000 Lebensmitteln sowie meist Angaben zum Ballaststoffgehalt. Eine kurze Einleitung am Beginn jedes Kapitels informiert Sie über die Eigenheiten der jeweiligen Produktgruppe. Die Sortierung in Haupt- und Untergruppen erleichtert Ihnen das Suchen und Vergleichen von Produkten. Die Angabe der Broteinheiten hilft Diabetikern bei der Berechnung ihrer Diät und Insulindosis.

Neben den Angaben zu unverarbeiteten Lebensmitteln enthält die Tabelle auch die Werte vieler verbreiteter Fertigprodukte sowie die von Standardgerichten in der Gastronomie. So können Sie auch außer Haus auf gesunde Kost achten.

Für alle, die besonders auf ihre Ernährung achten, bieten darüber hinaus die Spezialtabellen ab Seite 268 Informationen zur Fettsäurezusammensetzung sowie zum Natrium- und Puringehalt einiger Lebensmittel. Diese sind speziell dann wichtig, wenn Sie zu Fettstoffwechselstörungen, Bluthochdruck oder Gicht neigen oder daran leiden.

Wir hoffen und wünschen uns, dass Ihnen dieses Buch eine gesunde Ernährungs- und Lebensweise erleichtert.

Prof. Dr. Ibrahim Elmadfa
Dr. Alexa L. Meyer

Inhalt

3

Milch und Milchprodukte 91

Fisch, Fleisch und Eier 121

Knabbereien und Süßes 151

Fertigprodukte und Essen außer Haus 193

Getränke 253

Spezialtabellen 268

Anhang 314

WICHTIGER HINWEIS: Die Inhalte in diesem Buch wurden von den Verfassern nach bestem Wissen erstellt, recherchiert und mit größter Sorgfalt geprüft. Sie geben den aktuellen Wissensstand wieder.

Die Ratschläge sind kein Ersatz für persönlich eingeholten, medizinisch kompetenten Rat. Jede Leserin, jeder Leser trägt die Verantwortung für das eigene Handeln. Weder die Autoren noch der Verlag können eine Haftung für eventuelle Nachteile oder Schäden übernehmen, die aus im Buch gegebenen Hinweisen resultieren.

Gesunde Ernährung und Lebensweise

Damit Sie die Daten des Tabellenteils optimal nutzen können, erfahren Sie hier in kompakter Form das Wichtigste über ausgewogene Ernährung und gesunde Lebensweise.

Energie

Die Energie aus der Nahrung ist der »Brennstoff« für alle Funktionen und Tätigkeiten des Körpers. Energie wird ständig benötigt: Auch wenn wir schlafen oder ruhig sitzen, wird sie durch grundlegende Stoffwechselvorgänge und Körperfunktionen wie Atmung, Verdauung, Wärmehaushalt, die Herztätigkeit und die Nervenreizleitung verbraucht.

Die Wissenschaft bevorzugt die Einheit Joule bzw. Kilo- oder Megajoule als deren Vielfaches. Im allgemeinen Sprachgebrauch hat sie sich aber nicht durchgesetzt, obwohl Nährwerte oft in dieser Einheit angegeben werden. Multiplikation des kcal-Werts mit 4,184 ergibt den Wert in kJ.

> **KILOKALORIE** (1 kcal = 1000 Kalorien) ist eine eigentlich veraltete, aber bis heute übliche Maßeinheit für Energie. Definiert ist sie als die Energiemenge, die einen Liter Wasser von 14,5 auf 15,5° C erwärmt.

Grundumsatz

Die Summe der für alle Ruhefunktionen des Körpers benötigten Energie wird als Grundumsatz bezeichnet. Unter normalen Bedingungen macht er den größten Teil, nämlich bis zu zwei Drittel, des Energiebedarfs aus.

Der Grundumsatz geht im Wesentlichen von der mageren Körpermasse aus; ein größerer Anteil an Magermasse bedeutet somit einen höheren Grundumsatz. Daraus ergeben sich auch geschlechts- und altersspezifische Unterschiede: Frauen haben einen größeren Körperfettanteil, also weniger Magermasse und deshalb einen um etwa 10 % geringeren Grundumsatz als Männer. Dies zeigt die Tabelle unten. Darüber hinaus sehen Sie an den Zahlen: Mit zunehmendem Alter verringert sich die Magermasse und damit der Grundumsatz. Umgekehrt wird dieser durch den Aufbau von Muskelmasse bei regelmäßiger sportlicher Betätigung erhöht. Sportler und fitte Normalmenschen verbrauchen also nicht nur während ihrer Aktivität mehr Energie, sondern auch in Ruhe.

Grundumsatz, abhängig von Alter und Geschlecht				
	Männer		**Frauen**	
Alter	Größe (cm)/ Gewicht (kg)	Grundumsatz (kcal/Tag)	Größe (cm)/ Gewicht (kg)	Grundumsatz (kcal/Tag)
15–18	174/67	1820	166/58	1460
19–24	176/74	1820	165/60	1390
25–50	176/74	1740	164/59	1340
51–64	173/72	1580	161/57	1270
ab 65	169/68	1410	158/55	1170

Quelle: DGE, ÖGE, SGE: Referenzwerte für die Nährstoffzufuhr. 2008

Leistungsumsatz

Zum Grundumsatz addiert sich der Bedarf für Aktivitäten aller Art, körperliche wie auch geistige, der je nach Tätigkeit stark variiert. Dieser so genannte Leistungsumsatz hängt aber nicht nur von der Art und Intensität der Aktivität ab, sondern auch von Körpergewicht, Alter und Geschlecht.

Beispiele für den Energieverbrauch von erwachsenen Männern und Frauen bei verschiedenen Sport- und Freizeitaktivitäten sowie Hausarbeiten zeigt die folgende Tabelle in aufsteigender Folge. Es sind aber nur grobe Schätzwerte möglich.

Energieverbrauch bei ausgewählten Aktivitäten		
	Energieverbrauch in 30 Minuten	
Tätigkeit	Mann*	Frau**
Leicht		
Einkaufen	84	67
Geschirrspülen	84	67
Langsames Gehen (3 km/h)	92	73
Moderat		
Tanzen (langsamer Walzer, Tango)	110	87
Normales Gehen (5 km/h)	121	96
Staubsaugen	128	102
Rasenmähen (elektrisch)	202	160
Skifahren (alpin)	220	174
Fahrradfahren (16–19 km/h)	220	174
Anstrengend		
Aerobics	239	189
Bergsteigen mit bis zu bis 4 kg Gepäck	257	203
Fußballspielen	257	203
Beachvolleyballspielen	294	232
Tennisspielen	294	232
Treppensteigen	294	232
Brustschwimmen	367	290
Heimtrainer fahren (schnell, 200 W)	385	305
Laufen (11 km/h bzw. 5,5 Min./km)	422	334

* Referenzperson: 30-jähriger Mann mit 74 kg und 176 cm,
** Referenzperson: 30-jährige Frau mit 60 kg und 164 cm.
Berechnet nach Ainsworth: The compendium of physical activities tracking guide. 2002

Der Leistungsumsatz wird oft als Vielfaches des Grundumsatzes ausgedrückt. Dazu teilt man den Gesamtenergieumsatz (Grund- plus Leistungsumsatz) durch den Grundumsatz. Der so erhaltene Faktor kennzeichnet das Ausmaß der körperlichen Aktivität (Physical Activity Level = PAL). Je nach Beruf und Freizeitaktivitäten ergeben sich unterschiedliche PAL-Werte. Die folgende Tabelle gibt einige Richtwerte, anhand deren der Gesamtenergiebedarf abgeschätzt werden kann.

Lebensweise und Aktivitätsniveau (Physical Activity Level)		
Arbeitsschwere und Freizeitverhalten	PAL	Beispiele
Nur sitzende oder liegende Lebensweise	1,2	Alte, gebrechliche oder kranke Menschen
Nur sitzende Tätigkeit und keine oder kaum anstrengende Freizeitaktivität	1,4–1,5	Büroangestellte, Feinmechaniker
Sitzende, zeitweilig gehende und stehende Tätigkeit	1,6–1,7	Laboranten, Kraftfahrer, Fließbandarbeiter
Überwiegend gehende und stehende Arbeit	1,8–1,9	Verkäufer, Kellner, Mechaniker, Handwerker
Körperlich anstrengende berufliche Arbeit	2,0–2,4	Landwirte, Bau-, Wald- und Bergarbeiter, Leistungssportler
Bonus für Sport oder andere Anstrengungen (30–60 Min., 4- bis 5-mal/Woche)	0,3	

Quelle: DGE, ÖGE, SGE: Referenzwerte für die Nährstoffzufuhr. 2008

Körpergewicht

Für »magere Zeiten« speichert der Körper Überschüsse als Fettreserven, die bei Bedarf mobilisiert werden. Fett enthält bei gleichem Gewicht bzw. Volumen doppelt so viel Energie wie Kohlenhydrate und Eiweiß, welche auch mehr Wasser binden, ist also kompakter als diese. Übergewicht ist Folge einer unausgeglichenen Energiebilanz. Wird mehr Energie zugeführt als verbraucht, wird Überschuss gespeichert, vor allem in Form von Fett, und es kommt zur Gewichtszunahme.

Eine längerfristig reduzierte Energiezufuhr mit Gewichtsabnahme senkt den Grundumsatz, vor allem bei zu wenig körperlicher Aktivität. Dies liegt am Verlust von magerer Körpermasse. Wird danach wieder mehr Energie aufgenommen, nimmt man umso stärker zu – der berüchtigte Jo-Jo-Effekt.

Um das Körpergewicht im Verhältnis zur Körpergröße einheitlich auszudrücken, wird heute am häufigsten der so genannte Body Mass Index (BMI) verwendet, der für Erwachsene beiderlei Geschlechts gleichermaßen gilt. Er wird nach der folgenden Formel berechnet.

$$\text{Body Mass Index} \; = \; \frac{\text{Körpergewicht in Kilogramm}}{(\text{Körpergröße in Metern})^2}$$

Die folgende Tabelle zeigt, wie die Wissenschaft das Körpergewicht je nach dem BMI-Wert klassifiziert. Diese Referenzwerte gelten für Erwachsene beider Geschlechter.

Der Body Mass Index und seine Beurteilung	
BMI-Bereich	**Bewertung**
unter 18,5	Untergewicht
18,5 bis 24,9	Normalgewicht
ab 25	Übergewicht
25 bis 29,9	Prä-Adipositas (beginnende Fettsucht)
ab 30	Adipositas (Fettsucht)
ab 40	Extreme Adipositas

Quelle: WHO: Obesity. Preventing and managing the global epidemic. Report of a WHO Consultation (WHO Technical Report Series 894). 2000

Bei älteren Menschen geht ein leicht erhöhtes Körpergewicht mit einer höheren Lebenserwartung einher. Deshalb empfiehlt das US-amerikanische Research Council andere Bewertungskriterien: Ab einem Alter von 65 Jahren ist demnach ein BMI von 24 bis 29 optimal.

Auch für Kinder, schwangere Frauen und extrem sportliche Menschen eignen sich die in der Tabelle aufgeführten BMI-Bereiche nicht. Bei Kindern wird der BMI mit altersspezifischen Verteilungskurven verglichen.

Risiko Übergewicht

Übergewicht ist alles andere als ein rein kosmetisches Problem. Während leicht erhöhtes Körpergewicht nicht unbedingt gesundheitliche Probleme verursacht und daher tolerierbar ist, nehmen die Risiken mit steigendem Übergewicht zu. Bei Fettsucht häufig auftretende Störungen sind:

- Erhöhte Blutfettwerte (Cholesterin, Triglyzeride),
- Bluthochdruck,
- Insulinresistenz,
- Gelenkschäden,
- Arthrose.

Mögliche Folgen sind Herz-Kreislauf-Krankheiten, Diabetes mellitus Typ 2 und sogar Krebs, z. B. Darmkrebs.

Fettverteilung: Äpfel und Birnen

Eine wichtige Rolle spielt die Fettverteilung am Körper: Ungünstig wirkt sich vor allem Fett am Bauch aus. Fett an Hüften, Po und Oberschenkeln ist weniger gefährlich. Der Vergleich der Figur mit Apfel und Birne macht den Unterschied anschaulich: Menschen mit überwiegend zentralem Bauchfett haben grob gesprochen eher die Silhouette eines Apfels, Personen mit mehr Fett an den Hüften und den Extremitäten weisen eher eine Birnenform auf.

> **TAILLENUMFANG:** Als Maß für die Fettverteilung am Körper gilt der Taillenumfang. Ist er größer als 80 cm bei Frauen bzw. 94 cm bei Männern, besteht ein erhöhtes Risiko für Stoffwechselstörungen wie Insulinresistenz, Bluthochdruck und Herz-Kreislauf-Erkrankungen. Überschreitet er 88 cm bei Frauen und 102 cm bei Männern, ist dieses Risiko deutlich erhöht.
> Ein Indikator ist auch der Taillen-Hüft-Quotient, das Verhältnis zwischen Taillen- und Hüftumfang. Dieser sollte bei Frauen unter 0,85, bei Männern unter 1 liegen.

Hauptnährstoffe

Die Hauptnährstoffgruppen Kohlenhydrate, Eiweiß und Fett machen mengenmäßig den größten Anteil der Lebensmittel aus. Sie stellen bei Weitem die meiste Nahrungsenergie.

- 1 g Kohlenhydrate liefert dabei 4 kcal (17 kJ).
- 1 g Eiweiß bringt ebenfalls 4 kcal (17 kJ).
- 1 g Fett enthält dagegen 9 kcal (38 kJ).

Über die drei Hauptnährstoffe hinaus liefern auch Alkohol, organische Säuren wie Zitronen-, Milch- und Essigsäure und Zuckeralkohole wie Xylit, Mannit und Sorbit Energie:

- 1 g Zuckeralkohole 2,4 kcal (10 kJ).
- 1 g organische Säuren liefert 3 kcal (13 kJ).
- 1 g Alkohol hat 7 kcal (29 kJ), fast so viel wie Fett!

Gewichtung der Nährstoffe

Die Hauptnährstoffe sind nicht nur Energielieferanten, sondern haben weitere wichtige Funktionen. Die Zusammensetzung der Nahrung hat großen Einfluss auf den Stoffwechsel, das Körpergewicht und die Gesundheit. Eine gesunde Ernährung enthält daher alle Hauptnährstoffe in ausgewogenem Verhältnis. Wie der Energiebedarf unterscheidet sich auch der Nährstoffbedarf verschiedener Alters- und Bevölkerungsgruppen stark. Daher wird meist nicht die absolute Menge an Hauptnährstoffen angegeben, sondern ihr Beitrag zur Gesamtenergie. Bei durchschnittlichem Energiebedarf gelten für die Verteilung der Hauptnährstoffe folgende Richtwerte:

- 55–60 % der Energie oder mehr aus Kohlenhydraten.
- 25–30 % aus Fett (bei hohem Energiebedarf bis zu 35 %).
- 10–15 % aus Protein.

Die Energiezufuhr sollte in der Regel 1600–2500 kcal pro Tag betragen – je nach Größe, Geschlecht, Alter und Aktivitätslevel (siehe ab Seite 7). Wer abnehmen will, sollte um die 500 kcal pro Tag weniger konsumieren. Richtwerte für die Energiezufuhr und den Anteil der Nährstoffe zeigt die folgende Tabelle.

Richtwerte: Energie- und Nährstoffaufnahme pro Tag				
Gesamtenergie	1600 kcal	1800 kcal	2000 kcal	2200 kcal
Fett	45–53 g	50–60 g	55–65 g	60–70 g
Kohlenhydrate	220–240 g	250–270 g	275–300 g	305–330 g
Eiweiß	60 g	70 g	75 g	80 g

Eine entsprechend aufgebaute und vollwertige Ernährung bei genügender körperlicher Aktivität schützt vor Übergewicht und ernährungsabhängigen Krankheiten.

Ein großer Anteil an Kohlenhydraten ist auch deshalb vorteilhaft, weil Fettspeicher zuerst aus dem Nahrungsfett angelegt werden. Kohlenhydrate dagegen werden nur bei größerem Überschuss in Fett umgewandelt.

Kohlenhydrate

Mindestens die Hälfte der Energie sollten Kohlenhydrate beitragen. Auch vom Gewicht her machen sie dann den Hauptteil aus. Die Grundbausteine dieser Stoffklasse sind Zuckermoleküle, die einzeln oder verbunden vorkommen. Einzelzucker, die Monosaccharide, und die aus zwei Einheiten bestehenden Disaccharide kommen in größeren Mengen in Obst, manchen Gemüsearten, Milchprodukten und Honig vor. In isolierter Form werden sie als Süßungsmittel wie Haushalts-, Trauben- und Fruchtzucker verwendet. Da isolierte Zucker kaum andere Nährstoffe enthalten, gelten sie als »leere Kalorien«: Brennstoff pur, reine Energie. Sie werden auch sehr schnell vom Körper verwertet und erhöhen den Blutzucker stark. Deshalb sollten Sie nicht zu viel davon verzehren: Der Energiebeitrag sollte nicht mehr als 10 % ausmachen.

Komplexe Kohlenhydrate (Polysaccharide) hingegen sind lange, zum Teil stark verzweigte Moleküle aus vielen Zuckerteilchen. Das wichtigste davon ist die Stärke, die aus Glukoseeinheiten, also Traubenzucker, aufgebaut ist. Wie andere komplexe Kohlenhydrate muss sie bei der Verdauung erst aufgespalten werden, was ihre Verwertung im Körper etwas verzögert.

In wenig oder gar nicht verarbeiteten Lebensmitteln wie ganzen Getreidekörnern ist die Stärke schwerer zugänglich, was den Abbau zusätzlich verlangsamt. Vollkornprodukte haben daher im Vergleich zu solchen aus geschältem Getreide einen günstigeren Einfluss auf den Blutzucker (glykämischer Index).

GLYKÄMISCHER INDEX: Der glykämische Index (GI) ist ein Maß für die Wirkung eines bestimmten Kohlenhydratlieferanten auf den Blutzuckerspiegel. Dafür wird der Anstieg des Blutzuckerspiegels nach Aufnahme von Kohlenhydraten der jeweiligen Art mit einem Standard verglichen. Als Referenz dient meist reiner Traubenzucker mit einem GI von 100 %.

GLYKÄMISCHE LAST: Der Blutzuckerspiegel wird aber auch von der Menge der verzehrten Kohlenhydrate beeinflusst. Insofern kann ein Lebensmittel mit einem hohen GI, aber einem geringen Gehalt an Kohlenhydraten ihn weniger anheben als ein kohlenhydratreiches mit niedrigem GI. Dies wird bei der glykämischen Last (GL) berücksichtigt, die zusätzlich die Menge an Kohlenhydraten im Lebensmittel einschließt.

$$\text{Glykämische Last} = \frac{\text{GI} \times \text{Kohlenhydratmenge in 100 g}}{100}$$

Sauerstoffsparer Kohlenhydrate

Kohlenhydrate sind die sparsamsten Nährstoffe, was den Sauerstoffverbrauch für die Verwertung betrifft. Sie liefern bei gleichem Sauerstoffbedarf mehr Energie als die gleiche Menge Protein oder Fett. Kohlenhydrate können sogar ganz ohne Sauerstoff in Energie umgewandelt werden, wenn auch weniger effizient. Das macht sie vor allem dann zur ersten Wahl, wenn Sauerstoff in den Muskeln nur begrenzt zur Verfügung steht, also etwa bei starker körperlicher Anstrengung.

Das Zentralnervensystem und die roten Blutkörperchen sind für ihre Energieversorgung vollständig auf Glukose aus dem Blut angewiesen. Zur Aufrechterhaltung des Blutzuckerspiegels gibt es daher schnell verfügbare Speicher in Form von Glykogen in der Leber, und auch die Muskeln selbst lagern für den Ad-hoc-Bedarf Glukose ein. Deshalb enthält frisches Fleisch geringe Mengen Kohlenhydrate. Werden die Speicher bei längerem Fasten aufgebraucht, produziert die Leber Glukose aus Aminosäuren, den Bausteinen der Proteine, die aus den Muskeln herangezogen werden. Hält dieser Zustand länger an, kommt es daher zu einem Verlust an Muskelmasse.

Ballaststoffe

Eine Sonderstellung innerhalb der Kohlenhydrate nehmen die Ballaststoffe ein. Dies sind Zellwandbestandteile, die nur in pflanzlichen Lebensmitteln vorkommen, und zwar vor allem in den Randschichten von Getreidekörnern, in Nüssen und Samen. Und natürlich in Obst und Gemüse, wobei auch hier immer die Schale besonders reich daran ist. Unsere Verdauung kann Ballaststoffe nicht verwerten. Sie liefern daher kaum Energie, tragen aber zum Gefühl der Sättigung bei.
Je nach ihrem Quellverhalten in Wasser unterscheidet man zwischen Quell- und Füllstoffen. Außerdem gibt es lösliche und unlösliche Ballaststoffe. Erstere können von den Darmbakterien teils verwertet werden und etwas Energie beitragen. Letztere werden aber komplett mit dem Stuhl ausgeschieden und vermehren aufgrund ihrer Wasserbindungsfähigkeit das Stuhlvolumen. Das regt die Darmperistaltik an und beugt so Verstopfungen vor. Das Aufquellen der Ballaststoffe vergrößert das Volumen des Speisebreis, verlangsamt die Verdauung und verlängert die Sättigung. Die Aufnahme anderer Nährstoffe wird ebenfalls verzögert, wodurch der Blutzuckerspiegel weniger stark ansteigt und sich der Hunger später einstellt. Das starke Quellen bindet Wasser bei der Verdauung. Ausreichendes Trinken ist auch insofern wichtig.

Zusätzlich können vor allem lösliche Ballaststoffe andere Substanzen wie Cholesterin, aber auch potenzielle Schadstoffe binden und neutral durch den Körper schleusen.

Obwohl Ballaststoffe nicht lebensnotwendig sind, sollten Sie auf eine ausreichende Zufuhr achten. Die Ernährungsgesellschaften des deutschsprachigen Raums empfehlen eine Aufnahme von mindestens 30 g täglich.

Fette

Fette sind die zweite Hauptgruppe der Energielieferanten. Sie enthalten von allen Nährstoffen relativ die meiste Energie, mehr als doppelt so viel wie die gleiche Gewichtsmenge an Kohlenhydraten oder Protein. Außerdem sind sie Lieferanten essenzieller Fettsäuren sowie Träger von fettlöslichen Vitaminen und anderen fettlöslichen Stoffen, darunter den Aromastoffen. Fettes schmeckt gut. Das macht fette Speisen beliebt.

Fett sollte 20 bis 30 %, bei höherem Energiebedarf bis zu 35 % der Energieaufnahme beitragen. Bei einer Energiemenge von 2000 kcal pro Tag sind das 55 bis 67 g. In dieser Menge sind sowohl sichtbare Fette wie Streich- und Kochfette sowie Öl für den Salat enthalten als auch das viele versteckte Fett aus Wurst, Fleisch, Käse und Sahne, Backwaren, Knabbergebäck und Süßigkeiten. Auch Nüsse und Samen sind reich an Fett.

> ## ACHTEN SIE AUF DIE FETTE: Die Ernährung bei uns in den westlichen Industrieländern ist heute im Allgemeinen zu fettreich. 40 % Energiebeitrag aus Fett sind keine Seltenheit. Kontrollieren Sie daher Ihre Fettzufuhr und ersetzen Sie gegebenenfalls fettreiche Lebensmittel durch fettärmere Alternativen.
> Damit aber die Versorgung mit essenziellen (lebensnotwendigen) Fettsäuren gewährleistet ist, die der Körper nicht produzieren kann, sollte Fett wiederum nicht weniger als 15 % der Energieaufnahme ausmachen.

Triglyzeride

Chemisch gesehen sind Fette Triglyzeride, in denen ein Glyzerinmolekül mit drei Fettsäuren verbunden ist. Fettsäuren wiederum sind Ketten aus Kohlenstoff- und Wasserstoff- sowie zwei Sauerstoffatomen. In den meisten Fällen besteht nur eine Bindung zwischen zwei Kohlenstoffatomen, manchmal jedoch ist diese doppelt, was weniger Platz für Wasserstoff übrig lässt. Fettsäuren mit solchen Doppelbindungen nennt man ungesättigt, da sie nicht die volle Menge an Wasserstoff binden. Einfach ungesättigte besitzen eine Doppelbindung, mehrfach ungesättigte deren zwei oder mehr. Doppelbindungen verändern die Eigenschaften der Fettsäuren und dadurch auch die des Fetts. Sie sehen dies schon an der Konsistenz: Mit zunehmender Zahl an Doppelbindungen sinkt die Schmelztemperatur, das Fett ist also flüssiger. Fette mit einem hohen Gehalt an gesättigten Fettsäuren – etwa Butter oder Kokosfett – sind dagegen auch bei Zimmertemperatur fest.

Ungesättigte Fettsäuren

Ungesättigte Fettsäuren wirken sich günstig auf die Blutfettwerte aus, ein hoher Konsum an gesättigten hat dagegen einen negativen Effekt. Die ungesättigte Linolsäure (Omega-6-Fettsäure) und die Alpha-Linolensäure (Omega-3-Fettsäure) können im Körper nicht produziert werden, erfüllen aber wichtige Funktionen. So sind sie ein wesentlicher Bestandteil von Zellmembranen, denen sie die nötige Geschmeidigkeit verleihen. Eine wichtige Rolle spielen sie auch als Vorstufen von Botenstoffen, die u. a. Entzündungsreaktionen steuern und die Weite der Blutgefäße beeinflussen. Aus Omega-3-Fettsäuren entstehen Substanzen, die weniger stark entzündungsfördernd und eher gefäßerweiternd wirken. Damit haben sie einen positiven Einfluss auf das Kreislaufsystem und bei rheumatischen Erkrankungen.

Ungesättigte Fettsäuren sind daher lebensnotwendig und müssen mit der Nahrung zugeführt werden. Linolsäure ist reichlich in vielen Samen wie Sonnenblumen- und Kürbiskernen,

Sojabohnen und Getreidekeimen und daraus gepressten Ölen enthalten. Für Omega-3-Fettsäuren sind dagegen fetthaltige Fische wie Lachs, Hering, Thunfisch und Makrele die besten Quellen. In geringerem Ausmaß eignen sich als Alpha-Linolenquelle auch manche Pflanzensamen wie Walnüsse, Hanf-, Lein- und Rapssamen sowie Sojabohnen bzw. die Öle daraus.

Cholesterin

Die Zusammensetzung des aufgenommenen Fetts hat einen wesentlichen Einfluss auf die Blutfettwerte, also auch den Cholesterinspiegel. Cholesterin ist aber kein Nährstoff, sondern ein Fettbegleitstoff, der nur in tierischem Gewebe vorkommt. Verwandte Substanzen in Pflanzen, die Phytosterine, weisen eine andere Struktur auf und hemmen sogar die Cholesterinaufnahme ins Blut.

Cholesterin hat wichtige Funktionen im Stoffwechsel, so z. B. als Ausgangsstoff für Steroidhormone und Gallensäuren sowie als Bestandteil der Zellmembranen. Der Körper produziert es jedoch selbst, weshalb eine Zufuhr mit der Nahrung nicht notwendig ist.

Im wässrigen Milieu des Bluts wird Cholesterin in Proteine verpackt transportiert, die auch Fette aus der Nahrung enthalten. Diese Partikel unterscheiden sich in ihrer Zusammensetzung, ihrer Dichte und ihren Eigenschaften: Die so genannten LDL-Partikel (low density lipoprotein) werden umgangssprachlich als »schlechtes« Cholesterin bezeichnet, da sie leicht oxidieren und dann zu Veränderungen und Ablagerungen in den Gefäßen führen können, die Atherosklerose (Arteriosklerose) und Herz-Kreislauf-Erkrankungen bewirken.

Insbesondere gesättigte Fettsäuren wirken sich negativ aus, indem sie den Anteil des LDL-Cholesterins vergrößern und den des »guten« HDL-Cholesterins (high density lipoprotein) verringern, das einen günstigen Einfluss auf das Gefäßsystem hat. Ungesättigte Fettsäuren, vor allem einfach ungesättigte wie in Olivenöl, wirken sich dagegen positiv aus. Noch deutlicher ist die Wirkung der mehrfach ungesättigten.

Eine Rolle spielt auch die körperliche Aktivität: Regelmäßige Bewegung erhöht den HDL- und senkt den LDL-Cholesterinspiegel. Bei erhöhten Blutfettwerten sollte die Zufuhr von Cholesterin mit der Nahrung eingeschränkt werden.

> ## FETTSÄUREZUFUHR: Bei 30 % Fettanteil an der Gesamtenergieversorgung sollten maximal 10 % der Energie, besser weniger, aus gesättigten Fettsäuren stammen. Mehrfach ungesättigte Fettsäuren sollten etwa 7 % ausmachen, wobei ein höherer Anteil (mindestens 13 %) an einfach ungesättigten Fettsäuren vor allem zu Lasten der gesättigten Fettsäuren günstig ist. Daher sollte Pflanzenöl als Fettquelle bevorzugt werden. Fisch liefert darüber hinaus Omega-3-Fettsäuren.

Trans-Fettsäuren

Meiden Sie die so genannten Trans-Fettsäuren. Diese entstehen vor allem bei der industriellen Härtung von Fetten, also der Verarbeitung pflanzlicher Öle zu Fetten von fester Konsistenz. Es handelt sich dabei um Fettsäuren, deren Molekularstruktur von jener der natürlichen Fettsäuren abweicht, was ihre biologischen Wirkungen verändert. Vermehrte Zufuhr dieser Fettsäuren bewirkt vor allem eine Erhöhung des LDL-Cholesterin-Werts. In dieser negativen Wirkung übertreffen sie sogar die gesättigten Fettsäuren. Auch senken sie den Anteil des guten HDL-Cholesterins. Daraus ergibt sich ein erhöhtes Risiko für Herz-Kreislauf-Erkrankungen.

Die Zufuhr von Trans-Fettsäuren aus allen Quellen zusammen sollte weniger als 1 % der Gesamtenergiezufuhr ausmachen, also bei den meisten Menschen weniger als 2 g pro Tag. Wesentliche Quellen sind industriell hergestelltes Knabbergebäck, Margarine minderer Qualität, Fastfood und frittierte Produkte. Allerdings bemüht sich die Industrie inzwischen vermehrt, den Gehalt an Trans-Fettsäuren in den Lebensmitteln zu verringern, wobei sich Erfolge abzeichnen.

Eiweiß

Protein oder Eiweiß liefert zwar auch Energie, wird aber vom Körper in der Regel nicht zu diesem Zweck genutzt. Vielmehr dient es in erster Linie als Rohstoff für den Aufbau körpereigener Proteine. Dafür werden seine Bausteine verwendet, die so genannten Aminosäuren, welche bei der Eiweißverdauung frei werden. Von diesen gibt es zwanzig, die für den Proteinaufbau herangezogen werden. Acht davon kann der Körper nicht selbst herstellen, weshalb sie mit der Nahrung zugeführt werden müssen.

Der Gehalt an diesen Aminosäuren bestimmt die Qualität eines Proteins, seine biologische Wertigkeit. Je ähnlicher die Zusammensetzung eines Nahrungsproteins jener der körpereigenen Proteine ist, desto besser kann es verwertet werden. Es ist daher leicht einzusehen, dass tierische Proteine grundsätzlich eine höhere Wertigkeit haben als pflanzliche.

Die Aminosäuremuster verschiedener Proteine unterscheiden sich zum Teil stark. Minderwertige Proteine können durch Kombination untereinander oder mit kleinen Mengen hochwertiger Eiweiße aufgewertet werden. Dies hat nicht nur für Vegetarier Bedeutung, da viele proteinreiche tierische Lebensmittel auch einen hohen Gehalt an gesättigten Fettsäuren und Cholesterin aufweisen.

Ideal ist z. B. die Kombination von Getreide mit Hülsenfrüchten oder die von Getreide oder Kartoffeln einerseits mit Milch oder Ei andererseits.

> **DER EIWEISSBEDARF:** Während bei Fett und Kohlenhydraten vor allem die Energie zählt, gibt es für Protein eine genauere Angabe zum täglichen Bedarf: Dieser beträgt etwa 0,8 g pro kg Körpergewicht. Dabei wird empfohlen, sich ein Drittel dieser Menge in Form hochwertiger Proteine z. B. aus Ei oder Fleisch zuzuführen, wenn es nicht wie beschrieben durch Kombinationen aufgewertet wird.

So lesen Sie die Nährwerttabellen

In den Tabellen im Hauptteil sind die Gehalte an Energie, den drei Hauptnährstoffen, Broteinheiten sowie Ballaststoffen für über 3000 Lebensmittel und Speisen verzeichnet. Wenn bei einem Gericht kein Herstellername angegeben ist, sind dessen Werte nach Standard-Kochrezepten berechnet.

Damit Sie die Produkte möglichst schnell finden, sind sie in Ober- und Untergruppen gegliedert. Innerhalb der Untergruppen stehen die Produkte in alphabetischer Reihenfolge.

Die Energieangabe erfolgt in Kilokalorien, weil diese Einheit die üblichere ist. Den Wert in kJ können Sie durch Multiplikation mit 4,184 (näherungsweise 4) ausrechnen. Die Werte für die Nähr- und Ballaststoffe sind in Gramm angegeben.

Die Werte gelten jeweils für eine übliche Portion bzw. Einheit. Das erleichtert die praktische Verwendung der Tabellen im Alltag. Das Gewicht dieser Praxis-Portion in Gramm bzw. ihr Volumen in Millilitern ist jeweils angegeben, so dass Sie die Werte für abweichende Mengen leicht berechnen können. Die Angabe des Energiegehalts pro 100 g bzw. ml erlaubt zudem einen raschen Vergleich von Lebensmitteln.

Die Praxis-Portionsgrößen sind nicht als fixe Werte für Sie gemeint, geben Ihnen aber Anhaltspunkte für die Gestaltung der Mahlzeiten; Sie können natürlich davon abweichen.

Alle verwendeten Zeichen und Abkürzungen finden Sie jeweils auf der Rückseite der farbigen Trennregister erklärt.

Broteinheiten

Das Konzept der Broteinheiten hilft Diabetikern bei der Abschätzung des Kohlenhydratgehalts von Lebensmitteln für die Berechnung der nötigen Insulindosis. Eine Broteinheit entspricht 12 g Kohlenhydraten (in der Schweiz 10 g). Vereinzelt ist auch eine Kohlenhydrateinheit à 10 g in Gebrauch.

Mit der Änderung der deutschen Diätverordnung im Oktober 2010 ist die Kennzeichnung von Produkten als Diabetiker-lebensmittel nicht mehr zulässig. Damit ist auch die Pflicht zur Angabe der Broteinheiten auf der Verpackung entfallen. Nach heutiger wissenschaftlicher Erkenntnis sind spezielle Lebensmittel für Diabetiker nicht notwendig und in manchen Fällen sogar fragwürdig – etwa wegen ihres hohen Gehalts an Fett und isolierter Fruktose. In der heutigen Diabetestherapie gibt es zudem in der Lebensmittelauswahl gar keine Einschränkungen mehr. Empfohlen wird vielmehr eine ausgewogene gesunde Ernährung, wie sie auch für Gesunde optimal ist.

Berechnung der Kohlenhydrate

Die Kohlenhydrate in Lebensmitteln müssen von Diabetikern jedoch weiterhin berechnet werden, wofür das System der Broteinheiten noch verwendet wird. Daher finden Sie auch in diesem Buch die BE-Angaben.

Gemäß der alten Diätverordnung war eine Broteinheitenangabe nicht zulässig, wenn das Lebensmittel mehr als 2 % zugesetzten Zucker enthielt, der Diabetikern nach den alten Diätvorschriften verboten war. Da dieses Verbot zumindest für insulinpflichtige Typ-1-Diabetiker nicht mehr gilt und auch Typ-2-Diabetikern kleine Mengen Zucker erlaubt sind, haben wir auf diese Unterscheidung verzichtet.

Die meisten Gemüse- und Salatsorten sowie Kräuter und Pilze müssen Diabetiker nicht anrechnen. Auch wenn sie Kohlenhydrate enthalten, haben wir bei diesen Produkten den BE-Wert auf Null gesetzt. Das gilt auch für manche Fertigsalate, deren Marinade Zucker enthält, die aber abgetropft gegessen werden. Nur sehr stärke- oder zuckerhaltige Gemüsesorten müssen berücksichtigt werden. Zu Hülsenfrüchten gibt es unterschiedliche Empfehlungen.

Fragen Sie Ihren Arzt

Diabetes-Patienten sollten die Berechnung der Lebensmittel und ihren Diätplan immer mit ihrem Arzt absprechen.

Wie genau sind die Werte?

Lebensmittel sind Naturprodukte. Der Energie- und Nährstoffgehalt schwankt deshalb. Das liegt bei pflanzlichen Produkten z. B. an Unterschieden bei den Anbaumethoden bzw. bei tierischen durch verschiedene Haltungsformen. Auch die genaue Sorte bzw. Tierrasse sowie Umwelt, Klima und Boden haben einen Einfluss. Eine Tabelle kann also keine genauen Werte für das Produkt liefern, das Sie gerade vor sich haben. Dies gilt umso mehr für zubereitete Speisen, weil zwischen den Rezepten zum Teil erhebliche Unterschiede bestehen.

Einfluss der Zubereitung

Garen nach jeder Methode verändert das Gewicht der Lebensmittel ganz entscheidend. Beim Braten verdampft natürlich am meisten Wasser. Das erhöht die Konzentration von Nährstoffen und Energie stark. Auch beim Kochen, z. B. von Blattgemüse wie Spinat, wird viel Wasser abgegeben. Dagegen quellen Getreide, Hülsenfrüchte und manche Gemüsesorten beim Garen auf, was das spezifische Gewicht erhöht und den Nährstoff- und Energiegehalt relativ vermindert.

Ebenso hat die Konservierung durch Einfrieren oder gar Trocknen einen großen rechnerischen Einfluss. Art und Menge der Nährstoffe bleiben unverändert – ganz im Gegensatz zum Gewicht.

Schließlich kommen Unterschiede bei den Werten auch daher, dass die Daten aus unterschiedlichen Quellen stammen.

> **WICHTIG:** Für industriell verarbeitete Lebensmittel sind die bei Redaktionsschluss verfügbaren aktuellen Werte entsprechend den Aussagen der Hersteller für die derzeit im Handel befindlichen Produkte angegeben. Änderungen der Rezepturen, neue Berechnungsgrundlagen und Rohwertdaten führen immer wieder zu Änderungen. Im Zweifelsfall gelten daher immer die Angaben auf der Packung und auf den Websites der Hersteller.

Die Tabelle lesen

Nach den drei einfachen Aspekten Ballaststoffwert sowie Kalorien- und Fettgehalt können Sie das Nährstoffprofil von Lebensmitteln recht gut beurteilen, ohne dass es in wissenschaftliche Kleinarbeit ausartet.

Erfolgsfaktor 1: Ballaststoffwert hoch

Verzehren Sie mindestens 30 g Ballaststoffe am Tag. Der Ballaststoffgehalt einer Hauptmahlzeit sollte also um die 10 g betragen. Natürlich können Sie die Ballaststoffe auch anders verteilen. Aber Lebensmittel mit einem hohen Ballaststoffgehalt sind in der Regel sehr gesund.

Erfolgsfaktor 2: Kaloriengehalt niedrig

Ist der Kaloriengehalt niedrig, können Sie davon ausgehen, dass das Gericht oder das Lebensmittel nur wenig Fett und Zucker enthält. Ist zugleich der Ballaststoffgehalt hoch, sollten Sie beherzt zugreifen. Der Kaloriengehalt ist dann richtig für Sie, wenn jede Hauptmahlzeit inklusive Getränke bis zu 30 % Ihres Gesamtenergiebedarfs ausmacht. Dieser hängt natürlich von Ihrem Alter und Geschlecht sowie Ihrer Lebensweise ab (siehe ab Seite 7).

Erfolgsfaktor 3: Fettgehalt niedrig

Fett sollte ca. 30 % der Gesamtkalorienaufnahme ausmachen. 1 g Fett liefert 9 kcal Brennwert. Wenn der in der Tabelle angegebene Fettwert mit 9 kcal multipliziert wird, dann ergibt das die Fettkalorien des Produkts. Diese sollten mit den Kalorien pro Portion verglichen werden. Machen die Fettkalorien mehr als ein Drittel der Gesamtkalorien aus, dann lieber Finger weg. Solche Lebensmittel sollten nicht als Basis Ihrer Ernährung dienen. Naschereien ab und zu sind natürlich erlaubt und auch wichtig für eine gesunde Ernährung. Daher sollten Sie sich Lebensmittel mit einem hohen Fettgehalt für besondere Momente aufheben, sie aber dann in umso besserer Qualität und guten Gewissens genießen.

WICHTIG: Fette, Öle, Nüsse sowie fette Fische wie Lachs oder Makrele sind ein sehr wichtiger Bestandteil der gesunden Ernährung, ihr Fettgehalt übersteigt jedoch die idealen 30 %. Daher sollten Sie diese Lebensmittel zwar regelmäßig konsumieren, jedoch nur in bescheidenen Mengen. Fetthaltigen Fisch etwa sollte es einmal pro Woche geben. Fette, Öle und Nüsse sollten nicht mehr als einen Teelöffel von der Menge einer durchschnittlichen Mahlzeit ausmachen.

So wählen Sie das beste Lebensmittel

Wählen Sie das jeweils gewünschte Lebensmittel, z. B. Zitronenjoghurt, und vergleichen Sie es mit ähnlichen Produkten, also etwa Zitronenjoghurt anderer Marken, mit Zitronenquark oder selbst gerührtem Zitronenjoghurt aus Naturjoghurt, Zucker und Zitronensaft. Das Lebensmittel mit dem relativ höchsten Ballaststoffgehalt und dem niedrigsten Kalorien- und Fettgehalt ist die beste Wahl. Nach den Richtlinien in der folgenden Tabelle können Sie sich schnell orientieren.

Schnell & einfach das Richtige wählen			
Ballaststoffe	Fett	Kalorien	Urteil
viel	wenig	wenig	beste Wahl
viel	wenig	viel	gute Wahl
wenig	wenig	wenig	gute Wahl
wenig	viel	wenig	noch okay

Alle anderen Kombinationen sind als Basis für eine gesunde Ernährung nicht geeignet und sollten Ausnahmen auf dem Speisezettel darstellen. Wenn Sie sich anhand der vier Kombinationen nicht für ein Lebensmittel entscheiden können, gehen Sie vor nach dem Motto: Die gesunde Mischung macht's. Geben Sie einmal einem Produkt mit einem höheren Ballaststoffanteil den Vorzug und ein anderes Mal dem Produkt mit dem höheren Fettgehalt.

Sonderfall Getränke

Getränke enthalten in der Regel keine Ballaststoffe und ziemlich selten Fett. Die Basis einer gesunden Ernährung ist in jedem Fall Wasser, gemeinsam mit ungesüßtem Tee oder Kaffee. Alles andere sind Leckereien, die die Ausnahme bilden sollten. Wenn Sie sich nur selten etwas Besonderes gönnen, können Sie frei nach Ihrem Geschmack und Gelüst entscheiden.

Kinderlebensmittel

In den Tabellen finden Sie – soweit vorhanden – auch spezielle Kinderprodukte, die von der Industrie angeboten werden. Deren Werte zeigen Ihnen sofort, dass sie oft sehr viele Kohlenhydrate enthalten. Dies ist meistens auf zu viel Zucker zurückzuführen. Die Nahrungsmittelindustrie weiß genau, was Kindern schmeckt, und richtet ihre Rezepturen danach aus. Einige Lebensmittel enthalten auch zu viel Fett für eine ausgewogene Kinderernährung. Lesen Sie bei Kinderlebensmitteln die Zutatenliste besonders kritisch. Produkte für Kinder enthalten oft zugesetzte Nährstoffe, was leicht zu einer Überversorgung mit eventuell negativen Folgen führen kann. Das Beste für Ihr Kind ist ohnehin, es am gemeinsamen Familienessen teilhaben zu lassen und dieses gesund und ausgewogen zu gestalten. Dieses Buch kann Ihnen dabei helfen.

Die Spezialtabellen

An die Haupttabelle schließen sich drei Sondertabellen an. Sie geben für die wichtigsten Lebensmittel einen Überblick über die **Fettzusammensetzung** (ab Seite 268) sowie die Gehalte an **Natrium** (ab Seite 288) und Purinen, die der Körper zu **Harnsäure** verarbeitet (ab Seite 302). Diese drei Aspekte haben besondere Bedeutung für die Prävention und Behandlung häufiger ernährungsabhängiger chronischer Krankheiten. Die Produkte sind im Wesentlichen wie im Hauptteil gruppiert.

Die Fettsäuren sind insbesondere von Bedeutung, wenn Sie erhöhte **Blutfettwerte** (Hyperlipidämie) haben, also zu viel Cholesterin und Triglyzeride im Blut haben.

Den Natriumgehalt Ihrer Nahrung sollten Sie beachten, falls Sie zu **Bluthochdruck** neigen (arterielle Hypertonie).

Der Harnsäurewert schließlich ist von Interesse, wenn Sie an **Gicht** (Hyperurikämie) leiden.

Goldene Regeln für Ihre Ernährung

Fassen wir zusammen: Zum einen sollten Sie sich die richtige Energiemenge zuführen. Alles andere, was wichtig ist, steckt in den folgenden Grundregeln.

Die drei wichtigsten Regeln

- **Reichliches Trinken ist die Basis der Ernährung.** 1,5 Liter Flüssigkeit am Tag sollten Sie mindestens zu sich nehmen. Der Bedarf kann auch weit größer sein.
- **Essen Sie viel Obst und Gemüse!** Beides sollte die Hauptmenge der Ernährung stellen und Bestandteil jeder Mahlzeit sein. Vor allem Gemüse sollte etwas mehr als ein Drittel jeder Mahlzeit ausmachen.
- **Genießen Sie reichlich Getreide und Getreideprodukte!** Nudeln, Reis, Müsli und Ähnliches sollte es zu jeder Hauptmahlzeit geben. Geben Sie dabei möglichst oft der Vollkornvariante den Vorzug. Getreide und Produkte daraus sollten etwa ein Drittel der Gerichte ausmachen.

Vier weitere Regeln für die perfekte Ernährung

- Täglich eine Portion Milch und Milchprodukte
- Fleisch, Fisch und Eier jeweils einmal die Woche
- Fette und Öle sparsam und in der richtigen Qualität
- Alkohol und Süßigkeiten nur als Ausnahme

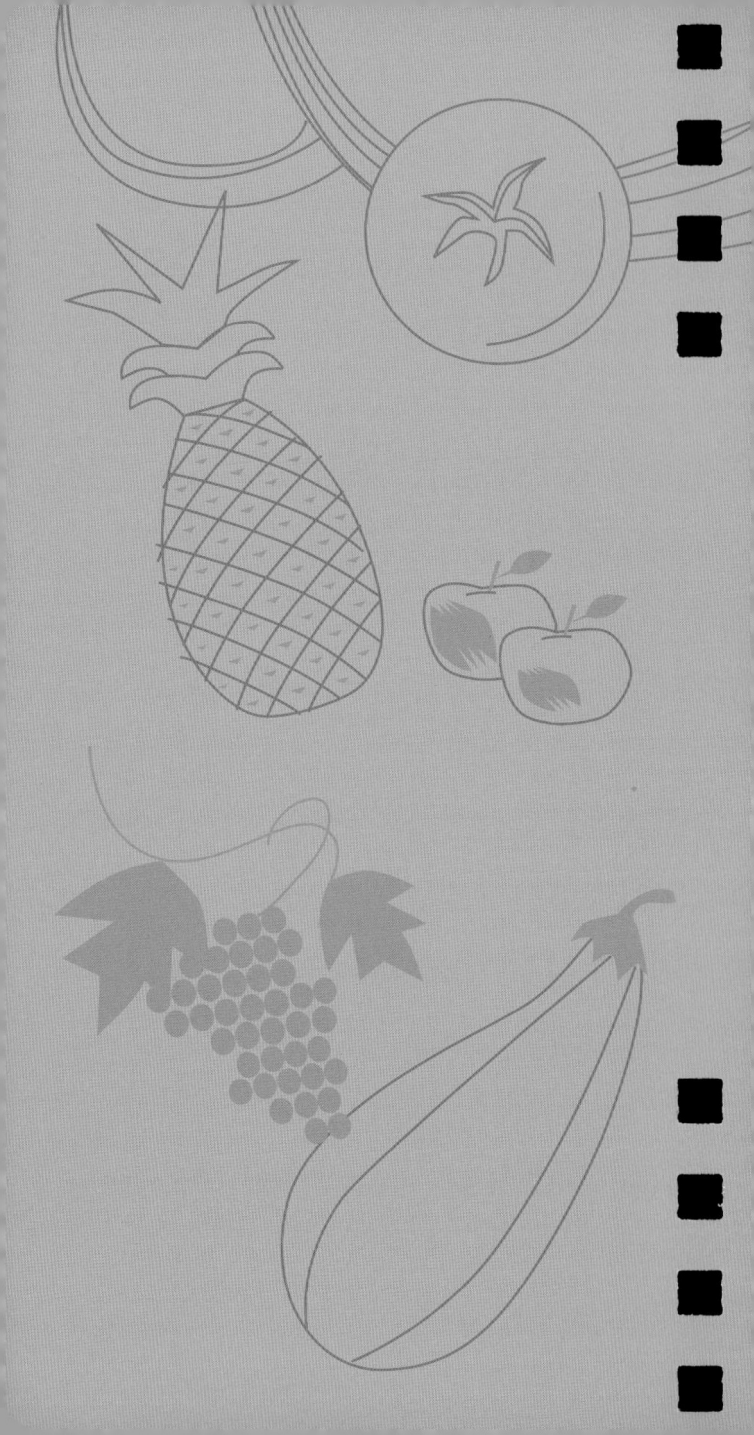

Gemüse und Obst

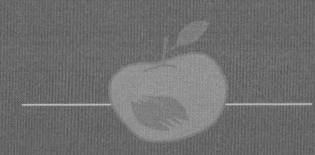

Zeichen

*	Angabe laut Hersteller
+	Der Inhaltsstoff ist in Spuren enthalten.
<	Wert geringer als ...
% vol	Volumenprozent

Abkürzungen

EL	Esslöffel
Fett i. Tr.	Fett in der Trockenmasse
g	Gramm
geh.	gehäuft
k. A.	keine Angabe
kcal	Kilokalorien (»Kalorien«)
ml	Milliliter
(Ö)	Österreich
TK	Tiefkühlkost, -produkt
TL	Teelöffel

Gesunde Pflanzenkost

Die tragende Rolle von Obst und Gemüse in der gesunden Ernährung ist Ihnen bekannt. Eine Vielzahl an Vitaminen und Mineralstoffen liefern die pflanzlichen Lebensmittel. Manche der Stoffe kommen kaum in anderen Lebensmittelgruppen vor – z. B. Vitamin C und Folsäure. Auch für Kalium ist Grünzeug der Hauptlieferant.

Neben diesen Nährstoffen enthalten Obst und Gemüse sekundäre oder bioaktive Pflanzenstoffe, die zwar nicht lebensnotwendig, aber gesundheitsfördernd sind. Einige davon konnten in Experimenten das Tumorwachstum hemmen, den Cholesterinspiegel senken und das Immunsystem anregen. Viele sind Antioxidanzien, die zum Schutz vor schädlichem oxidativem Stress beitragen. Sie sitzen besonders reichlich in bzw. direkt unter der Schale von Obst und Gemüse. So weit wie möglich sollten Sie dieses deshalb nur gründlich waschen bzw. putzen und dann mit Schale essen. Schälen sollte man, wenn nötig, nur dünn, z. B. mit einem Sparschäler. Viele Antioxidanzien sind intensiv gefärbt. Eine bunte Vielfalt pflanzlicher Kost enthält daher auch viele verschiedene Verbindungen.

Obst enthält von Natur aus Zucker, manche Sorten sogar ziemlich viel. Die Zuckermoleküle sind jedoch in den Zellen eingeschlossen, weshalb sie für die Verdauung nicht so leicht zugänglich sind. Ballaststoffe, die meist ebenfalls reichlich enthalten sind, verzögern die Aufnahme des Zuckers zusätzlich. Daher haben die meisten Obstsorten einen niedrigen glykämischen Index.

Die Forschung empfiehlt mindestens fünf Portionen Obst und Gemüse pro Tag. Darüber, wie viel das mengenmäßig ist, gehen die Meinungen auseinander. Die Deutsche Gesellschaft für Ernährung empfiehlt mindestens 650 g täglich, zwei Drittel davon als Gemüse. Ein Teil sollte als Frischobst, Rohkost oder Salat ungegart verzehrt werden.

Eine reiche Quelle für Ballaststoffe, komplexe Kohlenhydrate und sekundäre Pflanzenstoffe stellen Hülsenfrüchte dar.

31

Gemüse und Obst

Gemüse, frisch oder tiefgekühlt

Artischocke	1 Stück/200 g
Aubergine/Eierfrucht	1 Stück/200 g
Avocado	½ Stück/150 g
Baby-Karotten, frisch; Bonduelle*	1 Beutel/250 g
Bleich-/Stauden-/Stangensellerie	1 Stange, groß/200 g
Blumenkohl	½ Kopf, klein/200 g
Blumenkohl, gekocht	½ Kopf, klein/200 g
Blumenkohl, TK	2½ Tassen, groß/200 g
Blumenkohl, TK, gekocht	2½ Tassen, groß/200 g
Bohnen, grüne	40–50 Stück/200 g
Bohnen, grüne, gekocht	40–50 Stück/200 g
Breitwegerich	1 Bund/5 g
Brokkoli	½ Kopf/200 g
Brokkoli, gekocht	½ Kopf/200 g
Cassavawurzel/Maniok/Tapioka, roh	¼ Stück, klein/150 g
Chayote/Chu Chu/Christophine	1 Stück, klein/200 g
Chayote/Chu Chu/Christophine, gekocht	1 Stück, klein/200 g
Chicorée	2 Stück/200 g
Chinakohl	½ Kopf, klein/200 g
Fenchel	1 Stück, mittelgroß/200 g
Frühlings-/Lauchzwiebel	1½ Bund/200 g
Grünkohl/Braunkohl, roh	5 Tassen/200 g
Gurke	½ Stück/200 g
Karotten/Möhren	2 Stück/200 g
Karotten/Möhren, gekocht	2 Stück/200 g
Karotten/Möhren, getrocknet	2 EL/25 g
Kartoffel	2 Stück, mittelgroß/200 g
Kartoffel, gebacken, mit Schale	1 Stück, groß/250 g
Kartoffel, gekocht, mit Schale	2 Stück, mittelgroß/200 g
Knollensellerie	1 Stück, klein/200 g
Knollensellerie, gekocht	1 Stück, klein/200 g

| | Durchschnittswerte pro Portion | | | | | pro 100 g bzw. ml |
Kilo-kalorien	Eiweiß (g)	Fett (g)	Kohlen-hydrate (g)	Ballast-stoffe (g)	Brot-einheiten	Kilo-kalorien
44	4,8	0,2	5,2	21,6	0,0	22
34	2,4	0,4	5,0	5,6	0,0	17
332	2,9	35,3	0,6	9,5	0,0	221
80	2,5	0,5	12,0	9,0	k.A.	32
30	2,4	0,4	4,4	5,2	0,0	15
44	5,0	0,6	4,6	5,8	0,0	22
36	4,2	0,4	4,0	4,0	0,0	18
44	3,6	0,4	6,6	2,0	0,0	22
34	3,4	0,4	4,4	2,0	0,0	17
66	4,8	0,4	10,2	3,8	0,0	33
54	3,2	0,6	8,8	6,0	0,0	27
1	0,2	0,0	0,1	0,2	0,0	25
52	6,6	0,4	5,0	6,0	0,0	26
44	5,6	0,4	4,0	5,4	0,0	22
206	1,5	0,3	48,1	4,4	4,0	137
34	1,4	0,2	8,2	2,6	0,0	17
38	0,8	‹0,1	9,6	2,0	0,0	19
32	2,6	0,4	4,8	2,6	0,0	16
24	2,4	0,6	2,4	3,8	0,0	12
38	2,8	0,6	5,6	4,0	0,0	19
46	4,0	1,0	6,0	3,0	0,0	23
74	8,6	1,8	5,0	8,4	0,0	37
24	1,2	0,4	3,6	1,0	0,0	12
50	2,0	0,4	9,0	7,2	k.A	25
36	1,6	0,4	6,2	5,0	0,0	18
49	1,7	0,4	9,2	9,5	0,0	194
136	4,0	0,2	29,6	4,2	2,5	68
205	6,3	0,3	45,0	7,8	3,8	82
140	4,0	0,2	29,6	3,4	2,5	70
38	3,2	0,6	4,6	8,4	0,0	19
40	2,8	0,6	5,6	8,0	0,0	20

Gemüse und Obst

Kohlrabi	1 Stück/200 g
Kürbis	½ Stück, klein/200 g
Kürbis, Hokkaido-	½ Stück, klein/200 g
Kürbis, Moschus-	½ Stück, klein/200 g
Mangold	½ Stück, klein/200 g
Okra/Lady's Finger	10 Stück/125 g
Paprikaschote	1 Stück, groß/200 g
Paprikaschote, gedünstet	1 Stück, groß/200 g
Pastinake	2 Stück, mittelgroß/200 g
Petersilienwurzel	6 Stück/200 g
Porree/Lauch	1 Stange, mittelgroß/200 g
Portulak	3 Tassen/50 g
Radieschen	2 Bund/200 g
Rettich	1 Stück, klein/200 g
Rhabarber	4 Stangen/200 g
Rhabarber, gekocht, ohne Zutaten	2 Tassen, groß/200 g
Rosenkohl	12–15 Röschen/200 g
Rosenkohl, gekocht	12–15 Röschen/200 g
Rote Bete/Rote Rübe	3 Stück, klein/200 g
Rote Bete/Rote Rübe, gekocht	3 Stück, klein/200 g
Rotkohl/Blaukraut	¼ Stück, klein/200 g
Sauerampfer	2 Tassen/25 g
Schwarzwurzel	3 Stück/200 g
Schwarzwurzel, gekocht	3 Stück/200 g
Spargel	8–12 Stangen/200 g
Spargel, gekocht	8–12 Stangen/200 g
Spinat	20 Blätter/200 g
Spinat, gekocht	2 Tassen, groß/200 g
Spinat, TK	2 Tassen, groß/200 g
Steckrübe/Kohlrübe	1 Stück, klein/200 g
Süßkartoffel/Batate	½ Stück/200 g
Tomate	3 Stück, mittelgroß/200 g

	Durchschnittswerte pro Portion					pro 100 g bzw. ml
Kilo-kalorien	Eiweiß (g)	Fett (g)	Kohlen-hydrate (g)	Ballast-stoffe (g)	Brot-einheiten	Kilo-kalorien
46	3,8	0,2	7,4	2,8	0,0	23
50	2,2	0,2	9,2	4,4	0,0	25
134	3,4	1,0	27,2	4,7	2,3	67
38	0,6	<0,1	8,2	2,6	0,7	19
28	4,2	0,6	1,4	4,0	0,0	14
24	2,6	0,3	2,8	6,1	0,2	19
38	2,2	0,4	5,8	7,2	0,0	19
38	2,0	0,6	6,2	3,0	0,0	19
118	2,6	0,8	24,2	4,2	2,0	59
80	5,8	1,0	12,2	0,0	0,0	40
50	4,4	0,6	6,6	4,6	0,0	25
6	0,8	0,2	0,3	1,0	0,0	11
28	2,2	0,2	4,2	3,2	0,0	14
30	2,2	0,4	4,8	5,0	0,0	15
26	1,2	0,2	2,8	6,4	0,0	13
22	1,0	0,2	2,0	4,0	0,0	11
72	9,0	0,6	6,6	8,8	0,0	36
62	7,6	1,0	4,8	8,0	0,0	31
82	3,0	0,2	16,8	5,0	1,4	41
50	2,2	0,2	10,0	4,0	0,8	25
44	3,0	0,4	7,0	5,0	0,0	22
6	0,8	0,1	0,5	0,5	0,0	25
32	2,8	0,8	3,2	34,0	0,0	16
34	2,6	0,8	4,0	8,4	0,0	17
36	3,8	0,4	4,0	2,6	0,0	18
26	3,4	0,2	2,4	2,0	0,0	13
32	5,4	0,6	1,2	5,2	0,0	16
28	4,6	0,6	1,0	4,2	0,0	14
28	4,6	0,6	1,0	4,6	0,0	14
58	2,4	0,4	11,4	5,8	0,0	29
216	3,2	1,2	48,2	6,2	4,0	108
34	2,0	0,4	5,2	2,0	0,0	17

Gemüse und Obst

Topinambur	2–3 Stück/200 g
Weiße Rübe	3 Stück, klein/200 g
Weißkohl/Weißkraut	¼ Stück, klein/200 g
Wirsing	¼ Stück, klein/200 g
Wirsing, gekocht	¼ Stück, klein/200 g
Yamswurzel	1 Stück, klein/150 g
Yamswurzel, gekocht	1 Stück, klein/150 g
Zucchini	1 Stück, mittelgroß/200 g
Zuckermais	1 Kolben/200 g
Zuckermais, gedämpft	1 Kolben/200 g
Zwiebel	2 Stück, groß/200 g

Gemüsekonserven

Apfelrotkohl, Mildessa 3 Minuten; Hengstenberg*	½ Beutel/200 g
Barbecue Bohnen; Bonduelle*	½ Dose/200 g
Champignons	2 Tassen/200 g
Chili Bohnen; Bonduelle*	½ Dose/200 g
Currygurken; Hengstenberg*	¼ Glas/ca. 50 g
Gemüsemischung Leipziger Allerlei; Bonduelle*	½ Dose, mittelgroß, abgetropft/133 g
Gurken, Salz-Dill-	3–4 Stück, mittelgroß/50 g
Honiggurken; Hengstenberg*	¼ Glas/ca. 50 g
Kapern, abgetropft	1 EL/15 g
Karotten/Möhren	¾ Dose, mittelgroß/200 g
Karottensalat; Hengstenberg*	1½ Tassen/150 g
Karottensalat; Kühne*	1½ Tassen/150 g
Kichererbsen; Bonduelle*	½ Dose, mittelgroß, abgetropft/133 g
Kürbis, eingelegt; Kühne*	¼ Glas/ca. 50 g
Linsensalat; Hengstenberg*	1½ Tassen/150 g
Maiskölbchen; Bonduelle*	4–5 Stück/50 g
Maiskölbchen; Kühne*	4–5 Stück/50 g
Mixed Pickles; Hengstenberg*	½ Tasse/50 g

	Durchschnittswerte pro Portion					pro 100 g bzw. ml
Kilo-kalorien	Eiweiß (g)	Fett (g)	Kohlen-hydrate (g)	Ballast-stoffe (g)	Brot-einheiten	Kilo-kalorien
60	4,8	0,8	8,0	24,2	0,0	30
50	2,0	0,4	9,4	7,0	0,0	25
50	2,8	0,4	8,4	6,0	0,0	25
50	6,0	0,8	4,8	5,0	0,0	25
50	4,4	0,8	6,2	4,0	0,0	25
177	2,3	0,3	35,7	6,2	3,0	118
174	2,2	0,2	35,4	5,9	2,9	116
38	3,2	0,8	4,4	2,2	0,0	19
172	6,0	2,4	31,6	8,0	2,6	86
108	5,4	2,4	16,0	8,0	1,3	54
54	2,4	0,6	9,8	3,6	0,0	27
114	2,2	0,4	22,8	k.A.	1,9	57
211	9,4	5,8	24,2	12,2	k.A	106
40	6,8	1,0	1,0	4,0	0,0	20
168	12,0	1,6	20,8	11,4	1,7	84
30	0,2	0,1	6,9	k.A.	0,6	59
70	4,1	0,7	8,9	6,0	0,0	53
15	0,5	0,1	1,3	0,2	0,0	30
32	0,5	0,1	7,0	k.A.	0,0	63
3	0,3	0,1	0,4	0,4	0,0	23
28	1,2	0,6	4,0	3,2	0,0	14
84	0,8	0,2	17,6	k.A.	1,5	56
83	1,1	0,5	16,5	k.A.	1,4	55
160	8,5	2,9	19,6	10,2	1,6	120
43	0,4	0,1	10,5	k.A.	0,9	85
104	6,6	0,3	15,8	k.A.	1,3	69
22	0,8	0,1	4,0	1,1	0,0	44
18	0,8	0,2	2,5	k.A.	0,0	36
14	0,4	0,1	2,1	k.A.	0,0	27

Gemüse und Obst

Oliven, grün, mariniert	5 Stück/25 g
Oliven, schwarz, griechische Art (trocken)	5–6 Stück/25 g
Oliven, schwarz, mariniert	5 Stück/25 g
Peperoni, mild; Hengstenberg*	5–6 Stück/50 g
Peperoni, mild; Kühne*	5–6 Stück/50 g
Peperoni, scharf; Kühne*	5–6 Stück/50 g
Rote Bete, eingelegt; Kühne*	1 Tasse, groß/100 g
Rote Bete leicht; Kühne*	1 Tasse, groß/100 g
Rotkohl traditionell; Hengstenberg*	2 Tassen, groß/200 g
Sauerkraut	2 Tassen, groß/200 g
Sauerkraut Champagnerkraut; Hengstenberg*	2 Tassen, groß/200 g
Sauerkraut, Mildessa 3 Minuten Ananas; Hengstenberg*	½ Beutel/200 g
Sauerkraut Mildessa 3 Minuten nach bayrischer Art; Hengstenberg*	½ Beutel/200 g
Schlemmertöpfchen Rote Bete Kugeln; Kühne*	6–7 Stück/200 g
Schlemmertöpfchen Silberzwiebeln; Kühne*	⅙ Glas/50 g
Schwarzwurzeln; Bonduelle*	½ Dose, mittelgroß, abgetropft/125 g
Selleriesalat; Hengstenberg*	1½ Tassen/150 g
Selleriesalat; Kühne*	1½ Tassen/150 g
Selleriesalat leicht; Kühne*	1½ Tassen/150 g
Senfgurken; Hengstenberg*	3–4 Stück, mittelgroß/50 g
Spargel	10–12 Stangen/200 g
Silberzwiebeln, eingelegt; Kühne*	12 Stück/50 g
Texas Bohnen; Bonduelle*	½ Dose/200 g
Tomaten	½ Dose/200 g
Tomaten, getrocknet	ca. 6 Stück/20 g
Tomaten, getrocknet, in Öl, abgetropft	1 Stück, mittelgroß/9 g
Wachsbrechbohnen; Bonduelle*	½ Dose/130 g
Wasserkastanien	11 Stück/100 g
Zuckermais	2 Tassen/200 g

	Durchschnittswerte pro Portion					pro 100 g bzw. ml
Kilo-kalorien	Eiweiß (g)	Fett (g)	Kohlen-hydrate (g)	Ballast-stoffe (g)	Brot-einheiten	Kilo-kalorien
35	0,4	3,5	0,5	0,6	0,0	138
88	0,6	9,0	1,2	k.A.	0,0	351
34	0,3	3,5	0,4	0,4	0,0	135
22	0,8	0,1	2,8	k.A.	0,0	43
24	0,5	0,2	4,4	k.A.	0,0	48
14	0,8	0,1	0,8	k.A.	0,0	27
62	1,3	0,1	12,0	k.A.	1,0	62
34	1,3	0,1	5,0	k.A.	0,4	34
106	2,8	0,4	19,0	k.A.	k.A	53
34	3,0	0,6	1,6	4,4	0,0	17
64	2,4	0,2	9,8	k.A	0,0	32
54	2,4	0,4	7,4	k.A.	k.A.	27
52	2,6	0,2	6,8	k.A.	0,0	26
146	2,6	0,2	30,0	k.A.	2,5	73
20	0,4	0,1	3,9	k.A.	0,0	40
34	0,9	‹0,1	6,1	3,1	0,0	27
62	1,2	0,3	13,5	k.A.	k.A.	48
63	1,1	0,3	10,5	k.A.	k.A.	42
42	1,1	0,3	5,0	k.A.	0,0	28
17	0,3	0,2	3,4	k.A.	0,0	34
26	3,8	0,2	2,0	2,6	0,0	13
19	0,4	0,1	3,3	k.A.	0,0	37
141	9,6	1,0	20,4	6,0	1,7	71
38	2,4	0,4	5,4	1,8	0,0	19
52	2,8	0,6	8,7	2,5	0,0	258
19	0,5	1,3	1,6	0,5	0,0	213
29	1,4	0,4	3,5	3,0	0,0	23
64	1,4	0,3	14,0	3,6	0,0	64
220	6,4	3,0	42,0	4,0	3,5	110

Gemüse und Obst

Hülsenfrüchte

Alfalfa/Luzerne	5 EL/15 g
Baked beans, Konserve; Bonduelle*	½ Dose/ 200 g
Bohnen, grüne, getrocknet	2 EL/25 g
Bohnen, grüne, Konserve	2 Tassen/200 g
Borlottibohnen, getrocknet	½ Tasse/50 g
Borlottibohnen, getrocknet, gekocht	1½ Tassen/150 g
Bunte Riesenbohnen; Davertmühle*	½ Tasse/50 g
Cannellini-Bohnen, getrocknet	½ Tasse/50 g
Cannellini-Bohnen, getrocknet, gekocht	1½ Tassen/150 g
Dicke Bohnen/Saubohnen, getrocknet, roh	½ Tasse/50 g
Dicke Bohnen/Saubohnen, jung, grün, TK; Bofrost*	1½ Tassen/150 g
Erbsen, getrocknet, roh	½ Tasse/50 g
Erbsen, grün, Samen	7–8 EL/200 g
Erbsen, Konserve, abgetropft	2 Tassen/200 g
Erbsen, Samen, gekocht, abgetropft	7–8 EL/200 g
Erbsen, Samen, TK	7–8 EL/200 g
Gelbe Orientlinsen, poliert, mit Öl; Davertmühle*	½ Tasse/50 g
Käferbohnen, getrocknet; Spar Vital*	½ Tasse/50 g
Kichererbsen, gekocht	1½ Tassen/150 g
Kichererbsen, getrocknet, roh	½ Tasse/50 g
Kidneybohnen, getrocknet, roh	½ Tasse/50 g
Kidneybohnen, Konserve	1½ Tassen/150 g
Limabohnen, große Samen, getrocknet, roh	½ Tasse/50 g
Linsen, getrocknet, roh	2½ EL/50 g
Lupine	½ Tasse/50 g
Mehl, Soja	1 EL/15 g
Mungobohnen, grün, getrocknet, roh	½ Tasse/50 g
Pintobohnen; Davertmühle*	½ Tasse/50 g
Schwarzaugenbohnen, getrocknet, roh	½ Tasse/50 g

Durchschnittswerte pro Portion						pro 100 g bzw. ml
Kilo-kalorien	Eiweiß (g)	Fett (g)	Kohlen-hydrate (g)	Ballast-stoffe (g)	Brot-einheiten	Kilo-kalorien
5	0,6	0,1	0,3	0,2	0,0	32
166	8,8	0,8	26,4	9,2	2,2	83
73	5,2	0,4	11,9	4,2	0,0	290
44	2,4	0,2	7,8	2,0	0,0	22
146	10,1	1,0	23,8	8,7	2,0	291
140	10,4	0,6	24,6	10,4	2,1	93
142	10,1	1,2	16,1	13,1	1,3	283
140	11,7	0,8	22,8	8,8	1,9	279
137	12,0	0,6	22,4	11,7	1,9	91
155	12,0	1,0	24,5	11,0	2,0	309
131	11,4	0,8	19,4	6,0	1,6	87
136	11,5	0,7	20,6	8,3	1,7	271
162	13,2	1,0	24,6	8,6	2,1	81
96	7,2	0,8	9,6	8,0	0,8	48
136	10,8	1,0	20,8	8,2	1,7	68
172	14,2	1,0	25,4	10,8	2,1	86
176	13,0	0,8	20,6	6,1	1,7	351
143	10,8	0,7	23,3	7,6	1,9	285
180	10,5	3,6	28,4	8,7	2,4	120
158	10,5	3,2	23,5	6,8	2,0	316
167	11,8	0,4	17,6	12,5	1,5	333
156	10,4	0,9	26,7	9,3	2,2	104
169	10,8	0,4	22,2	9,5	1,9	338
135	11,8	0,8	20,3	8,5	1,7	270
191	16,8	5,2	5,8	16,2	0,5	381
54	6,1	3,1	0,5	2,8	‹0,1	361
135	11,6	0,6	20,8	8,7	1,7	269
152	9,2	1,1	20,9	10,8	1,7	304
145	10,7	0,7	24,5	5,3	2,0	290

Gemüse und Obst

Schwarze Bohnen, getrocknet, roh; Bohlsener Mühle*	½ Tasse/50 g
Sojabohnen, getrocknet, roh	½ Tasse/50 g
Sojakerne, geröstet; Seeberger*	⅓ Packung/30 g
Straucherbsen, getrocknet, roh	½ Tasse/50 g
Wachtelbohnen, getrocknet	½ Tasse/50 g
Wachtelbohnen, getrocknet, gekocht	1½ Tassen/150 g
Weiße Bohnen, getrocknet, roh	½ Tasse/50 g
Weiße Bohnen, Konserve; Bonduelle*	1½ Tassen/150 g

Pilze

Austernpilz	10 Stück/200 g
Birkenpilz	200 g
Butterpilz	200 g
Champignon, Zucht-	20 Stück/200 g
Enoki/Schneepilz/Samtfuß	20–25 Stück/100 g
Hallimasch	200 g
Morchel	8 Stück/100 g
Pfifferling	4 Tassen, groß/200 g
Pfifferling, Konserve	2 Dosen, klein/200 g
Reizker	200 g
Rotkappe	1 Stück, mittelgroß/200 g
Shiitake	20 Stück/100 g
Steinpilz	1 Stück, mittelgroß/200 g
Steinpilz, getrocknet	3 EL/25 g
Trüffel	1 Stück/20 g

Salat

Eisbergsalat	⅛ Kopf, klein/50 g
Endivien	⅛ Kopf, klein/50 g
Feldsalat/Rapunzel/Vogerl-/Nüsslisalat	50–60 Blätter/50 g
Kopfsalat	½ Kopf/50 g

| | Durchschnittswerte pro Portion | | | | | pro 100 g bzw. ml |
Kilo-kalorien	Eiweiß (g)	Fett (g)	Kohlen-hydrate (g)	Ballast-stoffe (g)	Brot-einheiten	Kilo-kalorien
171	11,0	0,8	31,0	7,5	2,6	341
165	17,5	9,2	3,2	11,0	0,3	330
145	14,4	7,8	2,2	4,2	0,2	484
168	11,8	0,7	24,7	5,3	2,1	336
146	10,1	1,0	23,8	8,7	2,0	291
140	10,4	0,6	24,6	10,4	2,1	93
119	10,6	0,8	17,4	11,6	1,4	238
134	9,9	1,1	16,2	10,1	1,4	89
22	4,8	0,4	‹0,1	11,8	0,0	11
36	6,2	1,2	‹0,1	13,0	0,0	18
24	3,4	0,8	0,6	11,8	0,0	12
44	8,2	0,6	1,2	4,0	0,0	22
31	2,2	0,2	4,3	2,3	0,0	31
38	6,4	1,4	0,2	13,6	0,0	19
15	2,5	0,3	0,5	7,0	0,0	15
30	4,8	1,0	0,4	9,4	0,0	15
30	4,2	1,4	0,4	9,4	0,0	15
36	5,6	1,4	0,2	11,0	0,0	18
36	4,4	1,6	0,6	9,4	0,0	18
42	1,6	0,2	12,3	2,0	0,0	42
54	10,8	0,8	1,0	12,0	0,0	27
41	7,4	0,8	1,0	13,8	0,0	163
5	1,1	0,1	1,5	3,3	0,0	27
7	0,4	0,2	1,0	0,3	0,0	13
7	0,9	0,1	0,6	0,6	0,0	14
7	0,9	0,2	0,4	0,8	0,0	14
6	0,6	0,1	0,6	0,7	0,0	11

Gemüse und Obst

Löwenzahnblätter	ca. 20 Blätter/25 g
Radicchio	½ Kopf/50 g
Rucola/Rauke	⅓ Packung/50 g

Sprossen und Keimlinge

Bambussprossen, Konserve	1 Dose, klein/200 g
Bohnensprossen	2 ½ Tassen/100 g
Getreidesprossen	1 EL/15 g
Mungobohnensprossen, Frische	2 ½ Tassen/100 g
Sojasprossen	5 Tassen/200 g
Weizenkeime, getrocknet	1 EL/15 g

Kräuter und Würzzutaten

Bärlauch	1 Bund/5 g
Basilikum	1 Bund/5 g
Brennnessel	2 Tassen/25 g
Brunnenkresse	1 Bund/5 g
Dill	1 Bund/5 g
Gartenkresse	1 Kästchen/10 g
Ingwer (Wurzel)	1 Stück, 1 cm dick/5 g
Kerbel	1 Bund/5 g
Knoblauch	1 Zehe/5 g
Liebstöckel	1 Bund/5 g
Majoran	1 Bund/5 g
Meerrettich	1 EL/15 g
Oregano	1 Bund/5 g
Petersilie	1 Bund/5 g
Rosmarin	1 Bund/5 g
Salbei	1 Bund/5 g
Schnittlauch	1 Bund/5 g
Thymian	1 Bund/5 g
Zwiebel, getrocknet	2 EL/25 g

| | Durchschnittswerte pro Portion | | | | | pro 100 g bzw. ml |
Kilo-kalorien	Eiweiß (g)	Fett (g)	Kohlen-hydrate (g)	Ballast-stoffe (g)	Brot-einheiten	Kilo-kalorien
7	0,7	0,2	0,6	0,8	0,0	27
7	0,6	0,1	0,8	0,8	0,0	13
12	1,3	0,4	1,1	0,8	0,0	24
34	5,0	0,6	2,0	5,2	0,0	17
34	4,5	0,7	2,3	3,0	0,0	34
10	0,5	0,1	2,0	0,4	0,2	68
30	3,0	0,2	4,1	1,8	0,0	30
100	11,6	2,0	9,4	4,8	0,0	50
47	4,0	1,4	4,6	2,7	0,4	312
1	‹0,1	‹0,1	0,2	0,1	0,0	12
2	0,1	‹0,1	0,4	0,2	0,0	46
11	1,8	0,2	0,3	0,8	0,0	44
1	0,1	0,1	‹0,1	0,1	0,0	22
3	0,2	‹0,1	0,4	0,1	0,0	54
3	0,4	0,1	0,3	0,4	0,0	33
3	0,1	‹0,1	0,6	0,1	0,0	61
3	0,2	‹0,1	0,6	0,2	0,0	69
7	0,3	0,0	1,4	0,1	0,0	139
2	0,2	‹0,1	0,3	0,2	0,0	41
3	0,1	0,1	0,4	0,2	0,0	50
9	0,4	0,0	1,8	0,0	0,0	63
3	0,1	0,1	0,5	k.A.	0,0	66
3	0,1	‹0,1	0,4	0,2	0,0	50
5	0,1	0,2	0,7	0,2	0,0	99
6	0,2	0,2	0,8	0,2	0,0	119
1	0,2	‹0,1	0,1	0,3	0,0	27
5	0,2	0,1	0,8	0,2	0,0	95
50	2,7	0,2	8,8	9,1	0,0	198

Gemüse und Obst

Frischobst

Acerola	10 Stück/50 g
Ananas	3 Scheiben/150 g
Apfel, mit Schale	1 Stück, mittelgroß/150 g
Aprikosen	3–4 Stück, mittelgroß/150 g
Banane	1 Stück, mittelgroß/100 g
Birne	1 Stück, mittelgroß/150 g
Boysenbeeren, ungesüßt, TK	15 Stück/125 g
Brombeeren	17–22 Stück/125 g
Brotfrucht, gekocht	⅓ Stück, klein/150 g
Cherimoya/Anone	½ Stück/150 g
Dattel, Deglet Nour	3 Stück/25 g
Dattel, Medjoul	2 Stück/25 g
Durian/Stinkfrucht	1 Tasse/125 g
Ebereschenfrüchte	1 Tasse/125 g
Erdbeeren	6–7 Stück, groß/150 g
Erdbeeren, TK	½ Packung/150 g
Feige	2–3 Stück/125 g
Granatapfel	3 ½ EL (Kerne)/80 g
Grapefruit/Pampelmuse	½ Stück, groß/200 g
Guave	3 Stück/150 g
Hagebutten	½ Tasse/50 g
Hagebutten, Fleisch und Schale	½ Tasse/50 g
Heidel-/Blaubeeren	ca. 8 EL/125 g
Heidel-/Blaubeeren, Kultur-, und TK-Heidelbeeren, ungesüßt	
	ca. 8 EL/125 g
Himbeeren	34–36 Stück/125 g
Holunderbeeren, schwarz	1 ½ Tassen/125 g
Honigmelone	½ Stück, klein/150 g
Jaboticaba	10 Stück/50 g
Jackfrucht	1 Tasse, groß/90 g
Jambul	15 Stück/50 g

	Durchschnittswerte pro Portion					pro 100 g bzw. ml
Kilo-kalorien	Eiweiß (g)	Fett (g)	Kohlen-hydrate (g)	Ballast-stoffe (g)	Brot-einheiten	Kilo-kalorien
16	0,2	0,2	3,3	0,6	0,3	32
84	0,8	0,3	18,6	1,5	1,6	56
81	0,5	0,9	17,1	3,0	1,4	54
65	1,4	0,2	12,8	2,3	1,1	43
88	1,2	0,2	20,0	1,8	1,7	88
83	0,8	0,5	18,6	5,0	1,6	55
63	1,4	0,3	8,6	6,6	0,7	50
55	1,5	1,3	7,8	4,0	0,6	44
182	1,5	0,3	43,5	7,8	3,6	121
95	2,3	0,5	20,4	1,5	1,7	63
71	0,6	0,1	16,8	2,0	1,4	282
69	0,5	0,1	17,1	1,7	1,4	277
176	3,4	2,3	35,6	5,5	3,0	141
106	1,9	2,5	22,5	3,0	1,9	85
48	1,2	0,6	8,3	2,4	0,7	32
50	1,2	0,6	9,8	3,0	0,8	33
76	1,6	0,6	16,1	2,5	1,3	61
59	0,6	0,5	13,4	1,8	1,1	74
76	1,2	0,4	14,8	3,2	1,2	38
51	1,4	0,8	8,7	7,8	0,7	34
47	1,8	0,3	8,1	11,9	0,7	94
45	1,0	0,4	9,4	2,0	0,8	89
46	0,9	0,8	7,6	6,1	0,6	37
104	0,9	0,6	23,8	6,3	2,0	83
41	1,6	0,4	6,0	5,9	0,5	33
68	3,3	2,1	8,1	8,1	0,7	54
81	1,4	0,2	18,6	1,1	1,6	54
29	0,3	0,1	6,5	1,2	0,5	58
85	1,3	0,3	20,2	1,4	1,7	94
30	0,4	0,1	6,9	0,9	0,6	60

Gemüse und Obst

Johannisbeeren, rot	5 EL/125 g
Johannisbeeren, schwarz	5 EL/125 g
Johannisbeeren, weiß	5 EL/125 g
Kaki	⅔ Stück/150 g
Kaktusfeige	1 Stück, mittelgroß/150 g
Kapstachelbeeren/Physalis	30 Stück/125 g
Karambole/Sternfrucht	1 Stück/80 g
Kirschen, sauer	ca. 10 Stück/125 g
Kirschen, süß	ca. 10 Stück/125 g
Kiwi, gelb	1 Stück/90 g
Kiwi, grün	1 Stück/90 g
Kumquat	6–10 Stück/80 g
Limone	1 Stück/60 g
Litschi	8 Stück/80 g
Loganbeeren, ungesüßt, TK	20–25 Stück/125 g
Longanfrucht/Drachenauge	25 Stück/125 g
Mameyapfel, grob gewürfelt	1 Tasse/150 g
Mandarinen	1 Stück/60 g
Mango	1 Stück, klein/150 g
Mangostane	3 Stück/ca. 100 g
Maulbeeren, ganze Frucht	20 Stück/ca. 125 g
Mirabellen	10 Stück/150 g
Mispel, Fruchtfleisch	ca. 4 Stück/80 g
Moosbeeren	2 Tassen/125 g
Nashi/Japanische Apfelbirne	1 Stück, klein/150 g
Nektarine, entsteint	1 Stück/130 g
Orange/Apfelsine	1 Stück, klein/150 g
Papaya	ca. ⅓ Stück oder 150 g
Papaya Formosa	ca. ⅙ Stück oder 150 g
Passionsfrucht, ohne Schale	1½–2 Stück/150 g
Pepino/Birnenmelone	1 Stück, klein/150 g
Pfirsich	1 Stück/125 g

	Durchschnittswerte pro Portion					pro 100 g bzw. ml
Kilo-kalorien	Eiweiß (g)	Fett (g)	Kohlen-hydrate (g)	Ballast-stoffe (g)	Brot-einheiten	Kilo-kalorien
41	1,4	0,3	6,0	4,4	0,5	33
49	1,6	0,3	7,6	8,5	0,6	39
38	1,1	+	8,4	7,6	0,7	30
105	0,9	0,5	24,0	3,8	2,0	70
57	1,2	1,1	10,7	7,5	0,9	38
90	2,9	1,4	16,3	4,4	1,4	72
25	0,8	0,2	3,1	2,2	0,3	31
66	1,1	0,6	12,4	1,3	1,0	53
79	1,1	0,4	16,6	1,6	1,4	63
50	1,2	0,5	10,2	1,3	0,8	55
45	0,8	0,5	8,2	1,9	0,7	50
51	0,5	0,2	11,7	3,0	1,0	64
23	0,3	1,4	1,1	0,6	0,1	39
60	0,7	0,2	13,6	1,3	1,1	75
69	1,9	0,4	9,7	6,6	0,8	55
75	1,6	0,1	17,6	1,4	1,5	60
77	0,8	0,8	14,3	4,5	1,2	51
28	0,4	0,1	6,1	1,2	0,5	46
85	0,9	0,8	18,8	2,6	1,6	57
62	0,5	0,3	10,0	5,0	0,8	62
48	1,6	‹0,1	10,1	2,5	0,8	38
101	1,1	0,3	22,5	1,4	1,9	67
35	0,4	0,2	8,5	1,7	0,7	44
44	0,5	0,9	4,9	4,9	0,4	35
63	0,8	0,3	10,7	5,4	0,9	42
69	1,2	0,1	16,1	2,6	1,3	53
63	1,5	0,3	12,5	2,4	1,0	42
65	0,8	0,5	13,7	2,6	1,1	43
68	1,2	0,2	14,7	2,7	1,2	45
95	3,6	0,6	14,3	2,3	1,2	63
50	1,2	0,1	10,5	3,4	0,9	33
53	1,0	0,1	11,1	2,4	0,9	42

Gemüse und Obst

Pflaumen/Zwetschgen	4–5 Stück/125 g
Preiselbeeren	2 Tassen/125 g
Quitte	½ Stück/150 g
Rambutan	3 Stück/90 g
Reineclaude	3–5 Stück/125 g
Rosenapfel/Jambeiro	4 Stück/ca. 150 g
Sanddornbeeren	125 Stück/ca. 50 g
Sapodilla/Breiapfel	1 Stück, mittelgroß/150 g
Sapote, große/Mamey-Sapote	¼ Stück/ca. 150 g
Stachelbeeren	15–20 Stück/125 g
Tamarillo/Baumtomate, rote Variante	1 Stück/60 g
Tamarinde/Sauerdattel, Fruchtfleisch	1 EL/15 g
Wassermelone, gewürfelt	1 ½ Tassen/150 g
Weintrauben	ca. 20 Stück/125 g
Zitrone, geschält	1 Stück, klein/60 g
Zuckermelone/Honigmelone	¼ Stück, klein/150 g

Trockenobst

Apfel	4 Ringe/25 g
Aprikose	3 Stück, mittelgroß/25 g
Banane, getrocknet	10–12 Scheiben/25 g
Birne	1 Stück/25 g
Cranberries (mit Apfelsaftkonzentrat); Alnatura*	1 EL/19 g
Feige	1 Stück/25 g
Feige, kandiert	1 Stück/25 g
Kirschen	1 EL/25 g
Korinthen, schwarz und rot	1 EL/25 g
Mangostücke; Alnatura*	10 Stück/24 g
Pfirsich	5 Stück/25 g
Pflaumen/Zwetschgen/Dörrpflaumen	3 Stück/25 g
Rosinen	2 EL/25 g
Sultaninen	2 EL/25 g

Kilo-kalorien	Eiweiß (g)	Fett (g)	Kohlen-hydrate (g)	Ballast-stoffe (g)	Brot-einheiten	Kilo-kalorien
61	0,8	0,3	12,8	2,0	1,1	49
44	0,4	0,6	7,8	3,6	0,6	35
57	0,6	0,8	11,0	8,9	0,9	38
59	0,9	0,1	13,5	1,4	1,1	65
70	1,0	‹0,1	15,4	2,9	1,3	56
41	1,4	0,2	2,1	7,7	0,2	27
45	0,7	3,6	1,7	1,0	0,1	89
125	0,7	1,7	22,0	8,0	1,8	83
186	2,2	0,7	40,1	8,1	3,3	124
46	1,0	0,3	8,9	3,8	0,7	37
20	1,1	0,3	2,4	2,1	0,2	34
36	0,4	0,1	9,4	0,8	0,8	239
56	0,9	0,3	12,5	0,3	1,0	37
84	0,9	0,4	19,0	1,9	1,6	67
22	0,4	0,4	1,9	1,7	0,2	36
81	1,4	0,2	18,6	1,1	1,6	54
64	0,4	0,4	14,3	2,5	1,2	255
60	1,3	0,1	12,0	4,3	1,0	240
82	1,1	0,2	18,8	3,0	1,6	326
53	0,8	0,5	11,5	3,4	1,0	213
60	0,2	0,2	13,5	1,0	1,1	315
62	1,0	0,3	13,5	3,2	1,1	247
74	0,9	0,1	17,5	1,5	1,5	296
80	1,0	0,4	17,6	1,6	1,5	322
65	0,4	0,2	15,8	1,8	1,3	259
76	1,6	0,3	14,4	2,9	1,2	316
61	0,8	0,2	13,5	2,9	1,1	244
56	0,6	0,2	11,9	4,7	1,0	222
73	0,6	0,2	17,0	1,3	1,4	292
67	0,5	0,2	16,2	1,4	1,3	266

Gemüse und Obst

Obstkonserven und -kompott

Ananas	3 Scheiben/150 g
Ananas, natursüß, Libby's; Nestlé*	4 Scheiben, klein/140 g
Apfelmus	6 EL/150 g
Aprikosen	½ Dose/125 g
Birne	2 ½ Hälften/125 g
Birnenhälften, natursüß, Libby's; Nestlé*	½ Dose/125 g
Erdbeeren	½ Dose/125 g
Fruchtcocktail, Libby's; Nestlé*	½ Dose/125 g
Fruchtcocktail, natursüß, Libby's; Nestlé*	1 Dose, klein/140 g
Fruit2day zum Löffeln Banane-Apfel; Schwartau*	1 Becher/100 g
Fruit2day zum Löffeln Erdbeere-Apfel; Schwartau*	1 Becher/100 g
Grapefruit in Saft, ungesüßt	8–10 Spalten/125 g
Guave in Sirup	½ Dose/125 g
Heidel-/Blaubeeren, gesüßt, Gesamtinhalt	5 EL/125 g
Heidel-/Blaubeeren, ungesüßt, Gesamtinhalt	5 EL/125 g
Himbeeren, gesüßt	1 Glas, klein/145 g
Himbeeren, ungesüßt	1 Glas, klein/145 g
Kirschen im Glas	1 Tasse/125 g
Loganbeeren	1 Tasse/125 g
Mandarinen	5 EL/125 g
Mango	½ Dose/125 g
Pfirsich, Gesamtinhalt	2 ½ Hälften/125 g
Pflaumen/Zwetschgen, Gesamtinhalt	10 Hälften/125 g
Preiselbeeren, gesüßt	3 EL/50 g
Preiselbeeren, ungesüßt	3 EL/50 g
Stachelbeeren, heavy Sirup	1 Tasse/125 g

Für Kinder

Frischer Kindersalat; Bonduelle*	1 Packung/150 g

	Kilo-kalorien	Eiweiß (g)	Fett (g)	Kohlen-hydrate (g)	Ballast-stoffe (g)	Brot-einheiten	pro 100 g bzw. ml Kilo-kalorien
				Durchschnittswerte pro Portion			
	99	0,6	0,3	22,8	1,5	1,9	66
	80	0,6	‹0,2	18,8	0,8	1,6	57
	119	0,3	0,6	28,8	3,0	2,4	79
	89	0,8	0,1	21,3	2,5	1,8	71
	84	0,4	0,3	20,0	2,5	1,7	67
	60	0,4	0,1	14,9	2,1	1,2	48
	96	0,8	0,3	22,6	1,3	1,9	77
	93	0,4	0,1	22,0	2,0	1,8	74
	78	0,6	‹0,2	15,4	2,2	1,3	56
	64	0,5	0,5	14,3	1,5	1,2	64
	78	0,5	0,5	18,0	1,2	1,5	78
	46	0,9	0,1	11,0	0,5	0,9	37
	81	0,8	0,4	19,6	5,0	1,6	65
	91	1,1	0,6	20,0	3,8	1,7	73
	30	0,5	0,5	4,9	2,8	0,4	24
	102	1,0	0,4	23,2	5,8	1,9	70
	38	1,0	0,1	8,0	6,5	0,7	26
	104	0,9	0,3	24,5	1,9	2,0	83
	134	0,8	+	32,8	3,8	2,7	107
	75	0,6	0,1	18,0	0,4	1,5	60
	103	0,4	0,3	25,4	1,3	2,1	82
	86	0,5	0,1	20,6	1,4	1,7	69
	94	0,6	0,1	21,5	1,9	1,8	75
	91	0,3	0,2	22,2	1,1	1,9	182
	17	0,4	0,3	3,3	1,3	0,3	34
	113	0,6	0,1	27,3	3,1	2,3	90
	24	1,2	0,3	2,9	2,7	0,0	16

Getreide und Getreideprodukte

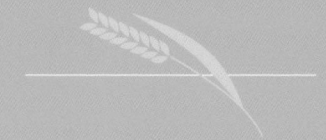

Zeichen

*	Angabe laut Hersteller
+	Der Inhaltsstoff ist in Spuren enthalten.
‹	Wert geringer als …
% vol	Volumenprozent

Abkürzungen

EL	Esslöffel
Fett i. Tr.	Fett in der Trockenmasse
g	Gramm
geh.	gehäuft
k. A.	keine Angabe
kcal	Kilokalorien (»Kalorien«)
ml	Milliliter
(Ö)	Österreich
TK	Tiefkühlkost, -produkt
TL	Teelöffel

Grundnahrungsmittel Getreide

Getreide und Produkte daraus sind die Basis einer gesunden, ausgewogenen Ernährung. Laut Empfehlung der Deutschen Gesellschaft für Ernährung sollte es zusammen mit Kartoffeln etwa 30 Gewichtsprozent der Nahrung ausmachen. Getreide ist der Hauptlieferant von Kohlenhydraten, der mengenmäßig wichtigsten Nährstoffgruppe. Von Vorteil ist, dass es fast nur komplexe Kohlenhydrate in Form von Stärke enthält, aber nur wenig freien Zucker. Die meisten Sorten liefern auch reichlich Ballaststoffe. Da diese vorwiegend in der Randschicht der Körner stecken, sollten Sie Vollkornprodukte vorziehen.

Getreide liefert auch Eiweiß, deckt aber nicht den ganzen Bedarf und sollte durch andere Proteinquellen ergänzt werden. Dafür eignen sich Hülsenfrüchte, Eier und Milchprodukte.

Selbst relativ fettreiche Sorten wie Hafer und das Pseudogetreide Amaranth weisen weniger als 10 % Fett auf, und dieses besteht vor allem aus wertvollen ungesättigten Fettsäuren in Begleitung von Vitamin E.

Daneben stecken in Getreide auch viele Vitamine und Mineralien – ebenfalls vorwiegend in der Randschicht. Vollkorngetreide ist eine wesentliche Quelle für die Vitamine der Gruppe B, Magnesium und Zink. Außerdem enthält es sekundäre Pflanzenstoffe wie antioxidativ wirksame Phenolsäuren.

In Form von Brot und Gebäck sowie Nudeln können Sie Getreide leicht und schmackhaft in die Ernährung einbauen. Eine große Vielfalt an Vollkornprodukten sorgt für Abwechslung. Nüsse und Samen im Brot liefern zusätzlich hochwertige Fettsäuren. Wählen Sie fettarme Beläge dazu.

Praktisch fürs Kochen sind vorgegarte oder teilpolierte Getreideprodukte, die schnell zu garen sind, aber mehr Nährstoffe haben als stärker verarbeitete Ware.

Lagern Sie Getreide kühl und trocken. Am besten mahlen Sie Mehl erst kurz vor der Verwendung. Verbrauchen Sie es rasch.

Getreide und Getreideprodukte

Backwaren und Brot

Baguette	3 Scheiben/50 g
Baguettebrötchen, Unsere Goldstücke, TK;	
Coppenrath & Wiese*	1 Stück/60 g
California Wraps Weizen; Mestemacher*	1 Stück/45 g
Chapati, indisches Vollkornfladenbrot	1 Stück/60 g
Ciabatta	1 Stück/50 g
Croissant, Aufback- bzw. TK-Ware	1 Stück/50 g
Croissant, Bäckereiware	1 Stück/75 g
Croûtons/Weißbrotwürfel	ca. ½ Packung/100 g
Dinkelwaffel	1 Stück/7 g
Grahambrot	1 Scheibe/60 g
Knäckebrot	2 Scheiben/20 g
Knäckebrot, Amaranth; Allos*	1 Scheibe/10 g
Knäckebrot, Amaranth Multigrain; Allos*	1 Scheibe/10 g
Knäckebrot, Köstlich; Wasa*	1 Scheibe/10 g
Knäckebrot, Mehrkorn; Wasa*	1 Scheibe/14 g
Knäckebrot, Mjölk; Wasa*	1 Scheibe/9 g
Knäckebrot, Roggen Dünn; Wasa*	1 Scheibe/11 g
Knäckebrot, Rustikal; Wasa*	1 Scheibe/15 g
Knusperbrot, Bio-Dreikorn; Leicht & Cross*	4 Stück/ca. 28 g
Knusperbrot, Roggen; Leicht & Cross*	4 Stück/ca. 28 g
Knusperbrot, Vital, Vitamine & Mehrkorn;	
Leicht & Cross*	4 Stück/ca. 28 g
Knusperbrot, Vollkorn; Leicht & Cross*	4 Stück/ca. 28 g
Knusperbrot, Weizen; Leicht & Cross*	4 Stück/ca. 28 g
Laugenbrezel, Laugenbrötchen	1 Stück/70 g
Maiswaffel	1 Stück/7 g
Mehrkornbrot	1 Scheibe/60 g
Mehrkornbrötchen	1 Stück/70 g
Mehrkornbrötchen, Unsere Goldstücke, TK;	
Coppenrath & Wiese*	1 Stück/50 g

	Durchschnittswerte pro Portion					pro 100 g bzw. ml
Kilo-kalorien	Eiweiß (g)	Fett (g)	Kohlen-hydrate (g)	Ballast-stoffe (g)	Brot-einheiten	Kilo-kalorien
130	4,0	0,4	27,7	1,5	2,3	260
152	5,3	0,4	30,8	1,5	2,6	253
148	3,8	3,7	24,4	1,0	2,0	328
197	4,9	7,7	29,0	k.A.	2,4	328
123	4,0	0,9	24,3	1,6	2,0	246
186	3,8	9,8	20,6	1,3	1,7	373
314	5,5	18,8	30,5	1,8	2,5	418
333	12,1	2,2	65,3	4,0	5,4	333
25	1,0	0,2	4,6	0,6	0,4	359
119	4,7	0,6	23,8	5,0	2,0	199
64	2,0	0,3	13,2	2,8	1,1	318
32	1,1	0,2	6,4	1,3	0,5	323
33	1,2	0,4	6,0	1,5	0,5	326
35	1,5	1,0	4,8	2,5	0,4	350
49	1,5	0,3	9,0	2,0	0,8	350
32	1,0	0,2	6,0	1,4	0,5	350
37	1,0	0,2	7,4	1,5	0,6	340
51	1,5	0,2	9,5	2,5	0,8	340
101	3,4	0,6	19,0	2,2	1,6	359
104	2,8	1,0	20,0	2,0	1,7	372
101	3,1	0,7	19,0	2,7	1,6	362
104	3,5	0,9	23,0	2,7	1,9	370
108	3,9	1,2	20,0	1,1	1,7	386
158	5,0	1,3	31,7	1,3	2,6	226
28	0,6	0,1	6,0	k.A.	0,5	398
130	4,6	1,0	25,7	5,4	2,1	216
187	7,0	3,6	30,6	2,9	2,6	267
137	4,7	2,3	23,4	2,1	2,0	273

Getreide und Getreideprodukte

Milchbrötchen, ohne Rosinen	1 Stück/70 g
Mini Naan Natur, Indisches Fladenbrot; Mestemacher*	1 Stück/59 g
Pita, Weizen; Mestemacher*	1 Stück/67 g
Pumpernickel	1 Scheibe/55 g
Reiswaffel, Vollkorn	1 Stück/7 g
Reiswaffel, Vollkorn mit Vollmilchschokolade	1 Stück/17 g
Reiswaffel, Vollkorn mit Zartbitterschokolade	1 Stück/17 g
Roggenbrot	1 Scheibe/60 g
Roggenmischbrot	1 Scheibe/60 g
Roggenmischbrot mit Kleie	1 Scheibe/60 g
Roggenschrot- und Vollkornbrot	1 Scheibe/60 g
Roggenvollkornbrot mit 5 % Leinsamen	1 Scheibe/60 g
Rosinenbrot/Rosinenstuten	1 Scheibe/50 g
Schoko-Croissant	1 Stück/100 g
Schwedenbrödli (Skorpa), Vollkorn; Wasa*	1 Stück/7 g
Tortillas, weiche; Santa Maria*	1 Stück/40 g
Tortillas, weiche, Vollkorn; Santa Maria*	1 Stück/40 g
Vollkornbrot, Echt Westfälisches; Mestemacher*	1 Scheibe/42 g
Vollkornbrot Aktiv 3; Mestemacher*	1 Scheibe/72 g
Vollkornbrot aus Dinkel, TK; Bofrost*	1 Scheibe/60 g
Vollkornbrot aus Vierkorn, TK; Bofrost*	1 Scheibe/60 g
Vollkornbrot mit Sonnenblumenkernen, TK; Bofrost*	1 Scheibe/60 g
Vollkornbrötchen (mit Saaten), TK; Bofrost*	1 Stück/70 g
Weißbrot	1 Scheibe/50 g
Weizenbrötchen/-semmel	1 Stück/60 g
Weizenbrötchen, Unsere Goldstücke, TK; Coppenrath & Wiese*	1 Stück/50 g
Weizenmischbrot	1 Scheibe/60 g
Weizenschrot- und Vollkornbrot	1 Scheibe/60 g
Weizentoastbrot	2 Scheiben/50 g
Weizenvollkornbrötchen	1 Stück/60 g
Weizenvollkorntoastbrot	2 Scheiben/50 g

	Durchschnittswerte pro Portion					pro 100 g bzw. ml
Kilo- kalorien	Eiweiß (g)	Fett (g)	Kohlen- hydrate (g)	Ballast- stoffe (g)	Brot- einheiten	Kilo- kalorien
228	6,0	5,8	37,6	1,6	3,1	326
171	5,0	4,2	28,1	2,2	2,3	290
172	5,2	0,7	34,8	2,5	2,9	256
102	4,1	0,6	20,1	5,1	1,7	185
27	0,6	0,2	5,8	0,2	0,5	389
85	1,2	4,2	10,4	0,5	0,9	498
83	1,2	4,1	9,9	k.A.	0,8	486
131	4,0	0,6	27,4	3,9	2,3	219
127	4,1	0,7	26,2	3,7	2,2	212
124	3,8	0,9	25,3	4,4	2,1	207
117	4,4	0,7	23,3	4,9	1,9	195
125	4,8	1,9	22,1	5,5	1,8	208
144	3,2	2,9	25,7	2,1	2,1	288
441	6,3	27,8	40,9	k.A.	3,4	441
25	0,8	0,1	5,0	0,4	0,4	360
120	3,4	2,0	21,2	1,0	1,8	300
112	3,2	2,2	18,8	2,1	1,6	280
76	2,2	0,6	13,6	3,9	1,1	181
150	4,3	2,6	24,0	7,0	2,0	209
142	5,2	3,3	22,7	3,9	1,9	236
138	5,6	3,7	20,5	5,5	1,7	230
149	5,5	4,0	22,6	5,6	1,9	248
189	7,4	3,9	31,2	7,2	2,6	270
118	4,1	0,6	24,0	1,5	2,0	236
164	5,2	1,1	33,3	1,8	2,8	274
135	4,6	1,1	26,1	1,5	2,2	270
134	4,0	0,7	28,6	2,8	2,4	224
122	4,7	0,6	24,6	5,0	2,1	204
131	3,7	2,3	24,0	1,8	2,0	262
133	4,8	0,9	26,0	4,0	2,2	222
114	4,3	1,9	20,6	3,5	1,7	228

Getreide und Getreideprodukte

Getreide

	Portionsgröße
Amaranth	½ Tasse/50 g
Amaranth, gekocht	1½ Tassen/150 g
Buchweizen, Grütze	½ Tasse/50 g
Buchweizen, Grütze, gekocht	2 Tassen/180 g
Buchweizen, Korn, geschält	½ Tasse/60 g
Buchweizen, Korn, geschält, gekocht	2½ Tassen/180 g
Bulgur, gekocht	2½ Tassen/160 g
Bulgur; Davertmühle*	½ Tasse/60 g
Couscous, gekocht	2½ Tassen/160 g
Couscous; Davertmühle*	½ Tasse/60 g
Dinkel, Korn	½ Tasse/60 g
Dinkel, Korn, gekocht	2 Tassen/150 g
Ebly®, Sonnenweizen; Mars Inc.*	½ Tasse/60 g
Ebly®, Sonnenweizen, gekocht; Mars Inc.*	2 Tassen/160 g
Einkorn, Korn	½ Tasse/60 g
Einkorn, Korn, gekocht	2 Tassen/150 g
Gerste, Graupen	½ Tasse/60 g
Gerste, Graupen, gekocht	1½ Tassen/150 g
Gerste, Korn, entspelzt	½ Tasse/60 g
Gerste, Korn, gekocht	3 Tassen/200 g
Grünkern/Dinkel, Korn	½ Tasse/60 g
Grünkern/Dinkel, Korn, gekocht	2 Tassen/150 g
Hafer, Kleieflocken	½ Tasse/20 g
Hafer, Korn, entspelzt	½ Tasse/60 g
Hafer, Korn, entspelzt, gekocht	2½ Tassen/180 g
Haferflocken, Instant	½ Tasse/30 g
Haferflocken, Vollkorn	½ Tasse/30 g
Haferflocken, Vollkorn, gekocht, mit Wasser	1 Tasse/125 g
Hirse, Korn, entspelzt	½ Tasse/60 g
Hirse, Korn, entspelzt, gekocht	2 Tassen/150 g
Kamut, Korn	½ Tasse/60 g

	Durchschnittswerte pro Portion					pro 100 g bzw. ml
Kilo-kalorien	Eiweiß (g)	Fett (g)	Kohlen-hydrate (g)	Ballast-stoffe (g)	Brot-einheiten	Kilo-kalorien
185	7,3	4,4	28,4	5,2	2,4	370
186	7,3	4,4	28,6	5,2	2,4	124
169	4,1	0,8	36,3	1,6	3,0	337
169	4,1	0,8	36,3	1,6	3,0	94
202	5,5	1,0	42,6	2,2	3,6	336
168	4,6	0,9	35,5	1,9	3,0	93
181	5,6	0,8	35,4	5,1	3,0	113
205	6,4	0,9	40,1	5,8	3,3	342
186	6,0	1,0	36,6	3,7	3,1	116
211	6,8	1,1	41,5	4,1	3,5	351
208	9,2	1,4	39,5	6,0	3,3	347
208	9,2	1,4	39,5	6,0	3,3	139
206	7,3	0,8	42,3	3,7	3,5	343
203	7,2	0,8	41,8	3,6	3,5	127
195	7,4	2,0	36,4	5,4	3,0	325
195	7,4	2,0	36,4	5,4	3,0	130
203	6,2	0,8	42,6	2,8	3,6	338
203	6,2	0,8	42,6	2,8	3,5	135
188	6,2	1,3	38,0	5,9	3,2	314
179	5,9	1,2	36,2	5,6	3,0	90
194	7,0	1,6	37,9	5,3	3,2	324
194	7,0	1,6	37,9	5,3	3,2	130
64	3,8	1,7	8,4	3,6	0,7	321
196	5,9	4,3	33,4	5,8	2,8	326
196	5,9	4,3	33,4	5,8	2,8	109
105	4,0	2,0	18,3	2,6	1,5	350
104	3,8	2,1	17,6	3,0	1,5	348
106	3,8	2,1	17,9	3,0	1,5	85
210	5,9	2,3	41,3	2,3	3,4	350
219	6,1	2,4	43,0	2,4	3,6	146
196	9,0	1,3	35,6	7,2	3,0	326

Getreide und Getreideprodukte

Kamut, Korn, gekocht	2 Tassen/150 g
Mais, Grieß	5 geh. EL/100 g
Mais, Korn	½ Tasse/50 g
Multikornflocken, kernig oder zart; Kölln*	½ Tasse/50 g
Paniermehl/Semmelbrösel	5 ½ geh. EL/100 g
Paniermehl/Semmelbrösel, Vollkorn	5 ½ geh. EL/100 g
Quinoa, Korn	½ Tasse/50 g
Quinoa, Korn, gekocht	2 ½ Tassen/170 g
Quinoa, rot, Korn	½ Tassen/50 g
Reis, Naturreis, Korn	½ Tasse/60 g
Reis, Naturreis, Korn, gekocht	1 ½ Tassen/160 g
Reis, poliert, parboiled	½ Tasse/60 g
Reis, poliert, parboiled, gekocht	1 ½ Tassen/175 g
Reis, poliert, roh	½ Tasse/60 g
Reis, Rundkorn, poliert, gekocht	1 ½ Tassen/180 g
Reis, Wildreis	½ Tasse/50 g
Reis, Wildreis, gekocht	1 ½ Tassen/150 g
Roggen, Flocken	½ Tasse/30 g
Roggen, Keime, getrocknet	2 EL/20 g
Roggen, Kleie	1 EL/15 g
Roggen, Korn	½ Tasse/60 g
Roggen, Korn, gekocht	2 Tassen/150 g
Weizen, Grieß	5 geh. EL/100 g
Weizen, Kleie	1 EL/15 g
Weizen, Korn	½ Tasse/60 g
Weizen, Korn, gekocht	2 Tassen/150 g
Zartdinkel, gekocht	1 ½ Tassen/160 g
Zartdinkel; Davertmühle*	½ Tasse/60 g

Mehl und Stärke

Buchweizen, Vollmehl	5 geh. EL/100 g
Gerste, Vollmehl	5 geh. EL/100 g

	Durchschnittswerte pro Portion					pro 100 g bzw. ml
Kilo-kalorien	Eiweiß (g)	Fett (g)	Kohlen-hydrate (g)	Ballast-stoffe (g)	Brot-einheiten	Kilo-kalorien
196	9,0	1,3	35,6	7,2	3,0	130
339	8,8	1,1	73,5	5,0	6,1	339
162	4,3	1,9	32,1	4,9	2,7	323
166	5,6	2,0	31,4	4,8	2,6	332
358	10,1	2,1	73,5	5,3	6,1	358
327	11,9	1,8	65,8	10,3	5,5	327
168	6,9	2,5	29,3	3,3	2,4	335
167	6,9	2,5	29,1	3,3	2,4	98
202	6,1	3,8	33,1	5,2	2,8	404
207	4,3	1,3	44,5	1,3	3,7	345
212	4,4	1,4	45,6	1,4	3,8	133
206	4,1	0,4	46,6	0,8	3,9	344
186	3,5	0,4	42,0	0,5	3,5	106
209	4,4	0,4	47,0	0,8	3,9	349
197	4,2	0,3	44,2	0,8	3,7	109
169	3,5	1,0	36,5	1,5	3,0	338
203	4,2	1,2	43,8	1,8	3,7	135
92	3,6	0,5	18,3	3,0	1,5	307
80	8,4	2,2	6,5	2,4	0,5	400
26	2,7	0,6	2,4	7,1	0,2	176
176	5,3	1,0	36,4	7,9	3,0	293
176	5,3	1,0	36,4	7,9	3,0	117
328	10,8	1,0	69,0	7,1	5,8	328
26	2,2	0,7	2,7	6,8	0,2	172
178	6,4	1,1	35,7	8,0	3,0	297
178	6,4	1,1	35,7	8,0	3,0	119
207	8,8	1,1	37,0	5,8	3,1	129
202	8,6	1,1	36,1	5,6	3,0	336
354	11,7	2,7	70,7	3,7	5,9	354
348	10,6	1,9	72,0	5,0	6,0	348

Getreide und Getreideprodukte

Grünkern/Dinkel, Mehl	5 geh. EL/100 g
Kartoffelstärke	1 EL/15 g
Mais, Vollmehl	5 geh. EL/100 g
Maisstärke	1 EL/15 g
Reis, Mehl	5 geh. EL/100 g
Reisstärke	1 EL/15 g
Roggen, Mehl, Type 815	5 geh. EL/100 g
Roggen, Mehl, Type 997	5 geh. EL/100 g
Roggen, Mehl, Type 1150	5 geh. EL/100 g
Roggen, Mehl, Vollkorn, Type 1800	5 geh. EL/100 g
Sojamehl	1 EL/15 g
Weizen, Mehl, Type 405	5 geh. EL/100 g
Weizen, Mehl, Type 550	5 geh. EL/100 g
Weizen, Mehl, Type 1050	5 geh. EL/100 g
Weizen, Vollkornmehl, Type 1700	5 geh. EL/100 g
Weizenstärke	1 EL/15 g

Frühstückszerealien

Amaranth-Basis-Müsli, Bio; Allos*	4 geh. EL/50 g
	4 geh. EL mit 125 g fettarmer Milch (1,5 %)/175 g
Amaranth-Früchte-Müsli, Bio; Allos*	4 geh. EL/50 g
	4 geh. EL mit 125 g fettarmer Milch (1,5 %)/175 g
Amaranth-Schoko-Müsli, Bio; Allos*	4 geh. EL/50 g
	4 geh. EL mit 125 g fettarmer Milch (1,5 %)/175 g
Ballaststoff Früchte Müsli; Schneekoppe*	4 geh. EL/50 g
	4 geh. EL mit 125 g fettarmem Joghurt (1,5 %)/175 g
Beeren-Müsli; Alnatura*	4 geh. EL/50 g
	4 geh. EL mit 125 g fettarmem Joghurt (1,5 %)/175 g
Bircher Müsli mit Amaranth, Bio; Allos*	4 geh. EL/50 g
	4 geh. EL mit 125 g fettarmem Joghurt (1,5 %)/175 g
Erdbeer-Amaranth-Müsli; Alnatura*	4 geh. EL/50 g
	4 geh. EL mit 125 g fettarmem Joghurt (1,5 %)/175 g

	Durchschnittswerte pro Portion					pro 100 g bzw. ml
Kilo-kalorien	Eiweiß (g)	Fett (g)	Kohlen-hydrate (g)	Ballast-stoffe (g)	Brot-einheiten	Kilo-kalorien
332	9,7	2,6	77,0	8,4	6,4	332
50	0,1	+	12,5	+	1,0	336
323	8,3	2,8	66,3	9,4	5,5	323
52	0,1	+	12,9	+	1,1	346
352	7,2	0,7	79,1	2,0	6,6	352
51	0,1	0,0	12,8	+	1,1	343
321	6,9	1,0	71,0	6,5	5,9	321
312	6,9	1,1	68,0	8,6	5,7	312
319	8,9	1,3	67,8	8,0	5,6	319
293	10,8	1,5	59,0	13,9	4,9	293
54	6,1	3,1	0,5	2,8	0,0	361
335	10,6	1,0	71,0	4,0	5,9	335
337	10,9	1,1	70,8	4,1	5,9	337
331	11,6	1,8	67,0	5,2	5,6	331
302	12,1	2,0	59,7	11,7	5,0	302
52	0,1	+	12,9	+	1,1	347
196	6,7	4,5	29,1	5,5	2,4	391
254	11,0	6,4	35,2	5,5	2,9	145
189	5,6	4,1	29,6	5,0	2,5	377
247	9,8	5,9	35,7	5,0	3,0	141
204	5,9	6,2	28,5	5,2	2,4	408
263	10,2	8,0	34,6	5,2	2,9	150
134	5,5	2,6	22,2	11,0	1,8	268
193	9,8	4,5	27,3	11,0	2,3	110
173	5,0	2,9	29,7	4,3	3,0	346
232	9,3	4,8	35,8	4,3	3,0	132
187	5,9	3,7	29,7	5,0	2,5	374
246	10,2	5,5	34,8	5,0	2,9	140
184	5,5	2,8	32,4	3,6	2,7	368
243	9,7	4,7	38,5	3,6	3,2	139

Getreide und Getreideprodukte

Familien-Müsli; Allos* 4 geh. EL/50 g
    4 geh. EL mit 125 g fettarmem Joghurt (1,5 %)/175 g

Früchte-Müsli; Alnatura* 4 geh. EL/50 g
    4 geh. EL mit 125 g fettarmem Joghurt (1,5 %)/175 g

Hafer-Crunchy, Apfel; Alnatura* 4 geh. EL/50 g
    4 geh. EL mit 125 g fettarmer Milch (1,5 %)/175 g

Heidelbeer-Joghurt-Müsli; Alnatura* 4 geh. EL/50 g
    4 geh. EL mit 125 g fettarmer Milch (1,5 %)/175 g

Kakaomonde; Bohlsener Mühle* 6 geh. EL/30 g
    6 geh. EL mit 125 g fettarmer Milch (1,5 %)/155 g

Kellogg's All-Bran Apfel & Feige* 6 geh. EL/30 g
    6 geh. EL mit 125 g fettarmer Milch (1,5 %)/155 g

Kellogg's All-Bran Flakes + Früchte* 6 geh. EL/30 g
    6 geh. EL mit 125 g fettarmer Milch (1,5 %)/155 g

Kellogg's Choco Krispies* 7 geh. EL/30 g
    7 geh. EL mit 125 g fettarmer Milch (1,5 %)/155 g

Kellogg's Cornflakes* 7 geh. EL/30 g
    7 geh. EL mit 125 g fettarmer Milch (1,5 %)/155 g

Kellogg's Crunchy Nut Honig & Erdnüsse* 7 geh. EL/30 g
    7 geh. EL mit 125 g fettarmer Milch (1,5 %)/155 g

Kellogg's DayVita All-Bran Flakes* 7 geh. EL/30 g
    7 geh. EL mit 125 g fettarmer Milch (1,5 %)/155 g

Kellogg's DayVita All-Bran Sticks* 7 geh. EL/30 g
    7 geh. EL mit 125 g fettarmer Milch (1,5 %)/155 g

Kellogg's Frosties mit weniger Zucker* 7 geh. EL/30 g
    7 geh. EL mit 125 g fettarmer Milch (1,5 %)/155 g

Kellogg's Frosties* 7 geh. EL/30 g
    7 geh. EL mit 125 g fettarmer Milch (1,5 %)/155 g

Kellogg's Kringelz* 7 geh. EL/30 g
    7 geh. EL mit 125 g fettarmer Milch (1,5 %)/155 g

Kellogg's Müslix Aktiv Knusper Pur* 6 geh. EL/50 g
    6 geh. EL mit 125 g fettarmer Milch (1,5 %)/175 g

Durchschnittswerte pro Portion						pro 100 g bzw. ml
Kilo-kalorien	Eiweiß (g)	Fett (g)	Kohlen-hydrate (g)	Ballast-stoffe (g)	Brot-einheiten	Kilo-kalorien
193	6,2	**4,0**	**30,5**	4,7	2,5	386
252	10,5	5,8	35,6	4,7	3,0	144
165	3,9	**2,1**	**30,5**	4,4	2,5	330
224	8,2	4,0	36,6	4,4	3,1	128
225	4,1	**8,0**	**32,5**	3,3	2,7	449
283	8,3	9,8	38,6	3,3	3,2	162
181	4,7	**3,4**	**30,7**	4,5	2,6	361
239	9,0	5,2	36,8	4,5	3,1	137
111	3,0	**1,0**	**21,0**	2,8	1,8	369
169	7,2	2,9	27,2	2,8	2,3	109
108	2,7	**0,8**	**20,4**	4,5	1,7	361
167	7,0	2,6	26,5	4,5	2,2	108
114	2,4	**1,8**	**20,7**	2,7	1,7	380
173	6,7	3,7	26,8	2,7	2,2	111
116	1,5	**0,8**	**25,5**	0,6	2,1	387
175	5,8	2,6	31,6	0,6	2,6	113
113	2,1	**0,3**	**25,2**	0,9	2,1	378
172	6,4	2,1	31,3	0,9	2,6	111
121	1,8	**1,5**	**24,6**	0,8	2,1	402
179	6,1	3,4	30,7	0,8	2,6	116
111	3,0	**1,2**	**20,1**	3,9	1,7	370
188	7,3	3,1	26,2	3,9	2,2	122
110	3,6	**2,4**	**15,3**	6,6	1,3	368
187	7,9	4,3	21,4	6,6	1,8	121
112	1,8	**0,2**	**25,5**	0,6	2,1	373
171	6,1	2,1	31,6	0,6	2,6	110
113	1,4	**0,2**	**26,1**	0,6	2,2	375
171	5,6	2,1	32,2	0,6	2,7	110
116	1,8	**0,6**	**25,2**	1,1	2,1	385
174	6,1	2,5	31,3	1,1	2,6	112
241	4,0	**11,0**	**30,0**	3,0	2,5	482
300	8,3	12,9	36,1	3,0	3,0	171

Getreide und Getreideprodukte

Kellogg's Müslix Harmonie Knusper Schoko*	6 geh. EL/50 g
6 geh. EL mit 125 g fettarmer Milch (1,5 %)/175 g	
Kellogg's Müslix Vital Knusper Frucht*	6 geh. EL/50 g
6 geh. EL mit 125 g fettarmer Milch (1,5 %)/175 g	
Kellogg's Rice Krispies*	7 geh. EL/30 g
7 geh. EL mit 125 g fettarmer Milch (1,5 %)/155 g	
Kellogg's Smacks*	7 geh. EL/30 g
7 geh. EL mit 125 g fettarmer Milch (1,5 %)/155 g	
Kellogg's Special K Choco Noir*	7 geh. EL/30 g
7 geh. EL mit 125 g fettarmer Milch (1,5 %)/155 g	
Kellogg's Special K Classic*	7 geh. EL/30 g
7 geh. EL mit 125 g fettarmer Milch (1,5 %)/155 g	
Kellogg's Special K Red Fruit*	7 geh. EL/30 g
7 geh. EL mit 125 g fettarmer Milch (1,5 %)/155 g	
Kellogg's Special K Milk Choco*	7 geh. EL/30 g
7 geh. EL mit 125 g fettarmer Milch (1,5 %)/155 g	
Kellogg's Special K Pro Plus*	7 geh. EL/30 g
7 geh. EL mit 125 g fettarmer Milch (1,5 %)/155 g	
Kellogg's Toppas Choco*	7 geh. EL/30 g
7 geh. EL mit 125 g fettarmer Milch (1,5 %)/155 g	
Kellogg's Toppas Traube*	7 geh. EL/30 g
7 geh. EL mit 125 g fettarmer Milch (1,5 %)/155 g	
Kellogg's Toppas*	7 geh. EL/30 g
7 geh. EL mit 125 g fettarmer Milch (1,5 %)/155 g	
Kirsch-Mohn Müsli, Bohlsener Mühle*	4 geh. EL/50 g
4 geh. EL mit 125 g fettarmer Milch (1,5 %)/175 g	
Kölln Haferkissen*	7 geh. EL/30 g
7 geh. EL mit 125 g fettarmer Milch (1,5 %)/155 g	
Kölln Müsli Vollkorn Früchte*	4 geh. EL/50 g
4 geh. EL mit 125 g fettarmer Milch (1,5 %)/175 g	
Kölln Multikorn Fleks*	7 geh. EL/30 g
7 geh. EL mit 125 g fettarmer Milch (1,5 %)/155 g	

	Durchschnittswerte pro Portion					pro 100 g bzw. ml
Kilo-kalorien	Eiweiß (g)	Fett (g)	Kohlen-hydrate (g)	Ballast-stoffe (g)	Brot-einheiten	Kilo-kalorien
249	4,0	12,5	28,5	3,0	2,4	497
183	6,3	8,1	20,4	1,5	1,7	105
238	3,0	11,0	30,5	2,5	2,5	476
178	5,8	7,4	21,4	1,3	1,8	102
115	2,1	0,5	25,5	0,3	2,1	384
174	6,4	2,3	31,6	0,3	2,6	112
115	1,8	0,5	25,2	1,2	2,1	382
173	6,1	2,3	31,3	1,2	2,6	112
122	3,6	2,1	21,6	1,1	1,8	406
181	7,9	4,0	27,7	1,1	2,3	116
114	4,2	0,5	22,8	0,8	1,9	379
172	8,5	2,3	28,9	0,8	2,4	111
114	3,9	0,5	23,1	0,9	1,9	380
173	8,2	2,3	29,2	0,9	2,4	111
120	3,6	1,8	21,9	0,9	1,8	400
179	7,9	3,7	28,0	0,9	2,3	115
109	4,2	0,6	19,8	3,9	1,7	364
168	8,5	2,5	25,9	3,9	2,2	108
119	3,0	2,7	19,2	3,0	1,6	397
178	7,3	4,6	25,3	3,0	2,1	115
104	2,7	0,6	20,7	2,7	1,7	345
162	7,0	2,5	26,8	2,7	2,2	105
109	3,0	0,6	21,6	2,7	1,8	364
168	7,3	2,5	27,7	2,7	2,3	108
208	5,3	6,0	32,0	3,8	2,7	416
267	9,6	7,8	38,1	3,8	3,2	152
114	3,3	1,7	19,6	3,6	1,6	381
166	7,6	3,6	25,7	3,6	2,1	107
178	5,5	3,8	30,4	4,0	2,5	355
236	9,7	5,7	36,5	4,0	3,0	135
109	3,0	1,0	21,8	2,6	1,8	362
167	7,3	2,9	28,0	2,6	2,3	108

Getreide und Getreideprodukte

Kölln Vollkorn Haferfleks Knusper-Honig*	7 geh. EL/30 g
	7 geh. EL mit 125 g fettarmer Milch (1,5 %)/155 g
Kölln Vollkorn Haferfleks Knusper-Klassik*	7 geh. EL/30 g
	7 geh. EL mit 125 g fettarmer Milch (1,5 %)/155 g
Kölln Vollkorn Haferfleks Knusper-Schoko*	7 geh. EL/30 g
	7 geh. EL mit 125 g fettarmer Milch (1,5 %)/155 g
Nestlé Chokella*	7 geh. EL/30 g
Nestlé Cini Minis*	7 geh. EL/30 g
Nestlé Clusters Chocolade*	7 geh. EL/30 g
Nestlé Clusters Mandel-Nuss*	7 geh. EL/30 g
Nestlé Cookie Crisp*	7 geh. EL/30 g
Nestlé Erdbeer Minis*	7 geh. EL/30 g
Nestlé Fitness*	7 geh. EL/30 g
Nestlé Fitness Chocolat*	7 geh. EL/30 g
Nestlé Fitness Fruits*	7 geh. EL/40 g
Nestlé Fitness Joghurt*	7 geh. EL/30 g
Nestlé Lion Cereals*	7 geh. EL/30 g
Nestlé Nesquik Duo*	7 geh. EL/30 g
Nestlé Nesquik Knusper-Frühstück*	7 geh. EL/30 g
Nestlé Shreddies Choco*	7 geh. EL/40 g
Nestlé Shreddies Honig*	7 geh. EL/40 g
Nestlé Shreddies*	7 geh. EL/40 g
Nestlé Trio*	7 geh. EL/30 g
Nussmüsli; Alnatura*	4 geh. EL/50 g
	4 geh. EL mit 125 g fettarmer Milch (1,5 %)/175 g
Porridge aus Haferflocken und Wasser	1 Suppenteller/325 g
Schokomüsli; Alnatura*	4 geh. EL/50 g
	4 geh. EL mit 125 g fettarmer Milch (1,5 %)/175 g
Urgetreidemüsli; Bohlsener Mühle*	4 geh. EL/50 g
	4 geh. EL mit 125 g fettarmer Milch (1,5 %)/175 g
Vollfrucht Hochwert Müsli; Schneekoppe*	4 geh. EL/50 g
	4 geh. EL mit 125 g fettarmem Joghurt (1,5 %)/175 g

	Durchschnittswerte pro Portion					pro 100 g bzw. ml
Kilo-kalorien	Eiweiß (g)	Fett (g)	Kohlen-hydrate (g)	Ballast-stoffe (g)	Brot-einheiten	Kilo-kalorien
116	2,9	1,4	23,0	1,4	1,9	385
174	7,1	3,3	29,1	1,4	2,4	112
114	3,3	1,6	21,6	2,0	1,8	380
173	7,6	3,5	27,7	2,0	2,3	111
115	2,8	1,6	22,4	1,6	1,9	384
174	7,1	3,5	28,5	1,6	2,4	112
121	1,8	2,8	22,0	1,4	1,8	403
124	1,5	3,0	22,7	1,2	1,9	412
119	2,6	1,9	21,6	2,2	1,8	396
122	3,2	2,9	19,8	2,4	1,7	408
113	1,9	0,9	24,1	1,6	2,0	375
124	1,5	3,0	22,6	1,3	1,9	412
112	2,5	0,4	23,5	1,8	2,0	372
109	2,0	0,7	22,7	1,7	1,9	362
160	3,2	2,4	30,3	2,0	2,5	399
119	2,4	1,9	22,4	1,6	1,9	398
122	2,2	2,3	23,0	1,3	1,9	407
121	2,1	2,3	23,0	1,3	1,9	402
114	2,2	1,1	23,7	1,5	2,0	379
150	3,4	0,8	30,5	3,4	2,5	374
150	3,3	0,6	31,2	3,2	2,6	375
148	4,0	0,8	29,5	4,0	2,5	371
113	2,2	0,6	24,8	1,2	2,1	378
199	5,9	6,1	27,6	5,2	2,3	398
258	10,1	10,5	37,2	5,2	2,7	147
176	6,8	3,5	29,4	4,5	2,4	54
198	5,4	5,1	30,5	4,2	2,5	395
256	9,7	6,9	35,6	4,2	3,0	146
189	5,9	5,0	28,2	3,7	2,4	378
248	10,1	6,8	34,3	3,7	2,9	142
160	4,1	2,2	30,7	4,9	2,6	319
218	8,4	4,0	35,8	4,9	3,0	125

Getreide und Getreideprodukte

Teigwaren, Nudeln

Blätterteig, gekühlt	ca. 1½ Scheiben/100 g
Chinesische Eiernudeln; Soubry*	ca. ⅓ Packung/80 g
Chinesische Nudeln ohne Ei; Soubry*	ca. ⅓ Packung/80 g
Eierteigwaren	6–8 EL/80 g
Eierteigwaren, gekocht	1½ Tassen/20 g
Gnocchi di patate, Kartoffelgnocchi frisch mit Ei (9 %)	
	ca. ½ Packung/250 g
Schwäbische Eierspätzle, TK; Bofrost*	⅓ Packung/200 g
Schwäbische Schupfnudeln, TK; Bofrost*	⅓ Packung/200 g
Semmelknödel, TK; Bofrost*	2 Stück/160 g
Spätzle mit 20 % Ei, roh; Armbruster*	6–8 EL/80 g
Spätzle mit Ei	6–8 EL/80 g
Spätzle mit Ei, gekocht	1½ Tassen/200 g
Teigwaren ohne Ei	6–8 EL/80 g
Teigwaren ohne Ei, gekocht	1½ Tassen/200 g
Vollkornteigwaren ohne Ei	6–8 EL/80 g
Vollkornteigwaren ohne Ei, gekocht	1½ Tassen/200 g

Glutenfreie Getreideprodukte

4-Korn-Vollkorn-Bratlinge & Klöße; Werz*	1 Packung, unzubereitet/250 g
Apfel-Cookies; Minderleinsmühle*	⅓ Packung/30 g
Back-Mix Mischbrot; Hammermühle*	1 Packung/500 g
Baguette, Frischbrot; Hammermühle*	1 Stück/250 g
Bauernbrot mit Teff; 3Pauly*	1 Scheibe/ca. 54 g
Bier glutenfrei; Neumarkter Lammsbräu*	1 Flasche/330 ml
Bier glutenfrei, alkoholfrei; Neumarkter Lammsbräu*	1 Flasche/330 ml
Bio Soja Grüne Bandnudeln; Landkrone*	½ Packung/110 g
Bio Soja Spaghetti; Landkrone*	½ Packung/110 g
Bio-Hirsebrot Schnittbrot; Hammermühle*	1 Scheibe/50 g
Biskuit-Tortenboden; Minderleinsmühle*	1 Boden/500 g
Biskuits; 3Pauly*	11 Stück/ca. 16 g

	Durchschnittswerte pro Portion					pro 100 g bzw. ml
Kilo-kalorien	Eiweiß (g)	Fett (g)	Kohlen-hydrate (g)	Ballast-stoffe (g)	Brot-einheiten	Kilo-kalorien
416	6,0	28,0	35,0	1,0	2,9	416
286	10,0	2,4	56,0	2,0	4,7	357
274	8,4	1,2	57,6	2,0	4,8	343
283	9,8	2,2	55,9	2,7	4,7	354
27	9,5	2,2	53,8	2,6	4,5	136
338	11,0	3,3	64,3	4,5	5,4	135
308	13,8	4,8	52,0	1,0	4,3	154
354	11,2	1,8	71,2	4,0	5,9	177
342	0,9	9,9	51,0	3,0	4,3	214
288	10,4	2,3	55,2	2,4	4,6	360
286	8,9	2,3	54,6	2,7	4,5	357
274	8,5	2,2	52,5	2,6	4,4	137
290	10,0	1,0	60,2	2,7	5,0	362
278	9,6	0,9	57,8	2,6	4,8	139
274	12,0	2,4	51,2	6,4	4,3	343
264	11,5	2,3	49,2	6,2	4,1	132
838	21,0	6,8	170,5	k.A.	14,2	335
134	1,0	6,2	18,2	k.A.	1,5	448
1695	5,0	1,5	420,0	k.A.	35,0	339
593	3,0	10,3	117,8	k.A.	9,8	237
113	2,6	1,0	22,1	1,7	1,8	209
140	1,3	0,0	9,9	k.A.	0,8	42
89	2,3	‹0,3	25,1	k.A.	2,1	27
411	52,8	7,7	30,8	0,0	2,6	374
426	49,5	6,6	39,6	0,0	3,3	387
116	3,6	2,9	17,7	k.A.	1,5	232
1830	39,0	59,5	284,0	3,5	23,7	366
62	1,2	0,8	12,3	k.A.	1,0	387

Getreide und Getreideprodukte

Bon Matin, Süße Brötchen; Schär*	1 Stück/50 g
Brezeln; 3Pauly*	13 Stück/ca. 17 g
Ciabatta; Schär*	1 Stück/50 g
Ciabatta rustica; Schär*	1 Stück/50 g
Cornflakes; 3Pauly*	7 EL/ca. 30 g
Cornflakes, glutenfrei; Schär*	7 geh. EL/30 g
	7 geh. EL mit 125 g Milch (1,5 % Fett)/155 g
Croissants, Frischbrot; Minderleinsmühle*	1 Stück/75 g
Crunchy Müsli, glutenfrei; Schär*	4 geh. EL/30 g
	4 geh. EL mit 125 g Milch (1,5 % Fett)/175 g
Ertha, Sauerteigbrot; Schär*	1 Scheibe/35 g
Frühstücksbrötchen frisch; Minderleinsmühle*	1 Stück/75 g
Hafer Müsli Beeren, Bauckhof*	4 EL/ca. 50 g
Hafer Müsli Bircher; Bauckhof*	4 EL/ca. 50 g
Hafer Müsli Früchte; Bauckhof*	4 EL/ca. 50 g
Hafer Müsli Schoko; Bauckhof*	4 EL/ca. 50 g
Hafer Pops mit Honig; Bauckhof*	⅓ Packung/ca. 30 g
Herzhaftes Schwarzbrot; Hammermühle*	1 Scheibe/ca. 50 g
Kastanienbrot; Hammermühle*	1 Scheibe/ca. 50 g
Kakaocremewaffeln; 3Pauly*	3 Stück/ca. 21 g
Käsestange, Frischbrot; Minderleinsmühle*	1 Stück/175 g
Körnerbrot geschnitten; Hammermühle*	1 Scheibe/ca. 36 g
Krustenbrot, Frischbrot; Minderleinsmühle*	1 Scheibe/60 g
Kuchen-Fix; Hammermühle*	1 Packung/500 g
Landbrot; Schär*	1 Scheibe/60 g
Lasagne glutenfrei, mit Ei; Schär*	⅓ Packung/ca. 80 g
Mandelhörnchen mit Schokofuß; Minderleinsmühle*	1 Stück/75 g
Milly Magic 1.2.3, glutenfrei; Schär*	7 geh. EL/30 g
	7 geh. EL mit 125 g Milch (1,5 % Fett)/155 g
Müsli Fruit, glutenfrei; Schär*	4 geh. EL/50 g
	4 geh. EL mit 125 g Milch (1,5 % Fett)/175 g
Mürbeteig Torteletts; 3Pauly*	1 Stück/ca. 25 g

| | Durchschnittswerte pro Portion | | | | | pro 100 g bzw. ml |
Kilo-kalorien	Eiweiß (g)	Fett (g)	Kohlen-hydrate (g)	Ballast-stoffe (g)	Brot-einheiten	Kilo-kalorien
144	1,7	3,7	26,1	1,5	2,2	288
81	0,1	3,6	12,2	k.A.	1,0	479
98	2,1	0,9	20,5	4,2	1,7	196
127	2,9	4,1	19,8	4,5	1,7	255
112	2,6	0,4	24,5	1,1	2,0	373
108	2,4	0,3	24,0	1,5	2,0	361
167	6,7	2,2	30,1	1,5	2,5	108
331	1,7	20,1	35,7	1,1	3,0	441
128	4,1	4,1	18,2	1,1	1,5	428
273	11,1	8,7	36,5	1,8	3,0	156
67	1,5	1,1	11,6	2,3	1,0	192
209	3,2	7,2	32,9	2,1	2,7	279
180	4,8	2,4	33,1	3,6	2,8	359
185	5,6	4,2	28,4	4,8	2,4	370
190	6,2	5,6	26,0	4,9	2,2	380
191	5,7	4,3	30,3	4,3	2,5	382
117	3,6				0,0	390
111	3,0	1,5	20,0	2,0	1,7	221
109	0,9	1,5	22,3	1,5	1,9	218
110	0,8	6,3	12,0	0,8	1,0	522
429	9,8	15,6	62,5	4,6	5,2	245
84	1,5	2,4	14,1	k.A.	1,2	232
130	5,1	1,9	23,1	18,6	1,9	216
1955	20,0	5,0	45,0	15,0	3,8	391
140	2,0	2,1	26,8	3,1	2,2	234
307	5,4	3,4	63,8	0,9	5,3	384
374	5,0	17,2	50,0	2,6	4,2	499
113	2,5	0,8	23,3	1,4	1,9	376
172	6,8	2,6	29,4	1,4	2,5	111
188	6,8	4,5	28,3	3,4	2,4	375
240	11,1	6,4	34,4	3,4	2,9	137
122	2,0	5,3	16,5	k.A.	1,4	488

Getreide und Getreideprodukte

Paniermehl; Minderleinsmühle*	2 EL/ca. 35 g
Pfannkuchen-Mix; Hammermühle*	1 Packung/500 g
Pizza-Mix; Hammermühle*	1 Packung/500 g
Rustico, glutenfreies Mehrkornbrot; Schär*	1 Scheibe/44 g
Rustikales Knäckebrot; Alnavit*	1 Scheibe/ca. 29 g
Sandgebäck; Taranis*	1 Stück/6 g
Sauerteig-Brot-Mix; Minderleinsmühle*	1 Packung/1000 g
Sauerteig-Sonnenblumenbrot, Frischbrot; Minderleinsmühle*	1 Scheibe/60 g
Schnittbrot mit Buchweizen & Leinsamen; 3Pauly*	1 Scheibe/ca. 67 g
Schoko Müsli; 3Pauly*	7 EL/ca. 30 g
Schoko-Cookies; Hammermühle*	⅓ Packung/30 g
Schokokissen; 3Pauly*	7 EL/ca. 30 g
Schweinsohren mit Zartbitterschokolade; Hammermühle*	1 Stück/120 g
Soja Spaghetti; Fauser Vitaquell*	½ Packung/100 g
Solena Glutenfreies Vollkornbrot; Schär*	1 Scheibe/50 g
Stracciatellakuchen; 3Pauly*	1 Stück/50 g
Tee & Kaffee Gebäck Schoko; 3Pauly*	⅓ Packung/25 g
Teigwaren, glutenfrei, ohne Ei; Schär*	6–8 EL/80 g
Toastbrot geschnitten, laktosefrei; Hammermühle*	1 Scheibe/ca. 34 g
Vitalbrot mit Sonnenblumenkernen; Hammermühle*	1 Scheibe/50 g
Vollkorn Schnittbrot; 3Pauly*	1 Scheibe/ca. 64 g
Vollkornbrot, Frischbrot; Minderleinsmühle*	1 Scheibe/60 g
Vollmilch-Orangen-Keks; Minderleinsmühle*	⅓ Packung/25 g
Waffeln Haselnuss; Hammermühle*	⅓ Packung/25 g
Weißbrot in Scheiben; Minderleinsmühle*	1 Scheibe/ca. 67 g
Zitronenkuchen; 3Pauly*	1 Stück/50 g

Für Kinder

Bio-Schulbrot; Mestemacher*	1 Scheibe/50 g
Sammy's Super Sandwich, Super-Soft; Harry*	1 Scheibe/38 g
Sammy's Super Sandwich, Vollkorn; Harry*	1 Scheibe/38 g

	Durchschnittswerte pro Portion					pro 100 g bzw. ml
Kilo-kalorien	Eiweiß (g)	Fett (g)	Kohlen-hydrate (g)	Ballast-stoffe (g)	Brot-einheiten	Kilo-kalorien
135	1,9	3,0	24,3	k.A.	2,0	386
1775	31,0	25,5	355,0	k.A.	29,6	355
2065	7,5	52,5	390,0	k.A.	32,5	413
99	1,9	1,5	18,1	2,8	1,5	225
116	3,4	3,7	16,0	2,8	1,3	404
28	‹0,5	1,0	4,7	‹0,3	0,4	473
3390	113,0	36,0	653,0	60,0	54,4	339
158	6,2	5,3	21,4	2,8	1,8	264
131	4,0	2,0	24,0	3,3	2,0	197
121	1,6	3,2	20,8	1,4	1,7	404
146	1,0	8,2	17,0	1,0	1,4	486
110	1,4	0,9	23,0	2,4	1,9	368
595	2,5	32,2	74,0	2,0	6,2	496
387	45,0	6,0	36,0	0,0	3,0	387
105	3,5	3,0	15,5	3,5	1,3	209
220	3,5	11,0	26,0	2,0	2,2	440
125	2,0	4,8	16,5	k.A.	1,4	500
282	7,2	2,0	59,0	1,8	4,9	353
81	0,3	1,5	15,9	3,2	1,3	239
105	3,5	2,0	18,0	5,0	1,5	210
132	3,8	1,3	24,3	3,2	2,0	206
140	5,2	4,4	19,9	5,4	1,7	233
126	1,8	7,0	13,7	k.A.	1,1	504
141	1,7	8,6	13,9	0,6	1,2	563
167	2,0	4,5	29,7	k.A.	2,5	251
217	3,0	10,5	27,0	1,5	2,3	433
93	3,8	0,7	15,9	4,0	1,3	185
94	3,2	1,4	17,0	1,3	1,4	247
90	3,4	1,5	15,6	2,1	1,3	236

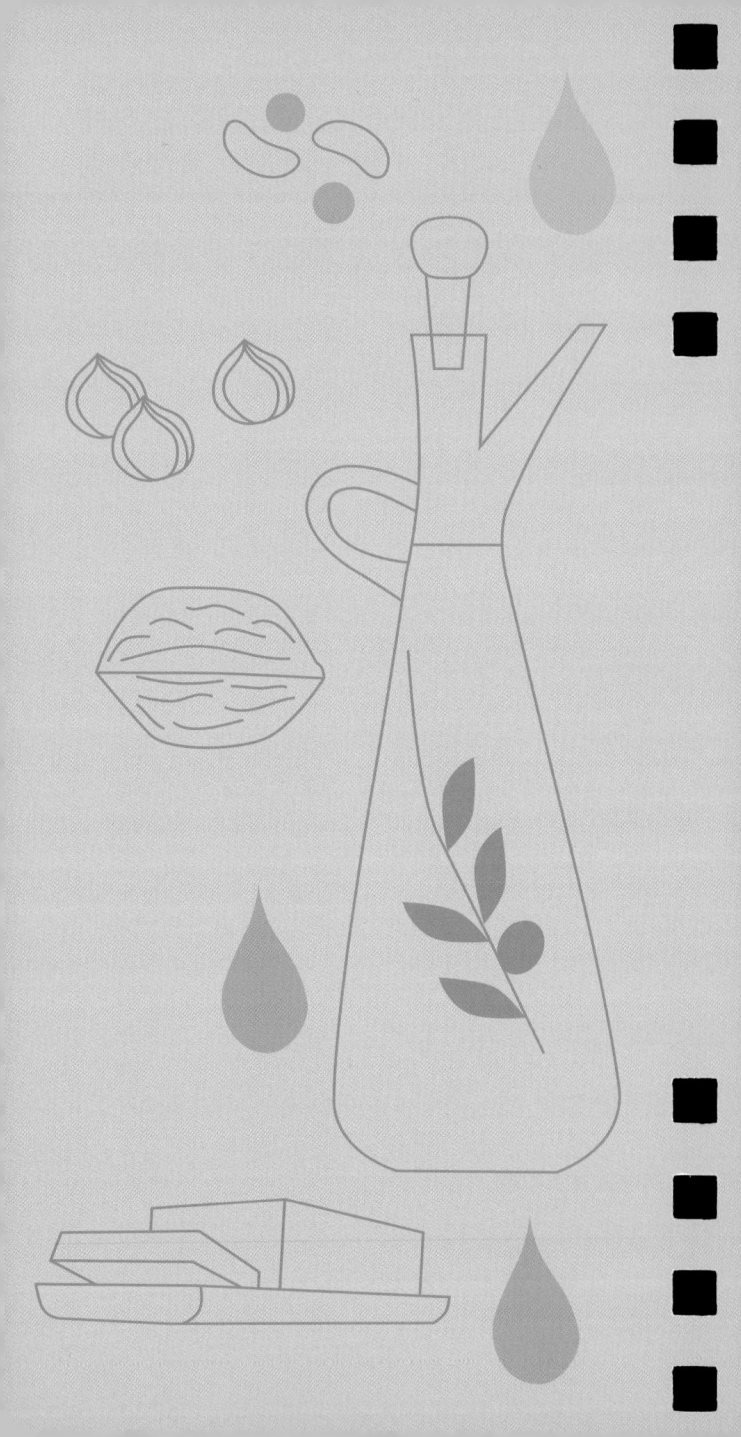

Nüsse, Samen, Öle und Fette

Zeichen

*	Angabe laut Hersteller
+	Der Inhaltsstoff ist in Spuren enthalten.
<	Wert geringer als …
% vol	Volumenprozent

Abkürzungen

EL	Esslöffel
Fett i. Tr.	Fett in der Trockenmasse
g	Gramm
geh.	gehäuft
k. A.	keine Angabe
kcal	Kilokalorien (»Kalorien«)
ml	Milliliter
(Ö)	Österreich
TK	Tiefkühlkost, -produkt
TL	Teelöffel

Fette, Öle & Co. gut auswählen

Natürlich liefert Fett sehr viel Energie, was ihm seinen traditionell schlechten Ruf als Dickmacher eingebracht hat. Trotzdem nimmt Fett einen wichtigen Platz in einer gesunden und ausgewogenen Ernährung ein. Nüsse, Samen und hochwertige kalt gepresste Pflanzenöle liefern wichtige ungesättigte Fettsäuren sowie Vitamin E und fettlösliche Begleitstoffe, die der Körper selbst nicht produzieren kann.

Unter dem gesundheitlichen Aspekt ist die Zusammensetzung der Fettsäuren ausschlaggebend, und darin unterscheiden sich die einzelnen Öle deutlich: Oliven- und Rapsöl sind reich an einfach ungesättigten Fettsäuren, die einen besonders günstigen Einfluss auf die Blutfettwerte haben. Olivenöl ist außerdem sehr reich an sekundären Pflanzenstoffen, die in anderen Ölen gar nicht vorkommen. Beide Sorten eignen sich auch für die warme Küche, dürfen aber nur schonend erhitzt werden. Zum Braten sollten Sie die meisten kalt gepressten Öle also nicht verwenden, weil bei hoher Temperatur die Fettsäuren und wertvollen Begleitstoffe verloren gehen.

Reich an mehrfach ungesättigten Fettsäuren sind besonders Lein-, Walnuss- und Sojaöl, die Alpha-Linolensäure enthalten. Das gilt natürlich auch für die Samen, aus denen sie gepresst werden.

Die meisten Nüsse und Samen können Sie unverarbeitet genießen, was sie zu idealen Nährstofflieferanten macht. Neben hochwertigen Fettsäuren bieten sie viel Vitamin E, Mineral- und Ballaststoffe sowie sekundäre Pflanzenstoffe.

Wählen Sie Salatöl, Koch-, Brat- und Streichfett gezielt aus und optimieren Sie so Ihre Versorgung mit deren wertvollen Inhaltsstoffen. Auf verstecktes Fett in Wurst, Käse und verarbeiteten Lebensmitteln haben Sie dagegen kaum Einfluss. An diesen Produkten sollten Sie nach Möglichkeit sparen, da sie meist auch viel gesättigte Fettsäuren enthalten.

Nüsse, Samen, Öle, Fette

Nüsse und Samen

Cashewkerne	ca. 20 Stück/30 g
Chufas/Erdmandel/Tigernut	ca. 20 Stück/30 g
Edelkastanie/Marone	ca. 4 Stück/30 g
Erdnusskerne	ca. 20 Stück/30 g
Erdnusskerne, geröstet	ca. 20 Stück/30 g
Hanfsamen, geschält; Hempnuts™*	ca. 4 EL/30 g
Hanfsamen, ungeschält; Davertmühle*	ca. 6 TL/30 g
Haselnusskerne	ca. 30 Stück/30 g
Kokosnuss, gehackt	1 Tasse, groß/50 g
Kürbiskerne	ca. 5 TL/30 g
Leinsamen	2 EL/15 g
Macadamianuss	ca. 8 Stück/30 g
Mandelkerne	ca. 20 Stück/30 g
Mohnsamen	2 EL/15 g
Paranuss	ca. 8 Stück/30 g
Pekannuss	ca. 15 Stück/30 g
Pinienkerne	ca. 5 TL/30 g
Pistazienkerne	ca. 20 Stück/30 g
Sesamsamen	ca. 3 TL/15 g
Sonnenblumenkerne	ca. 2 EL/30 g
Walnusskerne	10–12 Hälften/30 g

Nuss- und Samenprodukte

Erdnussflocken	ca. 4 TL/15 g
Erdnussmus/-paste	ca. 2 EL/25 g
Gomasio/Sesamsalz (95 % Sesam, 5 % Salz)	1 TL/5 g
Kokosmilch; Alnatura*	⅛ Dose/50 g
Kokosraspel	1 geh. EL/15 g
Kokoswasser	1 Glas/200 g
Tahini, orientalisches Sesammus; Alnatura*	ca. 2 EL/25 g

| | Durchschnittswerte pro Portion | | | | | | pro 100 g bzw. ml |
Kilo-kalorien	Eiweiß (g)	Fett (g)	Kohlen-hydrate (g)	Ballast-stoffe (g)	Brot-einheiten		Kilo-kalorien
171	5,2	12,7	9,2	0,9	0,8		571
136	1,5	9,0	12,2	5,4	1,0		452
59	1,0	0,6	12,4	2,5	1,0		196
169	7,6	14,4	2,3	3,5	0,2		564
176	7,7	14,8	2,8	3,4	0,2		585
170	9,2	14,2	1,5	1,8	0,1		567
134	7,2	9,5	0,8	9,2	0,1		448
193	3,6	18,5	3,2	2,5	0,3		644
182	2,0	18,3	2,4	4,5	0,2		363
170	7,3	13,7	4,3	2,6	0,4		565
68	3,0	6,2	0,2	4,2	0,0		450
211	2,3	21,9	1,2	3,4	0,1		703
175	5,6	16,2	1,6	4,1	0,1		583
72	3,0	6,3	0,6	3,1	0,1		477
201	4,1	20,0	1,1	2,0	0,1		670
211	2,8	21,6	1,3	2,9	0,1		703
202	3,9	18,0	6,2	0,3	0,5		674
178	6,2	15,5	3,5	3,2	0,3		594
85	2,7	7,6	1,5	1,7	0,1		565
174	6,8	14,7	3,7	1,9	0,3		580
199	4,3	18,8	3,2	1,8	0,3		663
78	2,0	4,2	8,1	0,7	0,7		520
158	7,0	12,5	4,3	2,0	0,4		630
27	1,0	2,5	0,5	0,5	0,0		537
110	0,9	11,0	1,7	0,0	0,1		219
91	0,8	9,3	1,0	3,6	0,1		606
18	0,6	0,4	2,8	0,0	0,2		9
622	21,6	52,2	10,6	11,6	0,9		622

Nüsse, Samen, Öle, Fette

Pflanzliche Öle und Fette

Arganöl, bio; Argan d'Or*	1 EL/10 g
Baumwollsaatöl	1 EL/10 g
Bio Soja Backen und Streichen; Provamel*	2 EL/20 g
Diät Margarine, Original; Becel*	1 EL/ca. 10 g
Diät Margarine, Vital; Becel*	1 EL/10 g
Diät Pflanzencreme; Becel*	1 EL/9 g
Distelöl/Safloröl	1 EL/10 g
Erdnussöl	1 EL/10 g
Hanfsaatöl	1 EL/10 g
Haselnussöl	1 EL/10 g
Kokosfett	1 EL/10 g
Kürbiskernöl	1 EL/10 g
Lätta Halbfett Margarine*	1 EL/10 g
Leinöl	1 EL/10 g
Maiskeimöl	1 EL/10 g
Mandelöl	1 EL/10 g
Margarine	1 EL/10 g
Mohnöl	1 EL/10 g
Olivenöl	1 EL/10 g
Omega-3 Pflanzenöl; Becel*	1 EL/10 g
Palmfett	1 EL/10 g
Palmöl	1 EL/10 g
Pro.activ Margarine; Becel*	1 EL/10 g
Rapsöl	1 EL/10 g
Sesamöl	1 EL/10 g
Sojaöl	1 EL/10 g
Sonnenblumenöl	1 EL/10 g
Traubenkernöl	1 EL/10 g
Walnussöl	1 EL/10 g
Warme Küche; Becel*	1 EL/10 g
Weizenkeimöl	1 EL/10 g

| | Durchschnittswerte pro Portion | | | | | pro 100 g bzw. ml |
Kilo-kalorien	Eiweiß (g)	Fett (g)	Kohlen-hydrate (g)	Ballast-stoffe (g)	Brot-einheiten	Kilo-kalorien
88	0,0	10,0	0,0	0,0	0,0	884
88	0,0	10,0	0,0	0,0	0,0	881
126	0,0	14,0	0,0	0,0	0,0	630
83	0,0	9,0	0,0	0,0	0,0	830
36	0,0	4,0	0,0	0,0	0,0	360
66	0,0	7,4	0,0	0,0	0,0	733
88	0,0	10,0	0,0	0,0	0,0	879
88	0,0	10,0	0,0	0,0	0,0	879
90	0,0	10,0	0,0	0,0	0,0	899
88	0,0	10,0	0,0	0,0	0,0	882
88	0,1	10,0	‹0,1	0,0	0,0	878
88	0,0	10,0	0,0	0,0	0,0	879
37	‹0,1	3,9	0,4	0,0	0,0	370
88	0,0	10,0	0,0	0,0	0,0	879
88	0,0	10,0	0,0	0,0	0,0	883
88	0,0	10,0	0,0	0,0	0,0	882
71	0,0	8,0	0,0	0,0	0,0	709
88	0,0	10,0	0,0	0,0	0,0	879
90	0,0	10,0	0,0	0,0	0,0	899
83	0,0	9,2	0,0	0,0	0,0	828
88	0,0	10,0	0,0	0,0	0,0	878
87	0,0	10,0	0,0	0,0	0,0	872
36	0,0	4,0	0,0	0,0	0,0	360
88	0,0	10,0	0,0	0,0	0,0	875
88	0,0	10,0	0,0	0,0	0,0	880
90	0,0	10,0	0,0	0,0	0,0	900
88	0,0	10,0	0,0	0,0	0,0	879
88	0,0	10,0	0,0	0,0	0,0	882
88	0,0	10,0	0,0	0,0	0,0	879
86	‹0,1	9,5	‹0,1	0,0	Brot-	860
88	0,0	10,0	0,0	0,0	0,0	879

Nüsse, Samen, Öle, Fette

Tierische Fette

Butter	2 EL/20 g
Butter, halbfett	2 EL/20 g
Butterschmalz	2 EL/20 g
Gänseschmalz	1 EL/10 g
Hammeltalg	1 EL/10 g
Joghurtbutter; Landliebe*	2 EL/20 g
Joghurtbutter; Meggle*	2 EL/20 g
Leichte Butter; Du darfst*	2 EL/20 g
Original Irische Butter; Kerrygold*	2 EL/20 g
Original Irische Butter, mild gesalzen; Kerrygold*	2 EL/20 g
Original Irische Halbfettbutter; Kerryold*	2 EL/20 g
Rindertalg	1 EL/10 g
Sauerrahmbutter; Alnatura*	2 EL/20 g
Schweineschmalz	1 EL/10 g
Streichzart-Butter; Meggle*	2 EL/20 g
Süßrahmbutter; Alnatura*	2 EL/20 g

Durchschnittswerte pro Portion						pro 100 g bzw. ml
Kilo-kalorien	Eiweiß (g)	Fett (g)	Kohlen-hydrate (g)	Ballast-stoffe (g)	Brot-einheiten	Kilo-kalorien
151	0,1	16,6	0,1	0,0	0,0	754
78	0,8	8,0	0,7	0,0	0,1	388
179	0,1	19,9	0,0	0,0	0,0	897
90	‹0,1	10,0	0,0	0,0	0,0	896
75	0,4	8,1	0,0	0,0	0,0	747
126	0,3	13,8	0,2	0,0	0,0	632
119	0,3	13,0	0,3	k.A.	0,0	596
72	0,4	7,8	0,3	k.A.	0,0	360
150	0,1	16,5	0,1	k.A.	0,0	748
147	0,1	16,2	0,1	k.A.	0,0	734
75	0,1	8,0	0,5	k.A.	0,0	375
90	‹0,1	10,0	0,0	0,0	0,0	896
149	0,1	16,6	0,1	k.A.	0,0	747
90	0,0	10,0	0,0	0,0	0,0	898
137	0,2	15,0	0,2	k.A.	0,0	683
149	0,1	16,6	0,1	k.A.	0,0	747

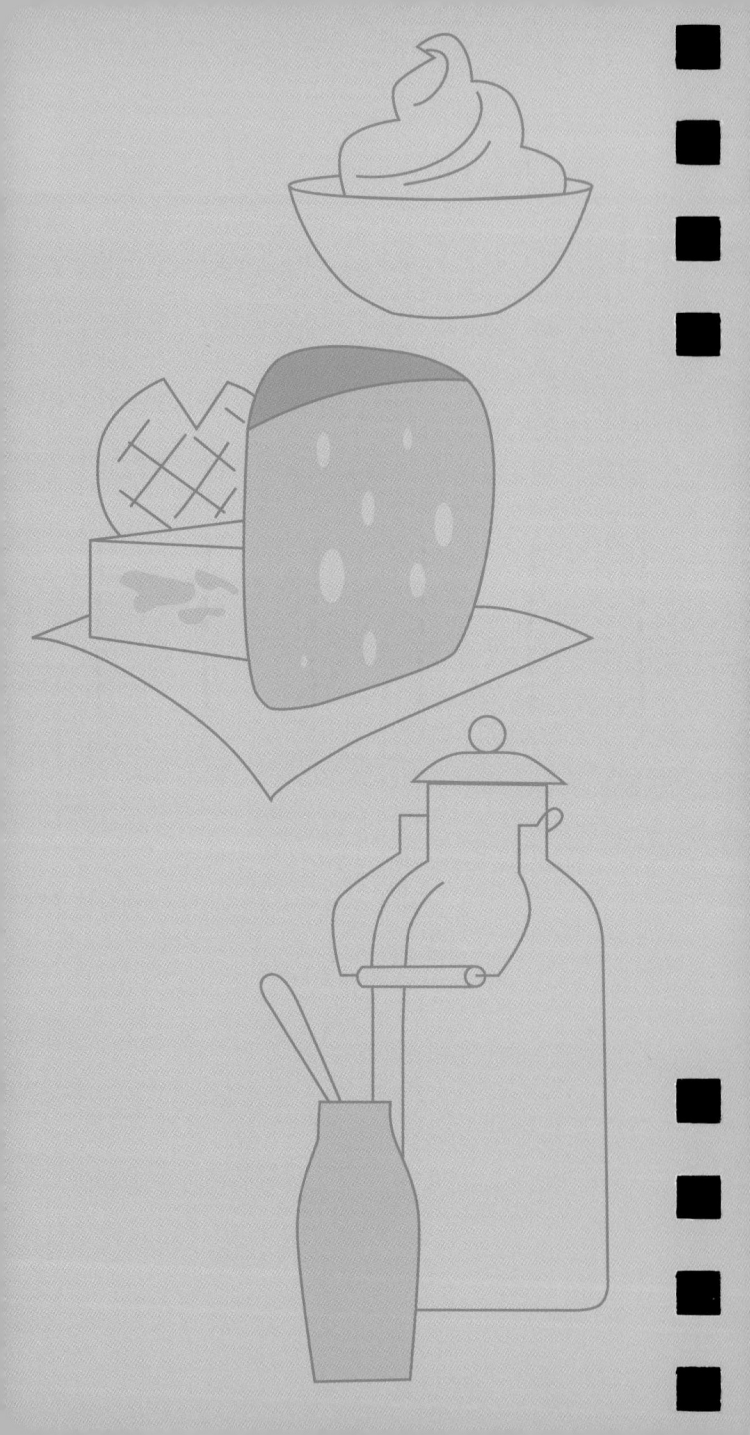

Milch und Milchprodukte

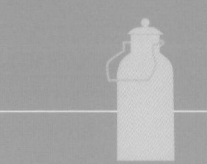

Zeichen

*	Angabe laut Hersteller
+	Der Inhaltsstoff ist in Spuren enthalten.
‹	Wert geringer als …
% vol	Volumenprozent

Abkürzungen

EL	Esslöffel
Fett i. Tr.	Fett in der Trockenmasse
g	Gramm
geh.	gehäuft
k. A.	keine Angabe
kcal	Kilokalorien (»Kalorien«)
ml	Milliliter
(Ö)	Österreich
TK	Tiefkühlkost, -produkt
TL	Teelöffel

Wertvolles aus der Milch

Milch und Molkereiprodukte sind für Erwachsene vor allem wegen ihres hohen Gehalts an Kalzium zu empfehlen. Dieses ist mit einer Menge von etwa 1 kg und mehr der in unserem Körper mengenmäßig am stärksten vertretene Mineralstoff. 99 % davon stecken in den Knochen und Zähnen und gewährleisten deren Festigkeit und Härte. Die empfohlene Kalziumzufuhr liegt zwischen 0,5 und 1 g täglich.

Innerhalb unserer westlichen Ernährungsweise ist Milch die Hauptquelle dieses Minerals. Obwohl es also leicht verfügbar ist, nehmen es viele nicht in ausreichender Menge zu sich. Kalzium aus Milchprodukten hilft in idealer Weise gegen diesen Mangel, denn der Organismus kann es besonders gut verwerten: Milchsäure und Milchzucker fördern die Aufnahme, und in der Milch sind anders als in pflanzlichen Lebensmitteln keine Stoffe enthalten, die die Verwertung hemmen. Noch immer gilt also: Die Milch macht's.

Milch und Milchprodukte sind auch eine gute Quelle für tierisches Eiweiß und in dieser Hinsicht besonders für Vegetarier zu empfehlen.

Das in der Milch enthaltene Fett besteht zwar überwiegend aus den ungünstigen gesättigten Fettsäuren, ist jedoch auch reich an kurzkettigen, die keinen negativen Einfluss auf die Blutfettwerte haben. Weil wir uns im Allgemeinen zu fettreich ernähren, sollten Sie fettarme Milchprodukte bevorzugen, um Übergewicht zu vermeiden oder abzubauen.

Etwa 15 % der deutschen Erwachsenen leiden Schätzungen zufolge an Laktoseintoleranz. Bei dieser Stoffwechselstörung kann der Milchzucker nicht verdaut werden. Bei den Betroffenen verursacht er Magen-Darm-Beschwerden und Durchfall, weshalb sie Milch meiden müssen. In Hart- und Schnittkäse wird der Milchzucker im Zuge der Reifung jedoch weitgehend abgebaut, weshalb beides in den meisten Fällen auch bei Laktoseintoleranz vertragen wird. Außerdem gibt es eine Reihe von laktosefreien Milchprodukten im Handel.

Milch und Milchprodukte

Frisch- und H-Milch

Frische Alpenmilch, 1,5 % Fett, ESL-Milch; Weihenstephan*	1 Glas/250 ml
Frische Alpenmilch, 3,5 % Fett, ESL-Milch; Weihenstephan*	1 Glas/250 ml
Kuhmilch, fettarm, 1,5 % Fett	1 Glas/250 g
Kuhmilch, mager	1 Glas/250 g
Kuhmilch, vollfett, 3,5 % Fett	1 Glas/250 g
Kuhmilch, H-, fettarm, 1,5 % Fett	1 Glas/250 g
Kuhmilch, H-, mager	1 Glas/250 g
Kuhmilch, H-, vollfett, 3,5 % Fett	1 Glas/250 g
Kuhmilch, laktosefrei, halbfett	1 Glas/250 g
Kuhmilch, laktosefrei, vollfett	1 Glas/250 g
Kuhmilch, Rohmilch, naturbelassen	1 Glas/250 g
Schafmilch	1 Glas/250 g
Stutenmilch	1 Glas/250 g
Ziegenmilch	1 Glas/250 g

(Frucht-)Joghurt, Trinkjoghurt, Milkshake, Milchdessert

Actimel Classic; Danone*	1 Flasche/100 g
Actimel Classic 0,1 % Fett; Danone*	1 Flasche/100 g
Actimel Classic 0,1 % Fett, Pfirsich-Mango; Danone*	2 Flasche/100 g
Actimel Classic mit Früchten; Danone*	1 Flasche/100 g
Actimel Classic mit Früchten 0,1 % Fett; Danone*	1 Flasche/100 g
Actimel Powerfrucht; Danone*	1 Flasche/100 g
Activia 0,1 % Fett, mit Früchten; Danone*	1 Becher/115 g
Activia 0,1 % Fett, Natur; Danone*	1 Becher/115 g
Activia Classic mit Früchten; Danone*	1 Becher/115 g
Activia Classic Natur; Danone*	1 Becher/115 g
Activia Creme Genuss Classic gesüßt; Danone*	1 Becher/125 g
Activia Creme Genuss mit Früchten/Vanille; Danone*	1 Becher/125 g
Activia Creme Genuss natur; Danone*	1 Becher/125 g

| | Durchschnittswerte pro Portion | | | | | pro 100 g bzw. ml |
Kilokalorien	Eiweiß (g)	Fett (g)	Kohlenhydrate (g)	Ballaststoffe (g)	Broteinheiten	Kilokalorien
118	8,5	3,8	12,3	k.A.	1,0	47
160	8,3	8,8	12,0	k.A.	1,0	64
118	8,5	3,8	12,3	0,0	1,0	47
88	8,8	0,3	12,3	0,0	1,0	35
160	8,3	8,8	12,0	0,0	1,0	64
118	8,3	3,8	12,0	0,0	1,0	47
88	8,8	0,3	12,3	0,0	1,0	35
160	8,3	8,8	12,0	0,0	1,0	64
118	8,8	3,8	12,0	0,0	1,0	47
165	8,5	9,0	12,0	0,0	1,0	66
168	8,5	9,5	12,3	0,0	1,0	67
243	13,3	15,8	11,8	0,0	1,0	97
118	5,5	3,8	15,5	0,0	1,3	47
173	9,3	9,8	12,0	0,0	1,0	69
71	2,8	1,6	10,5	0,0	0,9	71
28	2,8	0,1	3,3	0,0	0,3	28
29	2,7	0,1	3,6	0,4	0,3	29
76	2,7	1,5	12,1	0,0	1,0	76
29	2,7	0,1	3,7	0,5	0,3	29
73	2,7	1,5	12,1	‹0,1	1,0	73
69	5,6	0,1	11,4	0,2	0,9	60
58	5,6	0,1	6,8	0,0	0,6	50
112	4,3	3,2	16,1	0,4	1,3	97
86	5,7	4,0	6,9	0,0	0,6	75
121	6,0	3,8	16,1	0,2	1,3	97
122	6,0	3,8	16,1	0,2	1,3	98
114	7,0	4,4	13,1	0,0	1,1	91

Milch und Milchprodukte

Activia Joghurtdrink natur; Danone*	1 Flasche/200 g
Activia Joghurtdrink Vanille; Danone*	1 Flasche/200 g
Activia mit Cerealien; Danone*	1 Becher/115 g
Activia mit Cerealien 0,1 % Fett; Danone*	1 Becher/115 g
Activia mit Früchten und Cerealien; Danone*	1 Becher/115 g
Almighurt, Ananas; Ehrmann*	1 Becher/150 g
Almighurt, Himbeere; Ehrmann*	1 Becher/150 g
Almighurt, Orange-Limette; Ehrmann*	1 Becher/150 g
Almighurt, Zitrone; Ehrmann*	1 Becher/150 g
Ananas-Kokos-Lassi; Alnatura*	1 Becher/230 ml
Bircher-Müsli Classic, Bioland; Alnatura*	1 Becher/125 g
Bircher-Müsli Waldbeere, Bioland; Alnatura*	1 Becher/125 g
Caffè Latte Cappuccino; Söbbeke*	1 Becher/230 ml
Chai-Lassi; Alnatura*	1 Becher/230 ml
Dany Sahne, Classic, Schoko; Danone*	1 Becher/115 g
Fettarme Dickmilch, Erdbeere; Milram*	1 Becher/200 g
Fitness Molke 0,1 % Fett, Tropic; Müller*	1 Flasche/482 g
Froop, Kiwi; Müller*	1 Becher/150 g
Froop, Mango; Müller*	1 Becher/150 g
FrüchteTraum, 0,1 % Fett, Pfirsich-Maracuja; Ehrmann*	1 Becher/125 g
FrüchteTraum, Apfel-Birne; Ehrmann*	1 Becher/125 g
FrüchteTraum, Cool Summer, Amarena-Becher; Ehrmann*	1 Becher/125 g
FrüchteTraum, Erdbeer; Ehrmann*	1 Becher/125 g
FrüchteTraum, Waldbeeren; Ehrmann*	1 Becher/125 g
Fructiv, Blutorange; Müller*	1 Flasche/440 g
Gartenfrucht; Milram*	1 Becher/200 g
Gerührter Joghurt, Natur, 3,5 % Fett; Gazi*	1 Tasse/125 g
Grand Dessert, Café au Lait; Ehrmann*	1 Becher/200 g
Grand Dessert, Double Nut; Ehrmann*	1 Becher/200 g
Grand Dessert, nach Herzenslust, Birne Helene; Ehrmann*	1 Becher/150 g

	Durchschnittswerte pro Portion					pro 100 g bzw. ml
Kilo-kalorien	Eiweiß (g)	Fett (g)	Kohlen-hydrate (g)	Ballast-stoffe (g)	Brot-einheiten	Kilo-kalorien
96	7,0	3,8	8,6	0,0	0,7	48
160	5,6	3,4	27,0	0,0	2,3	80
110	4,4	3,3	15,7	1,8	1,3	96
70	5,7	0,1	10,9	1,7	0,9	61
110	4,4	3,3	15,6	1,8	1,3	95
165	4,7	4,2	24,0	k.A.	2,0	110
165	4,7	4,2	24,0	k.A.	2,0	110
153	4,7	4,2	24,0	k.A.	2,0	102
165	4,7	4,2	24,0	k.A.	2,0	110
242	6,7	9,7	31,5	1,9	2,6	105
156	3,0	6,8	21,0	k.A.	1,8	125
155	3,1	6,3	21,6	k.A.	1,8	124
152	6,4	3,2	24,2	k.A.	2,0	66
207	5,3	6,4	32,0	k.A.	2,7	90
154	3,0	7,7	19,2	0,5	1,6	134
146	7,0	2,6	22,6	k.A.	1,9	73
159	2,9	0,5	36,2	1,9	3,0	33
159	5,9	3,3	25,4	0,5	2,1	106
158	6,0	3,3	24,8	0,3	2,1	105
108	6,6	0,1	20,0	k.A.	1,7	86
148	5,6	5,0	20,0	k.A.	1,7	118
148	5,6	5,0	20,0	k.A.	1,7	118
148	5,6	5,0	20,0	k.A.	1,7	118
148	5,6	5,0	20,0	k.A.	1,7	118
141	0,4	‹0,4	33,9	1,3	2,8	32
230	7,4	8,0	31,2	k.A.	2,6	115
91	5,3	4,4	7,8	‹0,1	0,6	73
236	5,2	9,6	32,0	k.A.	2,7	118
246	5,4	9,8	34,0	k.A.	2,8	123
191	3,9	5,4	31,5	k.A.	2,6	127

Milch und Milchprodukte

Grand Dessert, Schoko; Ehrmann*	1 Becher/200 g
Grand Dessert, Vanille; Ehrmann*	1 Becher/200 g
Grießpudding, Traditionell; Landliebe*	1 Becher/150 g
Grießpudding, Vollkorn; Landliebe*	1 Becher/150 g
Grießpudding, Zimt; Landliebe*	1 Becher/150 g
Grießpudding mit Frucht, Himbeere; Landliebe*	1 Becher/150 g
GrießTraum, Apfel-Zimt; Ehrmann*	1 Becher/125 g
GrießTraum, Pflaume; Ehrmann*	1 Becher/125 g
GrießTraum, Schoko; Ehrmann*	1 Becher/125 g
Himbeer-Lassi; Alnatura*	1 Becher/230 ml
Joghurt, fettarm, 1,5 % Fett, mit Früchten	1 Becher/150 g
Joghurt, fettarm, 1,5 % Fett, natur	1 Becher/150 g
Joghurt, natur, 1,8 % Fett; Rewe Bio*	1 Becher/150 g
Joghurt, Naturjoghurt mild, 3,8 % Fett; Landliebe*	⅓ Becher/150 g
Joghurt, Naturjoghurt mild, 1,5 % Fett; Landliebe*	⅓ Becher/150 g
Joghurt, vollfett, 3,5 % Fett, mit Früchten	1 Becher/150 g
Joghurt, vollfett, 3,5 % Fett, natur	1 Becher/150 g
Joghurt aus Magermilch, natur	1 Becher/150 g
Joghurt aus Ziegenmilch; Andechser*	1 Becher/125 g
Joghurt Gold, stichfest, Nuss-Karamell; Milram*	1 Becher/150 g
Joghurt mit der Knusper Ecke, Knusper Original; Müller*	1 Becher/150 g
Joghurt mit der Knusper Ecke, Schoko Balls; Müller*	1 Becher/150 g
Joghurt mit der Schlemmer Ecke, Banana Split; Müller*	1 Becher/150 g
Joghurt mit Früchten, 1,5 % Fett, alle Sorten; Landliebe*	1 Becher/150 g
Joghurt mit Früchten, 3,8 % Fett; Landliebe*	1 Becher/150 g
Joghurt mit Früchten, Almighurt; Ehrmann*	1 Becher/150 g
Joghurt mit Haselnuss, Stracciatella, Vanille, 3,8 % Fett; Landliebe*	1 Becher/150 g
King Shake Chocolate; Burger King®*	1 Becher, groß/351 g
King Shake Strawberry; Burger King®*	1 Becher, groß/351 g
Lassi Bio, Mango; Andechser*	1 Becher/250 g

	Durchschnittswerte pro Portion					pro 100 g bzw. ml
Kilo-kalorien	Eiweiß (g)	Fett (g)	Kohlen-hydrate (g)	Ballast-stoffe (g)	Brot-einheiten	Kilo-kalorien
246	5,4	9,8	34,0	k. A.	2,8	123
236	5,0	9,8	32,0	k. A.	2,7	118
206	5,6	9,0	25,5	k. A.	2,1	137
207	5,9	8,9	25,5	k. A.	2,1	138
200	5,3	8,6	25,5	k. A.	2,1	133
192	4,7	7,2	27,0	k. A.	2,3	128
164	3,8	5,4	25,0	k. A.	2,1	131
164	3,8	5,4	25,0	k. A.	2,1	131
164	3,8	5,4	25,0	k. A.	2,1	131
214	7,1	6,9	29,9	1,6	2,5	93
117	4,5	2,0	20,4	k. A.	1,7	78
71	5,1	2,3	6,2	0,0	0,5	47
90	7,1	2,7	9,3	0,0	0,8	60
122	8,0	5,9	9,3	0,0	0,8	81
92	8,0	2,3	9,8	0,0	0,8	61
141	4,4	4,7	20,3	k. A.	1,7	94
96	5,0	5,3	6,0	0,0	0,5	64
51	5,3	0,2	6,3	0,0	0,5	34
86	4,3	4,5	7,3	0,0	0,6	69
165	5,6	7,7	17,9	k. A.	1,5	110
198	8,4	8,6	20,6	1,1	1,7	132
221	6,8	7,5	30,5	0,5	2,5	147
179	5,6	4,5	27,8	0,5	2,3	119
137	7,2	2,0	22,5	0,5	1,9	91
149	5,4	4,2	22,4	0,8	1,9	99
165	4,7	4,2	24,0	k. A.	2,0	110
171	5,7	5,9	24,0	0,2	2,0	114
443	9,4	7,9	86,3	0,9	7,2	126
413	8,8	7,3	77,0	0,0	6,4	118
220	6,5	6,8	32,5	k. A.	2,7	88

Milch und Milchprodukte

Mango-Lassi; Alnatura*	1 Becher/230 ml
Milkshake, Banane (29 % Frucht, 18 % Vanilleeis)	1 Glas/250 g
Milkshake, Erdbeer (33 % Frucht, 17 % Erdbeereis)	1 Glas/250 g
Molke, süß	1 Glas/250 g
Monte Drink, Schoko-Haselnuss; Zott*	1 Flasche/200 ml
Monte Schoko-Haselnuss; Zott*	1 Becher/55 g
Mousse Rotwein; Dr.Oetker*	1 Becher/100 g
Mousse Weißwein; Dr.Oetker*	1 Becher/100 g
Müller Milchreis®, Diät, Kirsche; Müller*	1 Becher/200 g
Müller Milchreis®, mit Tütchen, Schoko-Splits; Müller*	1 Becher/207 g
Müller Milchreis®, Original, pur; Müller*	1 Becher/200 g
Müller Milchreis®, Original, Zimt; Müller*	1 Becher/200 g
Müller Milchreis®, Schoko-Reis Edition, Kokos; Müller*	1 Becher/200 g
Müllermilch, die Leichte, Vanilla; Müller*	1 Flasche/400 g
Müllermilch, Original, Erdbeere; Müller*	1 Becher/250 g
Müllermilch, Original, Nocciola-Nuss; Müller*	1 Flasche/400 g
Müllermilch, Original, Schoko; Müller*	1 Becher/250 g
Obstgarten classic, Waldfrucht; Danone*	1 Becher/125 g
Obstgarten Diät, 0,4 % Fett, Kirsche; Danone*	1 Becher/125 g
Obstgarten Vanille, Pfirsich-Maracuja; Danone*	1 Becher/125 g
Puddingcreme, Schokolade-Haselnuss, Wölkchen; Dr. Oetker*	1 Becher/125 g
Puddis in Love, SchokoKiss; Campina*	1 Becher/120 g
Puddis in Love, Weißes & dunkles Schokoladen-Mousse mit Karamell- & Schokoladensoße; Campina*	1 Becher/80 g
Puddis MilchStrudel, Karamell- & Sahnepudding Campina*	1 Becher/150 g
Puddis MilchStrudel, Vanilla- & Schokoladenpudding; Campina*	1 Becher/150 g
Puddis RomaPudding, Vanilla; Campina*	1 Becher/200 g
Puddis SahneStrudel, Schokolade mit Sahne; Campina*	1 Becher/100 g

	Kilo-kalorien	Eiweiß (g)	Fett (g)	Kohlen-hydrate (g)	Ballast-stoffe (g)	Brot-einheiten	pro 100 g bzw. ml Kilo-kalorien
				Durchschnittswerte pro Portion			
	221	6,9	7,1	31,7	0,5	2,6	96
	244	6,9	9,7	32,0	1,4	2,7	98
	182	5,8	7,5	22,3	1,5	1,9	73
	60	2,0	0,5	11,8	0,0	1,0	24
	166	8,0	4,4	23,4	0,2	2,0	83
	107	1,5	7,3	8,7	k.A.	0,7	195
	182	2,1	7,1	22,5	k.A.	1,9	182
	181	2,1	7,1	22,7	k.A.	1,9	181
	164	6,2	4,4	25,0	0,8	2,1	82
	244	7,5	7,2	37,1	0,4	3,1	118
	206	7,0	5,0	33,2	0,2	2,8	103
	220	6,4	4,6	38,0	0,4	3,2	110
	230	6,6	6,8	35,0	1,4	2,9	115
	200	14,8	0,4	34,0	0,1	2,8	50
	190	8,8	3,5	30,8	0,1	2,6	76
	312	13,6	6,4	50,4	0,1	4,2	78
	190	8,8	4,0	30,0	0,8	2,5	76
	149	5,9	5,0	20,0	0,3	1,7	119
	81	7,5	0,5	11,8	1,1	1,0	65
	174	5,6	6,9	22,4	0,1	1,9	139
	171	4,4	8,4	19,6	0,6	1,6	137
	208	4,1	11,6	21,6	k.A.	1,8	173
	120	3,0	3,9	17,6	k.A.	1,5	150
	179	3,8	5,4	28,5	k.A.	2,4	119
	176	4,2	5,6	27,0	k.A.	2,3	117
	240	3,8	10,6	32,0	k.A.	2,7	120
	144	3,1	6,4	18,0	k.A.	1,5	144

Milch und Milchprodukte

Sahne-/Rahmfruchtjoghurt (10% Fett im Milchanteil	1 Becher/150 g
Sahne-/Rahmjoghurt	1 Becher/150 g
Sahnepudding, Schokolade; Landliebe*	1 Becher/150 g
Schokoladenpudding aus Vollmilch, Bitterschokolade und Eigelb	1 Dessertschale/144 g
Schokoladenpudding aus Vollmilch und fettarmem Kakaopulver	1 Dessertschale/153 g
Skyr Aprikose-Sanddornbeere; Arla*	1 Becher/150 g
Skyr Heidelbeere-Holunder; Arla*	1 Becher/150 g
Skyr Himbeere & Cranberry; Arla*	1 Becher/150 g
Skyr Natur; Arla*	⅓ Becher/150 g
Stichfester Sahnejoghurt, 10 % Fett; Gazi*	1 Tasse/125 g
Typ Kaffee, Latte Macchiato; Müller*	1 Flasche/250 g
Vanilla Drink; Milram*	1 Packung/500 g
Vanillepudding aus Vollmilch	1 Dessertschale/145 g
Vanillepudding aus Vollmilch und Eigelb	1 Dessertschale/154 g
Vanillepudding mit Sahne; Landliebe*	1 Becher/125 g
VanilleTraum, 0,1 % Fett, Rote Grütze; Ehrmann*	1 Becher/125 g
VanilleTraum, Himbeer; Ehrmann*	1 Becher/125 g
Yakult Light; Yakult*	1 Flasche/65 ml
Yakult Original; Yakult*	1 Flasche/65 ml
Zott Jogolé, verschiedene Sorten*	1 Becher/150 g
Zott Sahne-Joghurt, mild Frucht	1 Becher/150 g
Zott Sahne-Joghurt, mild Kokos-Mandel	1 Becher/150 g

Frischkäse und Quark

Buko® Balance, 17 % Fett; Arla*	1½ EL/30 g
Buko® Der Sahnige; Arla*	1½ EL/30 g
Buko® Frischkäse, Pfeffer, 18 % Fett; Arla*	1½ EL/30 g
Buko® Gartenkräuter, 18 % Fett; Arla*	1½ EL/30 g
Buko® Rucola Pesto; Arla*	1½ EL/30 g
ChiliQuark; Milram*	1 Becher/200 g

	Durchschnittswerte pro Portion					pro 100 g bzw. ml
Kilo-kalorien	Eiweiß (g)	Fett (g)	Kohlen-hydrate (g)	Ballast-stoffe (g)	Brot-einheiten	Kilo-kalorien
209	3,8	11,5	22,4	k.A.	1,9	139
177	4,7	15,0	5,6	0,0	0,5	118
242	5,0	12,6	27,0	k.A.	2,3	161
262	5,7	14,3	27,8	2,1	2,3	182
174	5,8	5,4	25,5	2,9	2,1	114
110	13,4	0,5	13,1	k.A.	1,1	73
117	13,5	0,5	14,6	k.A.	1,2	78
116	13,4	0,3	14,7	k.A.	1,2	77
93	16,5	0,3	6,0	0,0	0,5	62
163	4,5	12,5	5,5	0,0	0,5	130
205	8,3	7,3	24,5	0,0	2,0	82
275	17,5	0,5	54,5	k.A.	4,5	55
155	4,2	4,4	24,6	0,0	2,0	107
186	5,0	6,0	28,2	0,0	2,3	121
209	4,3	12,4	20,0	k.A.	1,7	167
118	6,6	0,1	22,5	k.A.	1,9	94
158	5,5	5,0	22,5	k.A.	1,9	126
27	0,9	‹0,1	6,6	1,2	0,5	42
43	0,9	‹0,1	9,6	0,0	0,8	66
103	5,9	0,2	19,5	k.A.	1,6	69
212	3,5	11,6	23,3	k.A.	1,9	141
230	3,8	13,2	23,9	k.A.	2,0	153
60	2,6	5,1	0,9	0,0	0,1	200
78	1,5	7,5	0,9	0,0	0,1	260
60	2,6	5,1	1,1	0,1	0,1	200
63	2,4	5,4	0,9	0,0	0,1	210
57	2,5	4,7	1,1	0,0	0,1	189
284	16,2	20,4	8,2	k.A.	0,7	142

Milch und Milchprodukte

Doppelrahmfrischkäse	1½ EL/30 g
Feta, 40 % Fett i. Tr.	1 Stück, klein/30 g
Feta, 45 % Fett i. Tr.	1 Stück, klein/30 g
Feta Patros aus Ziegenmilch; Hochland*	1 Stück, klein/30 g
Feta Salakis, 48 % Fett i. Tr.; Lactalis*	1 Stück, klein/30 g
Feta Salakis leicht, 27 % Fett i. Tr.; Lactalis*	1 Stück, klein/30 g
Frischer Fruchtquark, Erdbeere; Weihenstephan*	⅓ Becher, groß/100 ml
Frischkäse, Bärlauch; Petrella*	1½ EL/30 g
Frischkäse, Paprika; Petrella*	1½ EL/30 g
Frischkäse, Pico-Pralinen; Petrella*	1 Kugel/13 g
Frischkäse, Schnittlauch; Petrella*	1½ EL/30 g
Frischkäsezubereitung mit Kräutern, 20 % Fett i. Tr.	1½ EL/30 g
Frischkäsezubereitung mit Kräutern, 60 % Fett i. Tr.	1½ EL/30 g
Frucht & Quark fitline, 0,2 % Fett; Exquisa*	1 Becher/125 g
Früchtetraum; Ehrmann*	1 Becher/125 g
Fruchtquark	1 Becher/150 g
Hüttenkäse, Gervais; Danone*	1 Becher/200 g
Körniger Frischkäse	1 Becher/150 g
Kräuterquark, Gervais; Danone*	1 Becher/150 g
Mascarpone	1 EL/25 g
Mozzarella aus Büffelmilch	1 Kugel/125 g
Mozzarella aus Kuhmilch	1 Kugel/125 g
QuarkGenuss, 0,2 % Fett; Exquisa*	1 Becher/150 g
QuarkGenuss klassisch, Stracciatella, 0,2% Fett; Exquisa*	1 Becher/150 g
Robiola	1 Stück/30 g
Schichtkäse 10 % Fett i. Tr.	1 Stück/30 g
Schichtkäse 50 % Fett i. Tr.	1 Stück/30 g
Speisequark/Topfen, 20 % Fett i. Tr.	⅔ Becher/150 g
Speisequark/Topfen, 40 % Fett i. Tr.	⅔ Becher/150 g
Speisequark/Topfen, mager	⅔ Becher/150 g

		Durchschnittswerte pro Portion				pro 100 g bzw. ml
Kilo-kalorien	Eiweiß (g)	Fett (g)	Kohlen-hydrate (g)	Ballast-stoffe (g)	Brot-einheiten	Kilo-kalorien
102	3,4	9,5	0,8	0,0	0,1	339
65	5,5	4,8	‹0,1	0,0	0,0	218
71	5,0	5,4	0,2	0,0	0,0	236
71	5,0	5,7	‹0,1	0,0	0,0	237
79	4,5	6,6	0,2	0,0	0,0	262
47	5,1	2,7	0,6	0,0	0,0	157
136	5,6	6,3	13,5	k. A.	1,1	136
78	1,4	7,3	1,7	k. A.	0,1	260
77	1,3	7,2	2,3	k. A.	0,2	258
45	1,4	4,1	0,8	k. A.	0,1	361
77	1,3	7,2	2,3	k. A.	0,2	258
40	4,0	2,3	1,0	0,0	0,1	134
75	2,6	6,9	0,7	0,0	0,1	251
92	9,6	0,3	24,0	k. A.	2	138
148	5,6	5,0	20,0	k. A.	1,7	118
186	15,0	5,6	19,1	1,5	1,6	124
182	23,4	7,8	4,6	0,0	0,4	91
122	20,4	4,4	‹0,1	0,0	0,0	81
174	11,9	10,8	6,6	0,3	0,5	116
115	1,2	11,9	0,9	0,0	0,1	460
360	20,9	30,5	0,5	0,0	0,0	288
316	23,3	24,4	0,9	0,0	0,1	253
131	9,6	0,3	22,3	k. A.	1,9	87
149	9,6	2,6	21,6	k. A.	1,8	99
100	2,1	9,9	0,6	0,0	0,0	333
26	3,8	0,7	1,1	0,0	0,1	88
53	2,5	4,4	0,9	0,0	0,1	175
164	18,8	7,7	4,1	0,0	0,3	109
240	16,7	17,1	3,9	0,0	0,3	160
108	20,3	0,5	4,8	0,0	0,4	72

Milch und Milchprodukte

Schnitt-, Hart- und Weichkäse

Allgäutaler Viereckhartkäse, leicht; Zott*	1 Stück/30 g
Allgäutaler Viereckhartkäse bzw. Biotaler; Zott*	1 Stück/30 g
Apetina® Würfel, Pur; Arla*	⅓ Packung/50 g
Appenzeller, 50 % Fett i. Tr.	1 Scheibe/30 g
Back-Camembert, unpaniert, 45 % Fett i. Tr. ·	1 Stück/75 g
Bavaria Blue; Bergader*	1 Stück/30 g
Bel Paese	1 Stück/30 g
Bergkäse, 50 % Fett i. Tr.	1 Scheibe/30 g
Bleu d'Auvergne, 50 % Fett i. Tr.	1 Stück/30 g
Bleu de Bresse, 50 % Fett i. Tr.	1 Stück/30 g
Brie, 50 % Fett i. Tr.	1 Stück/30 g
Butterkäse, 30 % Fett i. Tr.	1 Scheibe/30 g
Butterkäse, 60 % Fett i. Tr.	1 Scheibe/30 g
Cambozola, Classic; Käserei Champignon*	1 Stück/30 g
Camembert, 30 % Fett i. Tr.	1 Stück/30 g
Camembert, 45 % Fett i. Tr.	1 Stück/30 g
Camembert, 60 % Fett i. Tr.	1 Stück/30 g
Chester/Cheddar, 50 % Fett i. Tr.	1 Scheibe/30 g
Danbo; Arla*	1 Stück/30 g
Dofino Rolle, Pikante Kräuter; Arla*	1 Stück/30 g
Edamer, 30 % Fett i. Tr.	1 Scheibe/30 g
Edamer, 45 % Fett i. Tr.	1 Scheibe/30 g
Edelpilzkäse, 60 % Fett i. Tr.	1 Stück/30 g
Emmentaler, 45 % Fett i. Tr.	1 Scheibe/30 g
Esrom, Classic; Arla*	⅓ Packung/35 g
Etorki, Schafskäse, in Scheiben, 50 % Fett i. Tr.; Bongrain*	1 Scheibe/18 g
Etorki, Schafskäse; Bongrain*	1 Stück/30 g
Favorel, Danbo, 45 % Fett i. Tr.	1 Stück/30 g
Feta aus griechischer Schafmilch; Patros*	⅓ Packung/50 g
Finello® Gratinkäse; Arla*	⅓ Packung/50 g

	Durchschnittswerte pro Portion					pro 100 g bzw. ml
Kilo-kalorien	Eiweiß (g)	Fett (g)	Kohlen-hydrate (g)	Ballast-stoffe (g)	Brot-einheiten	Kilo-kalorien
89	10,2	5,4	‹0,1	0,0	0,0	298
111	8,6	8,4	‹0,1	0,0	0,0	369
132	9,0	10,5	0,1	0,0	0,0	263
116	7,6	9,5	‹0,1	0,0	0,0	386
172	14,3	12,8	‹0,1	0,0	0,0	229
136	4,1	13,3	0,2	0,0	0,0	454
112	7,6	9,1	‹0,1	0,0	0,0	373
116	8,7	9,0	‹0,1	0,0	0,0	386
107	6,9	8,9	‹0,1	0,0	0,0	358
107	6,9	8,9	‹0,1	0,0	0,0	358
104	6,8	8,4	0,0	0,0	0,0	345
73	7,9	4,6	‹0,1	0,0	0,0	244
114	5,1	10,4	‹0,1	0,0	0,0	380
128	4,2	12,6	0,2	0,0	0,0	427
65	7,1	4,1	‹0,1	0,0	0,0	216
86	6,3	6,7	0,0	0,0	0,0	285
113	5,4	10,2	‹0,1	0,0	0,0	378
117	7,6	9,7	0,0	0,0	0,0	391
95	7,0	7,3	‹0,1	0,0	0,0	318
119	6,5	10,1	‹0,2	0,0	0,0	397
76	7,9	4,9	‹0,1	0,0	0,0	254
107	7,3	8,5	‹0,1	0,0	0,0	355
107	6,3	8,9	‹0,1	0,0	0,0	355
119	8,7	9,4	‹0,1	0,0	0,0	398
113	8,2	8,8	0,0	0,0	0,0	323
72	4,0	6,1	0,3	0,0	0,0	391
120	7,2	9,9	0,6	0,0	0,0	401
98	7,2	7,6	‹0,1	0,0	0,0	325
138	8,0	11,5	0,5	k.A.	0,0	275
164	12,7	12,0	0,9	0,0	0,1	327

Milch und Milchprodukte

Finello® light; Arla*	⅓ Packung/50 g
Finello® Pastakäse; Arla*	⅓ Packung/50 g
Finello® Pizzakäse; Arla*	⅓ Packung/50 g
Gemüsegouda; Du darfst*	1½ Scheiben/30 g
Genießerwürfel, Olive & Kräuter; Patros*	⅓ Packung/50 g
Géramont leicht, 39 % Fett i. Tr.; Bongrain*	1 Stück/30 g
Géramont mit Joghurt, 45 % Fett i. Tr.; Bongrain*	1 Stück/30 g
Géramont pure Lust, 75 % Fett i. Tr.; Bongrain*	1 Stück/30 g
Géramont Weichkäse, 60 % Fett i. Tr.; Bongrain*	1 Stück/30 g
Gorgonzola	1 Stück/30 g
Gouda, 40 % Fett i. Tr.	1 Scheibe/30 g
Gouda, deutscher, 48 % Fett i. Tr.	1 Scheibe/30 g
Greyerzer/Gruyère	1 Scheibe/30 g
Grill- und Pfannenkäse, Mediterrane Kräuter; Gazi*	1 Stück/100 g
Gudbrandsdalost, Norwegischer Molkekäse (Kuh- und Ziegenmilch); Tine*	1 Stück/30 g
Halloumi (Zypriotischer Grillkäse); Petrou*	1 Stück/30 g
Harzer/Handkäse/Quargel	1 Stück/30 g
Havarti; Arla*	⅕ Packung/35 g
Henri leicht Weichkäse, 32 % Fett i. Tr.; Bongrain*	1 Stück/30 g
Henri Weichkäse, 60 % Fett i. Tr.; Bongrain*	1 Stück/30 g
Hirtenkäse classic, 45 % Fett; Gazi*	¼ Folienpackung/50 g
Hobelkäse, 50 % Fett i. Tr.	3 Scheiben/30 g
Jarlsberg, 45 % Fett i. Tr.	1 Scheibe/30 g
Käsepastete mit Walnüssen, 50 % Fett i. Tr.	1 Stück/30 g
Kochkäse, 10 % Fett i. Tr.	1 Scheibe/30 g
Kochkäse, 40 % Fett i. Tr.	1 Scheibe/30 g
Kümmelkäse, 45 % Fett i. Tr.; Milram*	1 Stück/30 g
Le Président La Brique, Ziegenkäse, 45 % Fett i. Tr.; Lactalis*	1 Stück/30 g
Le Président St. Maure, Ziegenkäserolle, 45 % Fett i. Tr.; Lactalis*	1 Stück/30 g

| | Durchschnittswerte pro Portion | | | | | pro 100 g bzw. ml |
Kilo-kalorien	Eiweiß (g)	Fett (g)	Kohlen-hydrate (g)	Ballast-stoffe (g)	Brot-einheiten	Kilo-kalorien
125	14,5	7,0	0,9	4,4	0,1	251
192	12,4	15,3	0,7	0,0	0,1	383
150	12,2	10,7	0,4	0,0	0,0	299
78	8,4	4,8	0,3	+	0,0	260
135	7,5	11,5	0,3	k.A.	0,0	269
70	6,0	4,8	0,6	0,0	0,0	232
80	6,0	6,0	0,6	0,0	0,0	268
127	3,3	12,6	0,1	0,0	0,0	422
106	5,1	9,6	0,3	0,0	0,0	354
108	5,8	9,4	‹0,1	0,0	0,0	360
90	7,4	6,7	‹0,1	0,0	0,0	300
103	6,8	8,4	‹0,1	0,0	0,0	343
120	8,1	9,6	‹0,1	0,0	0,0	399
297	20,3	23,9	0,8	0,0	0,1	297
138	3,3	8,7	11,7	0,0	1,0	461
97	6,6	7,8	0,5	0,0	0,0	322
38	9,0	0,2	‹0,1	0,0	0,0	126
118	8,5	9,1	0,0	0,0	0,0	336
57	5,7	3,6	0,5	0,0	0,0	190
98	4,2	8,7	0,8	0,0	0,1	327
127	9,0	10,1	0,5	0,0	0,0	254
142	9,9	11,4	‹0,1	0,0	0,0	474
105	8,0	8,1	‹0,1	0,0	0,0	349
94	3,8	8,4	0,9	0,0	0,1	314
30	4,4	0,9	1,1	0,0	0,1	101
56	3,6	4,2	1,0	0,0	0,1	187
102	7,2	8,1	‹0,1	0,0	0,0	339
91	6,0	7,2	0,5	0,0	0,0	302
95	5,8	7,8	0,6	0,0	0,0	318

Milch und Milchprodukte

Leerdammer, Original; Bel*	1 Scheibe/25 g
Limburger, 20 % Fett i. Tr.	1 Stück/30 g
Limburger, 40 % Fett i. Tr.	1 Stück/30 g
Lindenberger, 45 % Fett i. Tr.	1 Scheibe/30 g
Lindenberger light, 30 % Fett i. Tr.	1 Scheibe/30 g
Maaslander, mild; Westland*	1 Scheibe/30 g
Maaslander, reif; Westland*	1 Scheibe/30 g
Manchego (spanischer Schafskäse)	1 Stück/30 g
Morbier, 40 % Fett i. Tr.	1 Scheibe/30 g
Natura, Natur; Arla*	1 Stück/30 g
Oscypek (polnischer Schafskäse)	1 Stück/30 g
Parmesan, 37 % Fett i. Tr.	1 Stück/30 g
Patros aus griechischer Ziegenmilch; Patros*	⅓ Packung/50 g
Patros im Glas, mit Oliven & Paprika; Patros*	⅕ Glas/60 g
Patros leicht, am Stück; Patros*	½ Packung/100 g
Patros natur, am Stück; Patros*	½ Packung/100 g
Pestokäse; Du darfst*	2 Scheiben/30 g
Provolone	1 Stück/30 g
Pyrenäenkäse, 50 % Fett i. Tr.	1 Stück/30 g
Raclette, 48 % Fett i. Tr.	½ Scheibe/30 g
Rahmkäse, Schnittlauch; Arla*	⅕ Packung/35 g
Rauchkäse, 45 % Fett i. Tr.; Milram*	1 Stück/30 g
Reibekäse, 45 % Fett i. Tr.	1 Stück/30 g
Romadur, 20 % Fett i. Tr.	1 Stück/30 g
Romadur, 30 % Fett i. Tr.	1 Stück/30 g
Roquefort	1 Stück/30 g
Schabziger/Glarner Kräuterkäse	1 Stück/30 g
Schafskäse; Gazi*	⅕ Dose/100 g
Schafskäse, besonders fein; Gazi*	¼ Folienpackung/50 g
Schmelzkäse, 20 % Fett i. Tr.	1 Ecke/30 g
Schmelzkäse, 30 % Fett i. Tr.	1 Ecke/30 g
Schmelzkäse, 45 % Fett i. Tr.	1 Ecke/30 g

	Durchschnittswerte pro Portion					pro 100 g bzw. ml
Kilo-kalorien	Eiweiß (g)	Fett (g)	Kohlen-hydrate (g)	Ballast-stoffe (g)	Brot-einheiten	Kilo-kalorien
89	6,8	7,0	‹0,1	0,0	0,0	358
55	7,9	2,6	‹0,1	0,0	0,0	184
80	6,7	5,9	‹0,1	0,0	0,0	268
116	8,7	9,0	‹0,1	0,0	0,0	386
86	9,3	5,4	‹0,1	0,0	0,0	286
107	7,5	9,0	0,0	0,0	0,0	358
123	7,8	9,9	0,0	0,0	0,0	410
132	7,4	11,4	‹0,1	0,0	0,0	441
89	7,1	6,7	‹0,1	0,0	0,0	297
128	6,0	11,4	‹0,1	0,0	0,0	426
111	8,7	8,3	‹0,1	0,0	0,0	371
113	10,7	7,7	‹0,1	0,0	0,0	375
119	8,3	9,5	0,1	0,0	0,0	237
161	11,4	12,6	0,4	k. A.	0,0	268
197	25,0	10,5	0,7	k. A.	0,1	197
261	15,0	22,0	0,7	k. A.	0,1	261
78	9,0	4,8	0,0	0,0	0,0	260
110	7,9	8,7	‹0,1	0,0	0,0	365
107	6,7	8,9	‹0,1	0,0	0,0	356
103	6,8	8,4	‹0,1	0,0	0,0	343
139	7,7	11,9	0,4	0,0	0,0	398
104	7,8	8,1	‹0,1	0,0	0,0	347
116	8,7	9,0	‹0,1	0,0	0,0	386
56	7,9	2,7	‹0,1	0,0	0,0	187
68	7,4	4,2	‹0,1	0,0	0,0	226
105	5,4	9,3	‹0,1	0,0	0,0	351
43	10,0	0,2	0,2	0,0	0,0	144
299	18,0	25,3	0,5	0,0	0,0	299
150	9,0	12,7	0,3	0,0	0,0	299
56	5,1	3,0	2,3	0,0	0,2	188
63	4,5	4,2	1,7	0,0	0,1	209
81	4,3	7,1	‹0,1	0,0	0,0	270

Milch und Milchprodukte

Schmelzkäse, Scheibletten, 20 % Fett i. Tr.	1 Scheibe/30 g
Schmelzkäse mit Champignons, 40 % Fett i. Tr.	1 Ecke/30 g
Schmelzkäse mit Schinken, 40 % Fett i. Tr.	1 Ecke/30 g
St. Maure Ziegenkäserolle, 45 % Fett i. Tr.; Soignon*	1 Stück/30 g
Steinbuscher, Dreiviertelfettstufe, 30–40 % Fett i. Tr.	1 Stück/30 g
Steinbuscher, Vollfettstufe, 45 % Fett i. Tr.	1 Stück/30 g
Steppenkäse, 45 % Fett i. Tr.	1 Scheibe/30 g
Stilton	1 Stück/30 g
Tête de Moine, 50 % Fett i. Tr.	1 Scheibe/30 g
Tilsiter, 30 % Fett i. Tr.	1 Scheibe/30 g
Tilsiter, 45 % Fett i. Tr.	1 Scheibe/30 g
Trappistenkäse, 45 % Fett i. Tr.	1 Scheibe/30 g
Weichkäse mit grünem Pfeffer oder Knoblauch, 60 % Fett i. Tr.	
	1 Stück/30 g
Westberg, 45 % Fett i. Tr.; Westland*	1 Scheibe/30 g
Westlite, jung, 30 % Fett i. Tr.; Westland*	1 Scheibe/30 g
Westlite, mittelalt, 30 % Fett i. Tr.; Westland*	1 Scheibe/30 g
Wilstermarsch Käse, 45 % Fett i. Tr.; Milram*	1 Stück/30 g
Ziegenkäse, Schnittkäse, 48 % Fett i. Tr.	1 Scheibe/30 g
Ziegenkäse, Schnittkäse, Zikko; Westland*	1 Scheibe/30 g
Ziegenkäse, weich, 45 % Fett i. Tr.	1 Stück/30 g
Ziegenkäse; Gazi*	⅓ Dose/100 g
Zottarella, auch Minis und mit Basilikum; Zott*	¼ Stück/30 g
Zottarella, leicht (auch Minis); Zott*	¼ Stück/30 g

Diverse Milchprodukte

Buttermilch	1 Glas/250 g
Buttermilchpulver	2 EL/10 g
Caffè Latte, Cappuccino; Emmi*	1 Becher/230 ml
Caffè Latte, Light; Emmi*	1 Becher/230 ml
Caffè Latte, Macchiato; Emmi*	1 Becher/230 ml
Caffè Latte, Zero; Emmi*	1 Becher/230 ml

	Durchschnittswerte pro Portion					pro 100 g bzw. ml
Kilo-kalorien	Eiweiß (g)	Fett (g)	Kohlen-hydrate (g)	Ballast-stoffe (g)	Brot-einheiten	Kilo-kalorien
62	6,6	3,3	1,5	0,0	0,1	207
75	4,5	5,7	1,5	0,0	0,1	251
75	4,5	5,7	1,5	0,0	0,1	251
89	6,0	6,9	0,3	0,0	0,0	295
73	8,0	4,5	0,0	0,0	0,0	242
90	6,8	7,0	0,0	0,0	0,0	299
98	7,2	7,6	‹0,1	0,0	0,0	325
123	7,1	10,5	0,0	0,0	0,0	410
116	7,4	9,6	‹0,1	0,0	0,0	386
81	8,6	5,2	‹0,1	0,0	0,0	270
107	7,9	8,3	‹0,1	0,0	0,0	358
103	7,5	8,0	‹0,1	0,0	0,0	342
110	5,0	10,0	‹0,1	0,0	0,0	366
122	8,4	10,2	0,0	0,0	0,0	406
81	8,7	5,1	0,0	0,0	0,0	270
85	9,0	5,4	0,0	0,0	0,0	282
99	7,2	7,8	‹0,1	0,0	0,0	330
99	6,5	8,1	‹0,1	0,0	0,0	329
122	6,6	10,8	0,0	0,0	0,0	405
84	6,3	6,5	‹0,1	0,0	0,0	280
328	16,2	28,5	0,9	0,0	0,1	328
74	5,7	5,3	0,5	0,0	0,0	247
47	2,6	5,7	0,3	0,0	0,0	157
93	8,8	1,3	10,0	0,0	0,8	37
38	3,9	0,6	4,4	0,0	0,4	380
136	5,8	2,8	21,9	k.A.	1,8	59
90	5,8	1,8	12,7	k.A.	1,1	39
184	5,8	9,2	19,6	k.A.	1,6	80
115	6,9	4,6	11,5	k.A.	1,0	50

Milch und Milchprodukte

Crème fraîche, 40 % Fett	2 EL/25 g
Der Bio-Sahnige Traum 12; Bärenmarke*	2 ½ EL/15 ml
Der Cremige Traum 12; Bärenmarke*	2 ½ EL/15 ml
Der Extra Leichte Traum 3; Bärenmarke*	2 ½ EL/15 ml
Der Genussvolle Traum 8; Bärenmarke*	2 ½ EL/15 ml
Der Sahnige Traum 10; Bärenmarke*	2 ½ EL/15 ml
Dickmilch aus Trinkmilch, natur, mager	1 Glas/250 g
Dickmilch aus Trinkmilch, natur, vollfett, 3,5 % Fett	1 Glas/250 g
Die Ergiebige 10; Bärenmarke*	2 ½ EL/15 ml
Die Leichte 4; Bärenmarke*	2 ½ EL/15 ml
Die Sahnige 10; Bärenmarke*	2 ½ EL/15 ml
Fettarmer Kefir; Milram*	1 Becher/500 g
Frucht Buttermilch, Kirsch-Banane; Müller*	1 Becher/500 g
Frucht Buttermilch, Multi-Vitamin; Weihenstephan*	1 Flasche/400 ml
Frucht Buttermilch, Waldfrüchte; Weihenstephan*	1 Flasche/400 ml
Frucht Buttermilch, Zitrone; Müller*	1 Becher/500 g
Kaergarden® Balance gesalzen; Arla*	2 EL/20 g
Kaergarden® Ungesalzen; Arla*	2 EL/20 g
Kakaotrunk aus Magermilch	1 Glas/200 g
Kefir aus Trinkmilch	¾ Glas/150 g
Kondensmagermilch, gezuckert	1 EL/15 g
Kondensmagermilch, ungezuckert	1 El/15 g
Kondensmilch, 10 % Fett	1 EL/15 g
Kondensmilch, 4 % Fett	1 EL/15 g
Kondensmilch, 7,5 % Fett	1 EL/15 g
Kondensmilch, 8 % Fett, gezuckert	1 EL/15 g
Milch-Schaum aus Alpenmilch; Bärenmarke*	1 EL/15 ml
Molkepulver	1 EL/10 g
Sahne, 10 % Fett	1 EL/10 g
Sahne/Schlagsahne, 30 % Fett	2 EL/25 g
Sahne/Schlagsahne, extra	2 EL/25 g
Saure Sahne, 10 % Fett	2 EL/25 g

Durchschnittswerte pro Portion						pro 100 g bzw. ml
Kilo-kalorien	Eiweiß (g)	Fett (g)	Kohlen-hydrate (g)	Ballast-stoffe (g)	Brot-einheiten	Kilo-kalorien
95	0,5	10,0	0,6	0,0	0,1	378
20	0,4	1,8	0,6	k. A.	0,0	135
25	0,8	1,8	1,2	k. A.	0,1	164
12	0,8	0,5	1,2	k. A.	0,1	83
20	1,0	1,2	1,4	k. A.	0,1	135
18	0,4	1,5	0,7	k. A.	0,1	119
80	8,8	0,3	10,5	0,0	0,9	32
153	8,3	8,8	10,0	0,0	0,8	61
23	1,0	1,5	1,4	k. A.	0,1	153
15	0,9	0,6	1,5	k. A.	0,1	99
18	0,5	1,5	0,6	k. A.	0,0	118
220	17,0	7,5	20,0	k. A.	1,7	44
310	13,0	2,5	55,0	k. A.	4,6	62
264	11,2	1,6	49,2	k. A.	4,1	66
240	11,2	1,6	42,8	k. A.	3,6	60
330	13,0	2,5	59,5	‹0,5	5,0	66
104	0,2	‹0,2	25,0	0,2	2,1	520
136	0,2	‹0,2	25,0	0,2	2,1	680
104	7,0	0,6	17,8	k. A.	1,5	52
92	5,0	5,3	6,0	0,0	0,5	61
40	1,5	0,0	8,5	0,0	0,7	269
12	1,2	0,0	1,8	0,0	0,2	83
27	1,3	1,5	1,9	0,0	0,2	177
19	1,4	0,6	2,0	0,0	0,2	128
20	1,0	1,1	1,4	0,0	0,1	133
48	1,2	1,3	7,8	0,0	0,6	320
9	0,6	0,3	0,9	k. A.	0,1	58
35	1,2	0,3	6,8	0,0	0,6	345
12	0,3	1,1	0,4	0,0	0,0	123
77	0,6	7,9	0,9	0,0	0,1	309
87	0,6	9,0	0,8	0,0	0,1	346
29	0,8	2,5	0,9	0,0	0,1	117

Milch und Milchprodukte

Portionsgröße

Saure Sahne, extra	2 EL/25 g
Schmand, 24 % Fett	2 EL/25 g
Trockenmagermilchpulver	1 EL/10 g
Trockenvollmilchpulver	1 EL/10 g

Milchersatz- und laktosefreie Produkte

Bio Soja Dessert Vanille; Provamel*	1 Becher/125 g
Buttermilch Drink; MinusL*	1 Becher/400 ml
Camembert; MinusL*	1 Stück/30 g
Dinkeldrink, natur, ungesüßt	1 Glas/200 ml
Edamer; MinusL*	⅕ Packung/50 g
Feta; MinusL*	½ Packung/75 g
Frische Milch, 1,5 % Fett; MinusL*	1 Glas/250 ml
Frische Vollmilch, 3,8 % Fett; MinusL*	1 Glas/250 ml
Frischkäse pur; MinusL*	1½ EL/30 g
Fruchtquark, Pfirsich-Maracuja; MinusL*	1 Becher/150 g
Gouda Scheiben; MinusL*	⅕ Packung/30 g
H-Milch, 0,3 % Fett; MinusL*	1 Glas/250 ml
H-Milch, 3,8 % Fett; MinusL*	1 Glas/250 ml
Hafer-Sahne, Hafer Cuisine; Oatly*	½ Packung/125 g
Haferdrink Calcium; Alnatura*	1 Glas/250 ml
Haferdrink, natur	1 Glas/200 ml
Horchata/Spanische Erdmandelmilch	1 Glas/200 g
Joghurt Erdbeere; MinusL*	1 Becher/150 g
Joghurt mild 150 g; MinusL*	1 Becher/150 g
Margarine; Alsan-Bio*	1 EL/10 g
Margarine; Alsan-S*	1 EL/10 g
Mozzarella; MinusL*	½ Packung/63 g
Quark; MinusL*	½ Becher/100 g
Reisdrink Calcium; Alnatura*	1 Glas/250 ml
Reisdrink, natur, ungesüßt	1 Glas/200 ml
Schmand; MinusL*	1 Becher/150 g

	Durchschnittswerte pro Portion					pro 100 g bzw. ml
Kilo-kalorien	Eiweiß (g)	Fett (g)	Kohlen-hydrate (g)	Ballast-stoffe (g)	Brot-einheiten	Kilo-kalorien
47	0,7	4,5	0,9	0,0	0,1	189
60	0,7	6,0	0,8	0,0	0,1	239
35	3,5	0,1	4,9	0,0	0,4	348
49	2,6	2,6	3,7	0,0	0,3	486
114	3,8	2,3	19,4	0,8	1,6	91
152	13,6	2,0	18,0	0,0	1,5	38
88	6,3	6,9	0,1	0,0	0,0	293
94	1,2	2,6	16,0	1,0	1,3	47
156	13,0	11,5	‹0,1	0,0	0,0	311
206	12,4	17,3	0,4	0,0	0,0	275
118	8,5	3,8	12,3	0,0	1,0	47
168	8,3	9,5	12,0	0,0	1,0	67
74	1,8	7,1	0,8	‹0,1	0,1	246
95	13,2	3,0	21,0	0,3	1,8	63
103	6,9	8,4	0,0	0,0	0,0	344
90	8,5	0,8	12,3	0,0	1,0	36
168	8,3	9,5	12,0	0,0	1,0	67
188	1,3	16,3	7,5	1,0	0,6	150
100	1,5	3,5	15,0	k. A.	1,3	40
96	1,4	3,0	15,8	0,8	1,3	48
194	1,8	6,2	31,7	k. A.	2,6	97
146	4,8	4,1	22,5	0,0	1,9	97
117	7,1	5,3	10,2	0,0	0,9	78
72	0,0	8,0	0,0	k. A.	0,0	720
72	0,0	8,0	0,0	k. A.	0,0	720
150	11,9	11,3	0,6	0,0	0,1	240
67	12,5	0,3	4,3	0,0	0,4	67
120	0,3	2,5	24,0	k. A.	2,0	48
106	0,4	2,2	21,2	0,2	1,8	53
368	4,8	36,0	6,0	0,0	0,5	245

Milch und Milchprodukte

Portionsgröße

Schoko Pudding; Alpro Soya*	1 Becher/125 g
Soja-Drink, Natural; Alpro Soya*	1 Glas/250 ml
Soja-Drink, Natural fresh; Alpro Soya*	1 Glas/250 ml
Soja-Drink, Ungesüßt; Alpro Soya*	1 Glas/250 ml
Soja-Joghurt, Heidelbeere; Alpro Soya*	1 Becher/125 g
Soja-Joghurt, Natur; Alpro Soya*	1 Becher/125 g
Soja-Saane; GranoVita*	⅓ Packung/100 g
Soja-Sahne, Cuisine; Alpro Soya*	1 Packung/250 ml
Soja-Sahne aufschlagbar, CreSoy Soya; Natumi*	½ Packung/100 ml
Sojadessert Karamell; Alpro Soya*	1 Becher/125 g
Sojadessert Schokolade feinherb; Alpro Soya*	1 Becher/125 g
Sojadessert Schokolade mildfein; Alpro Soya*	1 Becher/125 g
Sojadessert Vanille; Alpro Soya*	1 Becher/125 g
Sojadrink, Calcium, leicht gesüßt	1 Glas/200 ml
Sojadrink, natur, ungesüßt	1 Glas/200 ml
Sojadrink, Schoko	1 Glas/200 ml
Sojadrink, Vanille	1 Glas/200 ml
Sojamilch	1 Glas/200 g
Soya-Drink, Light; Alpro Soya*	1 Glas/250 ml
Soya-Drink, Schoko; Alpro Soya*	1 Glas/250 ml
Vanille Pudding; Alpro Soya*	1 Becher/125 g

Für Kinder

FruchtZwerge, Classic 6er, Erdbeere, Aprikose, Banane, Kirsche, Himbeere; Danone*	1 Becher/50 g
Kiri®, mit Joghurt*	1 Päckchen/20 g
Lisa Vanille-Milch; Salzburger Land*	1 Päckchen/250 ml
Monster Backe, Knister, Erdbeer; Ehrmann*	1 Becher/135 g
Monster Backe, Milch Snack, Schoko-Haselnuss; Ehrmann*	1 Becher/50 g
Wikingerquark, alle Sorten; Bauer*	1 Becher/50 g

	Durchschnittswerte pro Portion					pro 100 g bzw. ml
Kilo-kalorien	Eiweiß (g)	Fett (g)	Kohlen-hydrate (g)	Ballast-stoffe (g)	Brot-einheiten	Kilo-kalorien
101	3,8	2,1	16,1	1,1	1,3	81
95	7,5	4,5	6,3	1,3	0,5	38
93	7,5	4,5	5,8	1,3	0,5	37
78	8,3	4,5	0,5	1,3	0,0	31
94	4,5	2,5	12,4	1,5	1,0	75
58	5,0	2,9	2,6	1,3	0,2	46
155	1,6	11,0	12,3	3,5	1,0	155
435	5,0	43,3	4,0	1,0	0,3	174
167	3,0	16,6	2,9	2,6	0,2	167
103	3,8	2,3	16,8	0,6	1,4	82
116	3,8	2,8	18,6	1,8	1,6	93
110	3,8	2,9	17,0	1,3	1,4	88
105	4,0	2,3	16,8	0,6	1,4	84
90	6,8	4,2	6,0	k.A.	0,5	45
76	7,2	4,0	2,2	1,0	0,2	38
144	6,8	3,8	17,8	k.A.	1,5	72
116	6,6	3,6	11,4	k.A.	1,0	58
106	7,0	3,6	11,6	k.A.	1,0	53
73	5,3	3,0	5,0	3,0	0,4	29
175	8,3	4,5	24,5	2,3	2,0	70
101	3,8	2,1	16,3	0,6	1,4	81
53	3,3	1,5	6,5	‹0,1	0,5	105
51	1,9	4,6	0,4	k.A.	0,0	255
180	7,8	3,5	29,5	k.A.	2,5	72
151	4,1	3,6	25,7	k.A.	2,1	112
68	1,4	2,9	9,0	k.A.	0,8	135
47	3,4	0,7	6,9	0,0	0,6	94

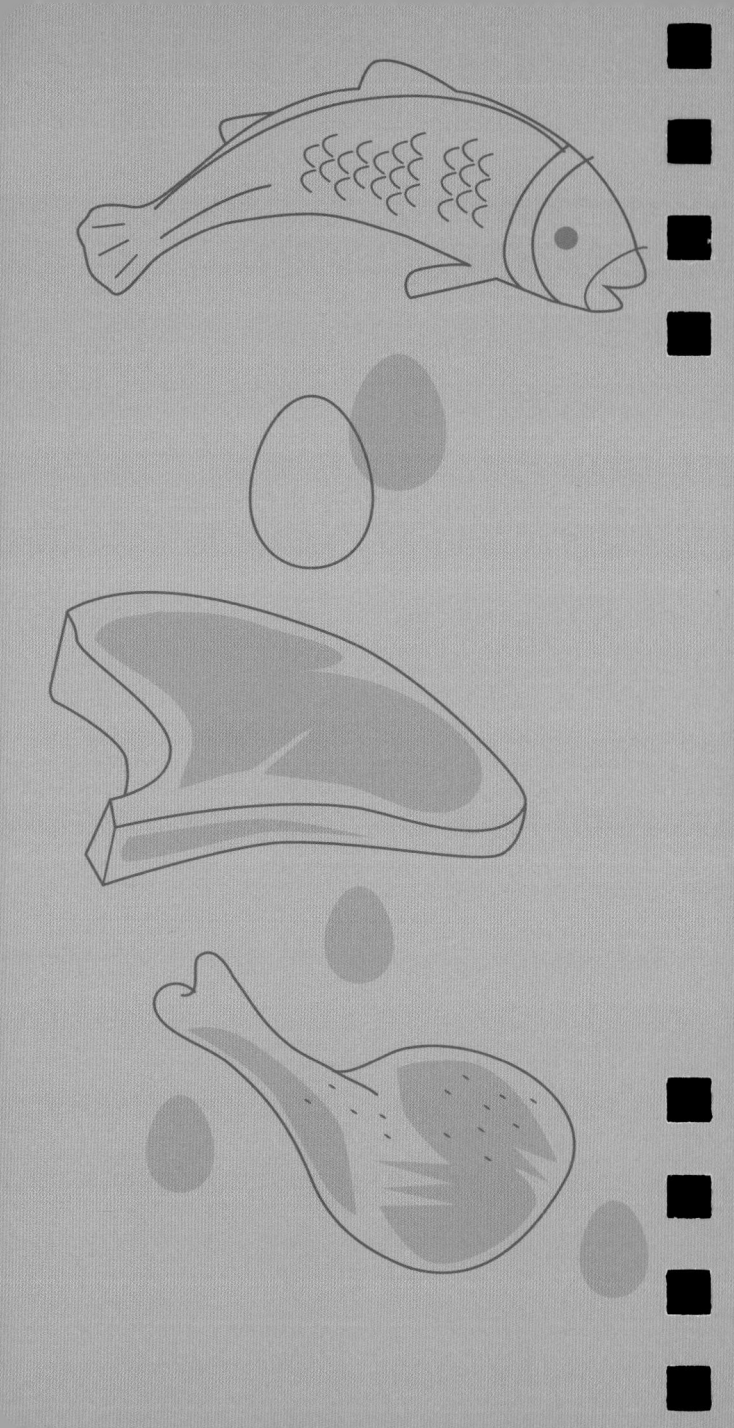

Fisch, Fleisch und Eier

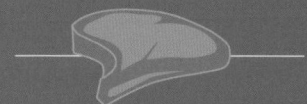

Zeichen

*	Angabe laut Hersteller
+	Der Inhaltsstoff ist in Spuren enthalten.
‹	Wert geringer als ...
% vol	Volumenprozent

Abkürzungen

EL	Esslöffel
Fett i. Tr.	Fett in der Trockenmasse
g	Gramm
geh.	gehäuft
k. A.	keine Angabe
kcal	Kilokalorien (»Kalorien«)
ml	Milliliter
(Ö)	Österreich
TK	Tiefkühlkost, -produkt
TL	Teelöffel

Tierisches maßvoll genießen

Fisch, Fleisch und Eier sind wertvolle Nahrungsmittel. Sie liefern Eiweiß, Mineralien und eine Reihe Vitamine. Fleisch ist Hauptquelle von Eisen und Zink. Vitamin A kommt nur in tierischen Lebensmitteln vor – vor allem in Leber und Eigelb.

Die westliche Welt übertreibt allerdings beim Fleischkonsum. Fleisch und vor allem Wurst enthalten oft viel Fett, das zu einem großen Teil gesättigt ist, sowie auch Cholesterin. Letzteres hat zwar weniger Einfluss auf den Cholesterinspiegel als die Zusammensetzung der Fettsäuren; dennoch sollten sich Betroffene cholesterinarm ernähren.

Fleisch gehört nicht täglich auf den Tisch. Empfohlen werden 300 bis 600 g pro Woche – Wurstwaren inklusive. Zwei bis drei Fleischmahlzeiten pro Woche genügen. Mageres, z. B. fettarme Teile vom Geflügel, ist zu bevorzugen. Geflügelfleisch enthält auch mehr ungesättigte Fettsäuren als das von Säugetieren.

Eine Sonderrolle spielt Fisch. Er ist die beste Quelle für Omega-3-Fettsäuren und Vitamin D. Mit beidem sind viele Menschen unterversorgt. Fettreiche Arten wie Lachs, Hering, Makrele und Thunfisch sind reich an diesen Nährstoffen. Fisch liefert auch hochwertiges Eiweiß. Eine bis zwei Fischportionen à 150 bis 200 g pro Woche werden empfohlen.

Kaufen Sie nur gute Qualität und essen Sie besser nur ab und zu ein gutes Stück Fleisch als jeden Tag welches von fragwürdiger Qualität. Bereiten Sie Fleisch und Fisch schonend zu und braten Sie Beides nie zu dunkel. Starke trockene Erhitzung bzw. Verkohlung erzeugt krebserregende Verbindungen!

MEERESFRÜCHTE: Hier ist die Praxis-Portionsgröße so gewählt, dass der Fleischanteil nach Entfernen der Karkassen der Gramm-Angabe entspricht. Die Rohproduktmenge ist daher sehr groß!

Fisch, Fleisch und Eier

Seefisch

Barramundi, aus Aquakultur, Filet	1 Stück/150 g
Blauer Wittling	1 Stück/150 g
Butterfisch, Atlantischer	1 Stück/150 g
Dorade/Goldbrasse, aus Aquakultur, Filet	1 Stück/150 g
Dorade/Goldbrasse, Wildfang, Filet	1 Stück/150 g
Dornhai	1 Stück/150 g
Flunder	1 Stück/150 g
Heilbutt, Weißer	1 Stück/150 g
Hering (Atlantik)	2 Filets/150 g
Hering (Ostsee)	1 Stück/150 g
Hering, Filet	2 Stück/150 g
Hering, Matjes	2 Filets/150 g
Hoki	1 Stück/150 g
Hornhecht	1 Stück/150 g
Kabeljau/Dorsch	1 Stück/150 g
Kabeljau/Dorsch, Filet	1 Stück/150 g
Kabeljau/Dorsch, Leber	1 Stück/150 g
Katfisch/Steinbeißer	1 Stück/150 g
Kliesche/Eisflunder	1 Stück/150 g
Knurrhahn, Roter	1 Stück/150 g
Lengfisch	1 Stück/150 g
Makrele	1 Stück/150 g
Meeräsche	1 Stück/150 g
Rotbarsch/Goldbarsch	1 Stück/150 g
Rotzunge/Echte Limande	1 Stück/150 g
Sardine	1 Stück/150 g
Schellfisch	1 Stück/150 g
Scholle	1 Stück/150 g
Schwertfisch	1 Stück/150 g
Seehecht	1 Stück/150 g
Seelachs/Köhler	1 Stück/150 g

	Durchschnittswerte pro Portion					pro 100 g bzw. ml
Kilo-kalorien	Eiweiß (g)	Fett (g)	Kohlen-hydrate (g)	Ballast-stoffe (g)	Brot-einheiten	Kilo-kalorien
138	29,1	2,3	0,0	0,0	0,0	92
108	26,1	0,5	‹0,1	0,0	0,0	72
431	27,8	36,0	0,0	0,0	0,0	287
239	29,6	12,6	1,8	0,0	0,2	159
182	31,1	5,7	1,5	0,0	0,1	121
234	28,7	13,4	0,0	0,0	0,0	156
108	24,8	1,1	‹0,1	0,0	0,0	72
143	30,2	2,4	‹0,1	0,0	0,0	95
350	27,3	26,7	‹0,1	0,0	0,0	233
233	27,2	13,8	‹0,1	0,0	0,0	155
311	27,0	22,5	‹0,1	0,0	0,0	207
248	28,5	14,6	1,2	0,0	0,1	165
108	22,8	1,8	0,0	0,0	0,0	72
167	32,1	4,1	0,0	0,0	0,0	111
114	26,6	0,9	‹0,1	0,0	0,0	76
102	25,5	‹0,1	‹0,1	0,0	0,0	68
914	9,0	97,5	‹0,1	0,0	0,0	609
120	23,7	2,9	‹0,1	0,0	0,0	80
123	27,0	1,5	0,0	0,0	0,0	82
135	29,3	1,8	‹0,1	0,0	0,0	90
123	29,7	0,3	0,0	0,0	0,0	82
273	28,1	17,9	‹0,1	0,0	0,0	182
191	23,7	10,2	1,1	0,0	0,1	127
158	27,3	5,4	‹0,1	0,0	0,0	105
123	25,7	2,1	0,0	0,0	0,0	82
177	29,1	6,8	‹0,1	0,0	0,0	118
116	26,9	0,9	‹0,1	0,0	0,0	77
129	25,7	2,9	‹0,1	0,0	0,0	86
174	29,7	6,0	0,0	0,0	0,0	116
141	25,8	3,8	‹0,1	0,0	0,0	94
122	27,5	1,4	‹0,1	0,0	0,0	81

Fisch, Fleisch und Eier

Seeteufel/Lotte	1 Stück/150 g
Seewolf, gefleckter, Filet	1 Stück/150 g
Seewolf, gestreifter	1 Stück/150 g
Seezunge	1 Stück/150 g
Snapper, Fleisch	1 Stück/150 g
Steinbutt	1 Stück/150 g
Sternrochen	1 Stück/150 g
Thunfisch	1 Stück/150 g
Thunfischfilets, TK; Costa*	1 Stück/125 g
Wildlachsfilet, TK; Costa*	1 Stück/125 g
Wolfsbarsch, europäischer, aus Aquakultur, Rückenfilet	1 Stück/150 g
Wolfsbarsch, europäischer, Wildfang	1 Stück/150 g

Süßwasserfisch

Aal, Fluss-	1 Stück/150 g
Barsch (Flussbarsch)	1 Stück/150 g
Brasse	1 Stück/150 g
Felchen/Renke	1 Stück/150 g
Forelle (Bachforelle)	1 Stück/150 g
Hecht	1 Stück/150 g
Karpfen	1 Stück/150 g
Lachs, Atlantischer, Wildfang	1 Stück/150 g
Lachs, Atlantischer/Salm, aus Zucht	1 Stück/150 g
Lachs, Buckel-	1 Stück/150 g
Lachs, Keta-/Hundslachs/Chum	1 Stück/150 g
Lachs, Königslachs/Chinook	1 Stück/150 g
Lachs, Rotlachs/Sockeye, Wildfang	1 Stück/150 g
Lachs, Silberlachs/Coho, aus Zucht	1 Stück/150 g
Lachs, Silberlachs/Coho, Wildfang	1 Stück/150 g
Lachsfilets, TK; Costa*	1 Stück/125 g
Lachsforellenfilets, TK; Costa*	1 Stück/125 g
Meerforelle/Lachsforelle/Ostseelachs	1 Stück/150 g

		Durchschnittswerte pro Portion				pro 100 g bzw. ml
Kilo-kalorien	Eiweiß (g)	Fett (g)	Kohlen-hydrate (g)	Ballast-stoffe (g)	Brot-einheiten	Kilo-kalorien
99	22,4	1,1	‹0,1	0,0	0,0	66
162	24,0	7,2	0,0	0,0	0,0	108
134	24,2	4,1	0,0	0,0	0,0	89
123	26,3	2,1	‹0,1	0,0	0,0	82
146	30,6	2,4	0,0	0,0	0,0	97
123	25,1	2,6	‹0,1	0,0	0,0	82
102	21,3	1,4	1,1	0,0	0,1	68
339	32,3	23,3	‹0,1	0,0	0,0	226
279	27,5	18,8	0,0	0,0	0,0	223
219	25,0	13,1	0,0	0,0	0,0	175
179	29,3	6,8	‹0,1	0,0	0,0	119
123	24,8	2,3	0,9	0,0	0,1	82
422	22,5	36,8	‹0,1	0,0	0,0	281
122	27,6	1,2	‹0,1	0,0	0,0	81
174	24,9	8,3	‹0,1	0,0	0,0	116
150	26,7	4,8	‹0,1	0,0	0,0	100
155	29,3	4,1	‹0,1	0,0	0,0	103
122	27,6	1,4	‹0,1	0,0	0,0	81
173	27,0	7,2	‹0,1	0,0	0,0	115
213	29,7	9,5	0,0	0,0	0,0	142
303	29,9	20,4	‹0,1	0,0	0,0	202
191	30,8	6,6	0,0	0,0	0,0	127
180	30,2	5,7	0,0	0,0	0,0	120
269	29,9	15,6	0,0	0,0	0,0	179
213	32,0	8,4	0,0	0,0	0,0	142
240	32,0	11,6	0,0	0,0	0,0	160
219	32,4	8,9	0,0	0,0	0,0	146
236	22,5	16,3	0,0	0,0	0,0	189
201	21,5	12,8	0,0	0,0	0,0	161
169	30,0	5,4	‹0,1	0,0	0,0	113

Fisch, Fleisch und Eier

Pangasius, Filet, TK; Bofrost*	1 Stück/150 g
Quappe/Trüsche/Trische/Rutte	1 Stück/150 g
Schleie	1 Stück/150 g
Stör	1 Stück/150 g
Tilapia	1 Stück/150 g
Wels/Waller, aus Kultur	1 Stück/150 g
Zander	1 Stück/150 g

Weich- und Krustentiere

Austern	3 Stück/85 g
Flusskrebs	3–4 Stück/100 g
Garnele/Speisekrabbe	20–25 Stück/100 g
Grönlandkrabbe, gekocht, ohne Schale	10–15 Stück/100 g
Hummer	1 Stück, klein/100 g
Jakobsmuschel	3–5 Stück/100 g
Languste	1 Stück, klein/100 g
Miesmuschel/Blau-/Pfahlmuschel	30–50 Stück/100 g
Pazifische Garnelen/Black Tiger Prawns	10–15 Stück/100 g
Riesengarnelen/Königsgarnelen/King Prawns	10–15 Stück/100 g
Tintenfisch/Sepia	1 Stück/100 g
Venusmuschel	30–50 Stück/100 g

Fisch und Meeresfrüchte, verarbeitet

Aal, geräuchert	1 Stück/75 g
Brathering	1 Stück/75 g
Bückling	1 Stück/100 g
Flunder, geräuchert	1 Stück/75 g
Forelle, geräuchert	1 Stück/75 g
Hering, gesalzen	1 Stück/120 g
Hering in Gelee	1 Stück/50 g
Hering mariniert/Bismarckhering	1 Stück, mittelgroß/120 g
Heringsfilet in Tomatensoße	1 Stück/120 g

	Durchschnittswerte pro Portion					pro 100 g bzw. ml
Kilo-kalorien	Eiweiß (g)	Fett (g)	Kohlen-hydrate (g)	Ballast-stoffe (g)	Brot-einheiten	Kilo-kalorien
125	26,3	2,1	<0,1	0,0	0,0	83
107	24,6	0,8	0,0	0,0	0,0	71
116	26,6	1,1	<0,1	0,0	0,0	77
218	28,8	11,4	0,0	0,0	0,0	145
171	27,8	6,6	0,0	0,0	0,0	114
258	24,6	17,7	<0,1	0,0	0,0	172
125	28,8	1,1	<0,1	0,0	0,0	83
56	7,7	1,0	4,1	0,0	0,3	66
65	15,0	0,5	<0,1	0,0	0,0	65
87	18,6	1,4	<0,1	0,0	0,0	87
78	16,8	1,1	0,0	0,0	0,0	78
81	15,9	1,9	<0,1	0,0	0,0	81
79	12,5	1,9	2,8	0,0	0,2	79
84	17,2	1,1	1,3	0,0	0,1	84
69	10,5	2,0	2,4	0,0	0,2	69
80	17,1	1,2	k.A.	0,0	k.A.	80
87	18,8	1,3	k.A.	0,0	k.A.	87
73	16,1	0,9	<0,1	0,0	0,0	73
72	10,2	2,5	2,2	0,0	0,2	72
247	13,4	21,5	<0,1	0,0	0,0	329
153	12,6	11,4	<0,1	0,0	0,0	204
224	21,2	15,5	<0,1	0,0	0,0	224
83	17,5	1,4	<0,1	0,0	0,0	110
90	16,4	2,7	0,0	0,0	0,0	120
206	21,1	12,1	3,4	0,0	0,3	172
82	6,4	6,3	<0,1	0,0	0,0	164
252	19,8	19,2	<0,1	k.A.	0,0	210
245	17,8	18,0	2,9	k.A.	0,2	204

Fisch, Fleisch und Eier

Heringssalat mit Roter Bete; Nadler*	½ Becher/100 g
Kaviar, echt russischer	1 TL/5 g
Kaviarersatz (Seehasenrogen)	1 TL/5 g
Krabben in Dosen	10 EL/100 g
Krebsfleisch in Dosen	ca. 8 EL/100 g
Lachs, geräuchert	1 Stück/75 g
Lachs, Konserve	ca. 6 EL/75 g
Lachs, Konserve in Öl	ca. 6 EL/75 g
Makrele, geräuchert	½ Stück/75 g
Matjeshering	1 Stück, mittelgroß/75 g
Ölsardinen	4 Stück, mittelgroß/60 g
Rotbarsch, geräuchert	½ Stück/75 g
Sahne-Heringsfilets	2 Stück/200 g
Salzhering	1 Stück, klein/75 g
Schellfisch, geräuchert	1 Stück/75 g
Schillerlocken	1 Stück, klein/50 g
Seeaal, geräuchert	1 Stück/75 g
Seelachs, geräuchert	½ Stück, mittelgroß/75 g
Seelachs in Öl/Lachsersatz	2 EL/25 g
Stockfisch/Kabeljau/Dorsch, getrocknet	1 Stück/100 g
Surimi/Krebsfleischimitat	10–12 Stück/100 g
Sylter Matjestopf; Nadler*	⅓ Becher/100 g
Thunfisch in Öl (ganzer Inhalt)	ca. ⅔ Packung/100 g

Rindfleisch

Bauch, Dünnung	1 Stück/100 g
Brust, Quer-/Spannrippe	1 Stück/150 g
Brustkern	1 Stück/150 g
Brustspitze	1 Stück/150 g
Bug/Schulter/Blattschulter	1 Stück/150 g
Bug/Schulter/dicke Schulter	1 Stück/150 g
Bürgermeisterstück/Hüftspitze	1 Stück/150 g

	Durchschnittswerte pro Portion					pro 100 g bzw. ml
Kilo-kalorien	Eiweiß (g)	Fett (g)	Kohlen-hydrate (g)	Ballast-stoffe (g)	Brot-einheiten	Kilo-kalorien
267	5,0	23,0	10,0	k.A.	0,8	267
12	1,3	0,8	‹0,1	0,0	0,0	244
6	0,7	0,3	‹0,1	0,0	0,0	115
92	17,4	2,5	‹0,1	0,0	0,0	92
87	18,0	1,7	‹0,1	0,0	0,0	87
217	21,4	14,6	‹0,1	0,0	0,0	289
124	15,8	6,7	‹0,1	0,0	0,0	165
203	12,3	17,1	‹0,1	0,0	0,0	271
167	15,5	11,6	‹0,1	0,0	0,0	222
200	12,0	17,0	‹0,1	0,0	0,0	267
133	14,5	8,3	‹0,1	0,0	0,0	222
109	17,9	4,1	‹0,1	0,0	0,0	145
572	15,0	51,0	12,9	k.A.	1,1	286
164	14,9	11,6	‹0,1	0,0	0,0	218
70	16,6	0,4	‹0,1	0,0	0,0	93
151	10,7	12,1	‹0,1	0,0	0,0	302
125	19,6	5,3	‹0,1	0,0	0,0	167
74	17,1	0,6	‹0,1	0,0	0,0	98
38	4,9	2,0	‹0,1	0,0	0,0	150
339	79,2	2,5	‹0,1	0,0	0,0	339
99	15,2	0,9	6,9	0,0	0,6	99
269	9,0	25,0	2,0	k.A.	0,2	269
283	23,8	20,9	‹0,1	0,0	0,0	283
251	17,4	20,4	0,0	0,0	0,0	251
393	25,8	32,6	0,0	0,0	0,0	262
281	28,4	18,8	0,0	0,0	0,0	187
390	25,5	32,0	‹0,1	0,0	0,0	260
227	28,2	12,8	0,0	0,0	0,0	151
194	30,3	8,0	0,0	0,0	0,0	129
244	30,0	14,0	0,0	0,0	0,0	163

Fisch, Fleisch und Eier

	Portionsgröße
Falsches Filet	1 Stück/150 g
Fehlrippe/hohe Rippe	1 Stück/150 g
Filet	1 Stück/150 g
Gulasch, mittelfett	2 Tassen/150 g
Hackfleisch	1 Tasse/150 g
Herz	1 Scheibe/150 g
Hinterhesse/-bein, mittelfett	1 Stück/150 g
Hirn	⅕ Stück/150 g
Hochrippe/dicke Rippe (Rostbraten)	1 Stück/150 g
Hüftdeckel/Tafelspitz	1 Stück/150 g
Hüfte/Blume	1 Stück/150 g
Kamm (Hals, Nacken)	1 Stück/150 g
Keule/Schlegel	1 Stück/150 g
Kugel/Nuss	1 Stück/150 g
Leber	1 Stück/150 g
Lende (Roastbeef)	1 Stück/150 g
Lunge	1 Stück/150 g
Muskelfleisch ohne Fett	1 Stück/150 g
Niere	⅓ Stück/150 g
Oberschale	1 Stück/150 g
Ochsenschwanz	1 Stück/150 g
Schnitzel, mager	1 Stück/150 g
Steak, mager	1 Stück, mittel/250 g
T-Bone Steak	½ Stück/300 g
Tatar	1 Tasse/150 g
Unterschale	1 Stück/150 g
Vorder- oder Hinterhesse/-bein, mager	1 Stück/150 g
Zunge	1 Stück/150 g

Kalbfleisch

Bries	½ Stück/150 g
Brust	1 Stück/150 g

	Durchschnittswerte pro Portion					pro 100 g bzw. ml
Kilo-kalorien	Eiweiß (g)	Fett (g)	Kohlen-hydrate (g)	Ballast-stoffe (g)	Brot-einheiten	Kilo-kalorien
155	30,3	3,6	‹0,1	0,0	0,0	103
219	33,0	9,6	0,0	0,0	0,0	146
182	31,8	6,0	‹0,1	0,0	0,0	121
233	29,4	12,9	0,0	0,0	0,0	155
324	33,8	21,0	‹0,1	0,0	0,0	216
182	25,2	9,0	0,0	0,0	0,0	121
264	31,7	15,5	0,0	0,0	0,0	176
195	15,6	14,4	0,6	0,0	0,0	130
231	30,3	12,2	‹0,1	0,0	0,0	154
275	27,3	18,5	‹0,1	0,0	0,0	183
162	32,3	3,6	‹0,1	0,0	0,0	108
225	29,0	12,8	‹0,1	0,0	0,0	150
222	31,5	10,7	‹0,1	0,0	0,0	148
164	30,5	4,4	‹0,1	0,0	0,0	109
195	29,3	5,1	8,0	0,0	0,7	130
195	33,6	6,8	‹0,1	0,0	0,0	130
149	27,2	4,4	‹0,1	0,0	0,0	99
158	32,0	2,9	0,2	0,0	0,0	105
174	24,9	7,7	1,4	0,0	0,1	116
185	30,6	6,8	‹0,1	0,0	0,0	123
276	30,2	17,3	‹0,1	0,0	0,0	184
182	30,9	6,5	0,0	0,0	0,0	121
325	56,3	11,3	‹0,1	0,0	0,0	130
630	60,9	43,2	‹0,1	0,0	0,0	210
168	31,8	4,5	‹0,1	0,0	0,0	112
174	32,7	4,8	‹0,1	0,0	0,0	116
201	33,3	7,5	0,0	0,0	0,0	134
314	24,0	23,9	0,6	0,0	0,0	209
149	25,8	5,1	‹0,1	0,0	0,0	99
197	27,9	9,5	‹0,1	0,0	0,0	131

Fisch, Fleisch und Eier

Filet	1 Stück/150 g
Haxe	1 Stück/150 g
Herz	1 Scheibe/150 g
Hirn	⅓ Stück/150 g
Keule/Schlegel	1 Stück/150 g
Kotelett	1 Stück/150 g
Leber	⅕ Stück/150 g
Lunge	⅕ Stück/150 g
Muskelfleisch ohne Fett	1 Stück/150 g
Niere	½ Stück/150 g
Rückensteak	1 Stück/150 g
Schnitzel	1 Stück/150 g
Zunge	⅕ Stück/150 g

Schweinefleisch

Backe	1 Stück/150 g
Bauch	1 Stück/150 g
Bauch, fett	1 Stück/150 g
Bug (Schulter)	1 Stück/150 g
Dicke Rippe	1 Stück/150 g
Dicke Schulter mit Schwarte	1 Stück/150 g
Eisbein/Hinterhaxe	1 Scheibe/300 g
Eisbein/Vorderhaxe	1 Scheibe/300 g
Filet	1 Stück/150 g
Flomen	1 Stück/20 g
Hals	1 Stück/150 g
Herz	ca. ⅓ Stück/150 g
Hüfte, reines Fleisch	1 Stück/150 g
Kamm	1 Stück/150 g
Kasseler	1 Stück/150 g
Keule/Schlegel/Hinterschinken	1 Stück/150 g
Kotelett	1 Stück/150 g

	Durchschnittswerte pro Portion					pro 100 g bzw. ml
Kilo-kalorien	Eiweiß (g)	Fett (g)	Kohlen-hydrate (g)	Ballast-stoffe (g)	Brot-einheiten	Kilo-kalorien
143	30,9	2,1	‹0,1	0,0	0,0	95
147	31,4	2,4	‹0,1	0,0	0,0	98
169	23,9	7,7	‹0,1	0,0	0,0	113
167	15,2	11,4	‹0,1	0,0	0,0	111
146	31,1	2,4	‹0,1	0,0	0,0	97
168	31,7	4,7	‹0,1	0,0	0,0	112
195	28,8	6,2	‹0,1	0,0	0,0	130
135	26,3	3,3	‹0,1	0,0	0,0	90
143	32,9	1,2	‹0,1	0,0	0,0	95
192	25,1	9,6	‹0,1	0,0	0,0	128
161	31,4	3,9	‹0,1	0,0	0,0	107
149	31,1	2,7	‹0,1	0,0	0,0	99
192	25,7	9,3	‹0,1	0,0	0,0	128
809	14,9	83,3	‹0,1	0,0	0,0	539
392	26,7	31,7	‹0,1	0,0	0,0	261
486	23,7	43,5	‹0,1	0,0	0,0	324
326	25,5	24,8	‹0,1	0,0	0,0	217
321	27,5	23,4	‹0,1	0,0	0,0	214
252	30,3	14,6	‹0,1	0,0	0,0	168
279	28,5	18,3	‹0,1	0,0	0,0	186
269	30,6	16,2	‹0,1	0,0	0,0	179
156	32,3	3,0	‹0,1	0,0	0,0	104
171	0,2	18,9	‹0,1	0,0	0,0	854
248	29,6	14,4	‹0,1	0,0	0,0	165
146	25,4	3,9	2,4	0,0	0,2	97
162	32,7	3,6	‹0,1	0,0	0,0	108
287	25,1	20,7	‹0,1	0,0	0,0	191
227	31,4	11,3	‹0,1	0,0	0,0	151
411	25,4	34,4	‹0,1	0,0	0,0	274
225	30,5	7,8	‹0,1	0,0	0,0	150

Fisch, Fleisch und Eier

	Portionsgröße
Leber	1 Stück/150 g
Lendensteak	1 Stück/150 g
Mett	1 Tasse/150 g
Muskelfleisch ohne Fett	1 Stück/150 g
Niere	1 Stück/150 g
Nuss/Maus/Kugel	1 Stück/150 g
Rückenspeck, frisch	1 Stück/30 g
Schaufelbraten mit Schwarte	1 Stück/150 g
Schnitzel (Oberschale)	1 Stück/150 g
Stielkotelett/Karbonade, halsseitig	1 Stück/150 g
Stielkotelett/Karbonade, lendenseitig	1 Stück/150 g
Zunge	1 Stück/150 g

Lamm- und Schaffleisch

Lamm, Hüftkotelett, Fett teilweise entfernt	1 Stück/150 g
Lamm, Hüftkotelett, mager	1 Stück/150 g
Lamm, Hüftkotelett mit Fett	1 Stück/150 g
Lamm, Keule, Fett teilweise entfernt	1 Stück/150 g
Lamm, Lendenkotelett, mager	1 Stück/150 g
Lamm, Lendenkotelett mit Fett	1 Stück/150 g
Lamm, Muskelfleisch (Rücken)	1 Stück/150 g
Lamm, Schulterkotelett, mager	1 Stück/150 g
Lamm, Schulterkotelett mit Fett	1 Stück/150 g
Lamm, Stielkotelett, mager	1 Stück/150 g
Lamm, Stielkotelett mit Fett	1 Stück/150 g
Schaf, Muskelfleisch (Rücken)	1 Stück/150 g

Sonstiges Fleisch und Wild

Bison, Hochrippe, Steak, ohne Fettrand	1 Stück/150 g
Bison, Schulter	1 Stück/150 g
Damwild, Oberschale, Keule	1 Stück/150 g
Damwild, Rücken	1 Stück/150 g

	Durchschnittswerte pro Portion					pro 100 g bzw. ml
Kilo-kalorien	Eiweiß (g)	Fett (g)	Kohlen-hydrate (g)	Ballast-stoffe (g)	Brot-einheiten	Kilo-kalorien
194	31,8	6,8	1,4	0,0	0,1	129
162	33,8	3,2	‹0,1	0,0	0,0	108
419	28,5	33,8	‹0,1	0,0	0,0	279
158	33,0	2,9	‹0,1	0,0	0,0	105
144	24,0	4,8	1,2	0,0	0,1	96
149	32,7	2,0	‹0,1	0,0	0,0	99
228	1,2	24,8	‹0,1	0,0	0,0	759
332	26,4	25,2	‹0,1	0,0	0,0	221
159	33,3	2,9	‹0,1	0,0	0,0	106
261	32,0	14,9	‹0,1	0,0	0,0	174
200	32,4	7,8	‹0,1	0,0	0,0	133
297	20,6	23,6	0,8	0,0	0,1	198
270	31,7	15,9	0,0	0,0	0,0	180
258	32,0	14,4	0,0	0,0	0,0	172
353	29,4	26,4	0,0	0,0	0,0	235
216	30,6	10,5	0,0	0,0	0,0	144
264	41,9	10,7	0,0	0,0	0,0	176
458	33,2	36,5	0,0	0,0	0,0	305
164	31,1	4,4	‹0,1	0,0	0,0	109
263	29,3	16,2	0,0	0,0	0,0	175
407	26,0	33,9	0,0	0,0	0,0	271
231	30,2	12,3	0,0	0,0	0,0	154
390	28,2	31,2	0,0	0,0	0,0	260
177	32,3	5,4	‹0,1	0,0	0,0	118
174	33,2	3,6	‹0,1	0,0	0,0	116
179	31,7	4,7	‹0,1	0,0	0,0	119
171	33,9	3,9	‹0,1	0,0	Brot-	114
167	33,0	3,8	‹0,1	0,0	0,0	111

Fisch, Fleisch und Eier

Elch, Filet	1 Stück/150 g
Emu, Oberkeule	1 Stück/150 g
Esel, Muskelfleisch (Rippe)	1 Stück/150 g
Hase	1 Stück/150 g
Hirsch, Rothirsch, Oberschale, Keule	1 Stück/150 g
Hirsch, Rothirsch, Rücken	1 Stück/150 g
Känguru, Keule	1 Stück/150 g
Känguru, Lendenfilet	1 Stück/150 g
Känguru, Rumpf	1 Stück/150 g
Kaninchen, Haus-	1 Stück/150 g
Kaninchen, Wild-	1 Stück/150 g
Lama/Alpaka, Muskelfleisch (Lende)	1 Stück/150 g
Pferd, Muskelfleisch	1 Stück/150 g
Reh, Muskelfleisch (Rücken)	1 Stück/150 g
Rentier/Caribou Muskelfleisch	1 Stück/150 g
Strauß, Rückenfilet	1 Stück/150 g
Strauß, Schenkel	1 Stück/150 g
Wildschwein	1 Stück/150 g
Wildschwein, Rücken	1 Stück/150 g
Ziege, Fleisch	1 Stück/150 g
Ziege, Muskelfleisch, Lende	1 Stück/150 g

Geflügel und Federwild

Brathuhn/Brathähnchen, essbarer Anteil	½ oder 250 g
Ente, aus Zucht, Fleisch mit Haut	1 Stück/150 g
Ente, aus Zucht, Fleisch ohne Haut	1 Stück/150 g
Ente, Wild-, Brustfleisch, ohne Haut	1 Stück/150 g
Ente, Wild-, Fleisch mit Haut	1 Stück/150 g
Fasan, Brustfleisch	1 Stück/150 g
Fasan, Fleisch mit Haut	1 Stück/150 g
Fasan, Fleisch ohne Haut	1 Stück/150 g
Gans, aus Zucht, Leber	1 Stück/90 g

	Durchschnittswerte pro Portion					pro 100 g bzw. ml
Kilo-kalorien	Eiweiß (g)	Fett (g)	Kohlen-hydrate (g)	Ballast-stoffe (g)	Brot-einheiten	Kilo-kalorien
243	46,2	5,1	‹0,1	0,0	0,0	162
155	33,6	1,2	‹0,1	0,0	0,0	103
174	34,2	3,0	0,8	0,0	0,1	116
174	33,0	4,5	‹0,1	0,0	0,0	116
137	30,8	1,5	‹0,1	0,0	0,0	91
140	32,6	0,9	‹0,1	0,0	0,0	93
131	30,8	0,8	‹0,1	0,0	0,0	87
147	32,1	2,0	‹0,1	0,0	0,0	98
147	30,5	2,7	‹0,1	0,0	0,0	98
219	29,0	11,4	‹0,1	0,0	0,0	146
164	32,7	3,5	‹0,1	0,0	0,0	109
147	35,0	0,8	‹0,1	0,0	0,0	98
173	32,1	4,5	0,6	0,0	0,0	115
162	34,5	2,6	‹0,1	0,0	0,0	108
191	33,9	5,0	‹0,1	0,0	0,0	127
185	33,2	4,8	‹0,1	0,0	0,0	123
182	33,8	4,1	‹0,1	0,0	0,0	121
164	29,3	5,1	‹0,1	0,0	0,0	109
173	34,5	3,9	‹0,1	0,0	0,0	115
224	29,3	11,9	‹0,1	0,0	0,0	149
158	32,4	3,2	‹0,1	0,0	0,0	105
408	49,8	23,3	‹0,1	0,0	0,0	163
338	27,2	25,8	‹0,1	0,0	0,0	225
173	30,0	5,9	‹0,1	0,0	0,0	115
182	34,2	4,8	‹0,1	0,0	0,0	121
317	26,1	22,8	‹0,1	0,0	0,0	211
180	34,4	4,2	‹0,1	0,0	0,0	120
272	34,1	14,0	‹0,1	0,0	0,0	181
200	35,4	5,4	‹0,1	0,0	0,0	133
118	16,2	3,9	4,5	0,0	0,4	131

Fisch, Fleisch und Eier

	Portionsgröße
Gans, aus Zucht, mit Haut	1 Stück/150 g
Gans, aus Zucht, ohne Haut	1 Stück/150 g
Huhn/Hähnchen, Brust, mit Haut	1 Stück/150 g
Huhn/Hähnchen, Brust, ohne Haut	1 Stück/150 g
Huhn/Hähnchen, Flügel, mit Haut	3–4 Stück/150 g
Huhn/Hähnchen, Oberkeule, mit Haut	1 Stück/150 g
Huhn/Hähnchen, Oberkeule, ohne Haut	1 Stück/150 g
Huhn/Hähnchen, Unterkeule, mit Haut	1 Stück/150 g
Perlhuhn, Brust ohne Haut	1 Stück/150 g
Perlhuhn, Keule, mit Haut	1 Stück/150 g
Perlhuhn, Keule, ohne Haut	1 Stück/150 g
Pute/Truthahn, Brustbraten	1 Stück/150 g
Pute/Truthahn, Brustrollbraten, mit Haut	1 Stück/150 g
Pute/Truthahn, Filet	1 Stück/150 g
Pute/Truthahn, Flügel, mit Haut	3 Stück/150 g
Pute/Truthahn, Flügel, ohne Haut	3 Stück/150 g
Pute/Truthahn, Oberkeule, ohne Haut	1 Stück/150 g
Pute/Truthahn, Oberkeulenbraten, mit Haut	1 Stück/150 g
Pute/Truthahn, Schnitzel	1 Stück/150 g
Pute/Truthahn, Unterkeule, mit Haut	1 Stück/150 g
Suppenhuhn, mit Haut	½ Huhn/500 g
Taube, Brust, Muskelfleisch	1 Stück/150 g
Taube, Fleisch und Haut	1 Stück/150 g
Taube, Keule, Muskelfleisch	1 Stück/150 g
Wachtel, Brust, ohne Haut	5 Stück/150 g
Wachtel, mit Haut	1 Stück/150 g
Wachtel, ohne Haut	1 Stück/150 g

Fleisch- und Wurstwaren

Auslesesalami; Alnatura*	¼ Packung/20 g
Bärlauch Bierschinken; Alnatura*	¼ Packung/20 g
Bierschinken	1 Scheibe/30 g

	Durchschnittswerte pro Portion						pro 100 g bzw. ml
Kilo-kalorien	Eiweiß (g)	Fett (g)	Kohlen-hydrate (g)	Ballast-stoffe (g)	Brot-einheiten		Kilo-kalorien
507	23,6	46,5	‹0,1	0,0	0,0		338
233	34,2	10,7	‹0,1	0,0	0,0		155
218	33,3	9,2	‹0,1	0,0	0,0		145
153	36,0	1,1	‹0,1	0,0	0,0		102
269	27,9	17,4	‹0,1	0,0	0,0		179
311	26,6	22,8	‹0,1	0,0	0,0		207
206	29,1	9,9	‹0,1	0,0	0,0		137
210	28,1	10,8	‹0,1	0,0	0,0		140
182	38,7	2,9	0,3	0,0	0,0		121
200	36,5	5,7	0,5	0,0	0,0		133
191	36,0	5,0	0,5	0,0	0,0		127
162	37,5	1,4	‹0,1	0,0	0,0		108
213	35,7	8,0	‹0,1	0,0	0,0		142
158	36,8	1,5	‹0,1	0,0	0,0		105
222	33,3	9,9	‹0,1	0,0	0,0		148
200	34,2	7,1	‹0,1	0,0	0,0		133
177	32,4	5,6	‹0,1	0,0	0,0		118
282	27,6	18,6	‹0,1	0,0	0,0		188
168	37,2	2,1	‹0,1	0,0	0,0		112
201	30,8	8,3	‹0,1	0,0	0,0		134
1285	95,0	101,5	‹0,1	0,0	0,0		257
198	32,6	7,4	‹0,1	0,0	0,0		132
441	27,7	35,7	‹0,1	0,0	0,0		294
234	32,0	11,8	‹0,1	0,0	0,0		156
185	33,9	4,5	‹0,1	0,0	0,0		123
288	29,4	18,1	‹0,1	0,0	0,0		192
201	32,6	6,8	‹0,1	0,0	0,0		134
60	4,5	4,6	0,1	k.A.	0,0		298
31	3,4	1,9	0,2	k.A.	0,0		157
51	5,0	3,4	‹0,1	0,0	0,0		169

Fisch, Fleisch und Eier

	Portionsgröße
BiFi aufs Brot; Unilever*	4 Stück/20 g
BiFi Geflügel; Unilever*	1 Stück/25 g
BiFi Minis; Unilever*	4 Stück/20 g
BiFi Original; Unilever*	1 Stück/25 g
Blutwurst/Rotwurst	1 Scheibe/30 g
Bockhorster, 50 % weniger Fett; Meica*	1 Scheibe/42 g
Bockwurst	1 Stück/115 g
Bratmaxe Schinkenkrakauer; Meica*	1 Stück/88 g
Bratmaxe Torfstecher; Meica*	1 Stück/83 g
Bratwurst (vom Schwein)	1 Stück/150 g
Burenwurst/Klobasse (grobe Brühwurst)	1 Stück/150 g
Cervelatwurst	1½ Scheiben/30 g
Chorizo, spanische Hartwurst	½ Stück/100 g
Corned beef (deutsch)	4 Scheiben/100 g
Debrecziner	½ Stück/35 g
Dosenwürstchen	2 Stück, groß/100 g
Fleischwurst	1 Stück/30 g
Fleischwurst; Alnatura*	¼ Packung/100 g
Geflügel-Mortadella mit Pistazien; Alnatura*	¼ Packung/20 g
Geflügel-Salami; Alnatura*	¼ Packung/20 g
Geflügel-Wiener; Alnatura*	1 Stück/50 g
Geflügelbratwurst; Gutfried*	1 Stück/20 g
Geflügelwurst, mager	1 Scheibe/30 g
Geflügelwürstchen; Meica*	1 Stück/42 g
Gelbwurst/Hirnwurst	1 Scheibe/30 g
Hackfleisch (halb und halb)	1 Tasse, groß/100 g
Hinterschinken gekocht; Alnatura*	¼ Packung/20 g
Jagdwurst	1 Scheibe/30 g
Kabanos Klassik; Houdek*	1 Stück/75 g
Kalbfleisch-Leberwurst; Alnatura*	⅕ Packung/25 g
Kalbsbratwurst	1 Stück/150 g
Kasseler Braten; Alnatura*	¹⁄₁₀ Packung/100 g

Durchschnittswerte pro Portion						pro 100 g bzw. ml
Kilo-kalorien	Eiweiß (g)	Fett (g)	Kohlen-hydrate (g)	Ballast-stoffe (g)	Brot-einheiten	Kilo-kalorien
80	3,8	7,0	0,2	0,0	0,0	400
120	7,5	10,0	0,3	0,0	0,0	480
102	5,0	9,0	0,2	0,0	0,0	510
127	6,3	11,3	0,2	0,0	0,0	510
90	3,0	8,7	<0,1	0,1	0,0	301
102	6,3	4,0	0,2	0,0	0,0	243
319	14,1	29,1	<0,1	0,0	0,0	277
210	12,7	17,5	0,4	0,0	0,0	240
235	11,6	20,8	0,4	k.A.	0,0	283
447	14,7	43,2	<0,1	0,0	0,0	298
474	21,2	39,6	1,7	0,0	0,1	316
118	6,1	10,4	<0,1	0,0	0,0	394
396	15,9	36,0	1,9	k.A.	0,2	396
141	21,7	6,0	0,0	0,0	0,0	141
106	5,5	9,4	0,3	k.A.	0,0	304
306	13,0	28,3	<0,1	0,0	0,0	306
89	3,0	8,6	0,0	0,0	0,0	296
283	11,7	26,2	0,1	k.A.	0,0	283
40	3,3	3,0	0,0	k.A.	0,0	201
59	4,0	4,8	0,0	k.A.	0,0	295
112	6,9	9,3	0,0	k.A.	0,0	223
41	3,2	3,0	0,2	0,1	0,0	204
32	4,9	1,4	<0,1	0,0	0,0	108
70	5,9	5,0	0,2	k.A.	0,0	166
84	2,9	8,1	<0,1	0,0	0,0	281
260	20,0	20,0	<0,1	0,0	0,0	260
21	3,9	0,4	0,5	k.A.	0,0	107
61	4,4	4,9	<0,1	0,0	0,0	205
208	14,3	16,5	0,8	k.A.	0,1	278
73	4,2	6,2	0,1	k.A.	0,0	292
399	15,5	37,5	<0,1	0,0	0,0	266
319	21,9	25,6	0,3	k.A.	0,0	319

Fisch, Fleisch und Eier

	Portionsgröße
Knackwurst	1 Stück/100 g
Lachsschinken; Alnatura*	¼ Packung/20 g
Landsalami, luftgetrocknet; Alnatura*	¼ Packung/20 g
Landschinken; Alnatura*	¼ Packung/20 g
Leberkäse	1 Stück/100 g
Leberpastete	2 EL/30 g
Leberwurst, grob	2 EL/30 g
Leberwurst, mager	2 EL/30 g
Luncheon meat/Frühstücksfleisch	1 Scheibe/30 g
Lyoner	1 Stück/30 g
Mettwurst, Braunschweiger	2 EL/30 g
Mettwurst, Thüringer, fein	2 EL/30 g
Mettwurst, Thüringer, grob	2 EL/30 g
Mini Wini Würstchenkette; Meica*	4 Stück/25 g
Mortadella	1 Scheibe/30 g
Paprika-Lyoner	1 Stück/30 g
Presskopf/Sülzwurst	1 Stück/30 g
Putenbrust gegart; Alnatura*	¼ Packung/20 g
Putenbrust geräuchert	1 Scheibe/30 g
Rindersalami; Alnatura*	¼ Packung/20 g
Rinderschinken; Alnatura*	¼ Packung/20 g
Rindswürstchen; Meica*	2 Stück/60 g
Salami	1 Scheibe/30 g
Schinken, Kochschinken	1 Scheibe/30 g
Schinken, Lachsschinken	1 Scheibe/30 g
Schinken, Nussschinken	1 Scheibe/30 g
Schinkenspeck	3 Scheiben/30 g
Schwarzwälder Schinken	3 Scheiben/30 g
Sommersalami; Alnatura*	¼ Packung/20 g
Speck, durchwachsen	1 Stück/30 g
Sülz-Fleischwurst	1 Scheibe/30 g
Thüringer Rostbratwurst	1 Stück/120 g

			Durchschnittswerte pro Portion			pro 100 g bzw. ml
Kilo-kalorien	Eiweiß (g)	Fett (g)	Kohlen-hydrate (g)	Ballast-stoffe (g)	Brot-einheiten	Kilo-kalorien
300	11,9	28,0	‹0,1	0,0	0,0	300
26	5,3	0,5	0,0	k.A.	0,0	128
89	4,9	7,6	0,1	k.A.	0,0	443
63	4,8	4,7	0,3	k.A.	0,0	338
297	12,4	27,5	‹0,1	0,0	0,0	297
94	4,3	8,6	‹0,1	0,0	0,0	314
98	4,8	8,8	‹0,1	0,0	0,0	326
77	5,1	6,3	‹0,1	k.A.	0,0	257
88	4,4	7,6	0,5	0,0	0,0	294
80	3,9	7,2	0,1	0,0	0,0	267
117	4,2	11,2	‹0,1	0,0	0,0	390
111	4,3	10,4	k.A.	k.A.	k.A.	369
94	5,4	8,0	k.A.	k.A.	k.A.	312
60	3,0	5,3	0,1	k.A.	0,0	239
104	3,7	9,8	0,0	k.A.	0,0	345
71	3,5	6,2	0,5	0,4	0,0	238
65	5,5	4,8	k.A.	k.A.	k.A.	216
22	4,5	0,4	0,0	k.A.	0,0	108
33	6,5	0,5	0,4	k.A.	0,0	109
60	5,4	4,8	0,1	k.A.	0,0	302
46	7,9	1,6	0,1	k.A.	0,0	231
124	7,8	10,2	0,3	k.A.	0,0	207
111	5,6	9,9	‹0,1	0,2	0,0	371
38	6,8	1,1	‹0,1	k.A.	0,0	125
35	5,5	1,3	‹0,1	k.A.	0,0	116
42	7,7	1,2	k.A.	k.A.	k.A.	139
89	6,1	7,2	k.A.	k.A.	k.A.	297
91	8,0	6,6	0,0	0,0	0,0	303
64	4,4	5,1	0,1	k.A.	0,0	319
186	2,7	19,5	‹0,1	k.A.	0,0	621
52	6,1	3,1	k.A.	k.A.	k.A.	174
401	19,6	36,2	0,4	0,0	0,0	334

Fisch, Fleisch und Eier

Weißwurst, Münchner	2 Stück/100 g
Wiener Würstchen	1 Paar/100 g
Zungenrotwurst	1 Scheibe/30 g

Eier

Entenei, Gesamtinhalt, roh	1 Stück/70 g
Hühnerei, Gesamtinhalt	1 Stück, mittelgroß/58 g
Hühnereigelb, roh	1 Stück, mittelgroß/19 g
Hühnereigelb, getrocknet	1 EL/10 g
Hühnereiweiß, roh	1 Stück, mittelgroß/36 g
Hühnereiweiß, getrocknet	1 EL/10 g
Wachtelei	1 Stück/12 g

Fleischersatzprodukte

Bio Soja Burger, Gemüse; Provamel*	1 Stück/75 g
Bio Soja Gehacktes; Provamel*	½ Packung/90 g
Bio Soja Schnitzel mit Champignon-Füllung; Provamel*	1 Stück/100 g
Bio Soja Schnitzel mit Spinat-Füllung; Provamel*	1 Stück/100 g
Bio Soja Schnitzel Orientalischer Art; Provamel*	1 Stück/85 g
Bio Soja Schnitzel Wiener Art; Provamel*	1 Stück/85 g
Falafel; Alnatura*	6 Stück/100 g
Flanzenfleisch Cevapcici; GranoVita*	3 Stück/120 g
Flanzenfleisch Mini-Frikadellen; GranoVita*	3 Stück/120 g
Flanzenfleisch Putenfilets, paniert; GranoVita*	1 Stück/100 g
Flanzenfleisch Putennuggets, paniert; GranoVita*	4 Stück/100 g
Gemüse-Bratwurst; GranoVita*	1 Stück/100 g
Gemüse-Mandel-Bratling; GranoVita*	1 Stück/100 g
Grünkern-Tempeh-Bratling; GranoVita*	1 Stück/100 g
Lüneburger Räucherwürstchen; GranoVita*	2 Stück/136 g
Nuggets, Bio Soja Nuggets; Provamel*	ca. ¾ Packung/100 g
Nuggets, Valess Minis; Valess*	1 Stück/25 g
Pepperami, vegetarische Wurst; GranoVita*	1 Stück/50 g

| | Durchschnittswerte pro Portion | | | | | pro 100 g bzw. ml |
Kilo-kalorien	Eiweiß (g)	Fett (g)	Kohlen-hydrate (g)	Ballast-stoffe (g)	Brot-einheiten	Kilo-kalorien
287	11,1	27,0	‹0,1	0,1	0,0	287
296	10,2	28,3	‹0,1	0,1	0,0	296
102	5,3	8,9	k.A.	k.A.	k.A.	339
128	9,1	10,1	0,5	0,0	0,0	183
90	7,4	6,6	0,4	0,0	0,0	156
67	3,1	6,1	0,1	0,0	0,0	353
67	3,2	5,9	0,2	0,0	0,0	669
17	4,0	0,0	0,3	0,0	0,0	47
34	7,7	0,0	0,8	0,0	0,1	343
19	1,6	1,3	0,0	0,0	0,0	158
161	8,6	8,6	11,3	1,9	0,9	215
183	11,7	10,8	13,5	4,3	1,1	203
163	10,0	8,5	10,5	5,3	0,9	163
180	11,0	9,0	11,0	5,5	0,9	180
224	13,6	7,7	20,8	4,1	1,7	263
177	12,8	8,9	9,4	3,8	0,8	208
260	8,4	12,5	22,6	11,8	1,9	260
313	33,1	15,6	7,3	5,5	0,6	261
272	35,9	10,6	6,5	3,7	0,5	227
251	22,7	13,5	8,5	2,4	0,7	251
265	22,5	14,2	10,1	3,3	0,8	265
246	12,0	20,0	3,0	3,0	0,3	246
263	24,3	14,0	7,7	4,6	0,6	263
245	21,8	12,2	9,6	4,6	0,8	245
510	10,3	50,3	4,1	3,3	0,3	375
230	13,0	12,0	15,0	4,8	1,3	230
47	3,4	2,4	3,1	1,4	0,3	186
134	12,5	7,5	3,5	1,0	0,3	267

Fisch, Fleisch und Eier

Räuchertofu	1 Scheibe/100 g
Reinbeißer, vegetarische Würstchen; GranoVita*	1 Stück/40 g
Salami, Aufschnitt; Wheaty®*	1 Scheibe/10 g
Schnitzel, Champignon; Valess*	1 Stück/100 g
Schnitzel, Gouda; Valess*	1 Stück/100 g
Schnitzel, Toskana; Valess*	1 Stück/100 g
Schnitzel; Valess*	1 Stück/90 g
Sojaschnetzel, fein; Alnatura*	⅓ Packung/50 g
Tofu, Sojakäse, natur	1 Scheibe/100 g
Tofu, Yamato, Saté; Heirler*	1 Scheibe/100 g
Tofu-Bratlinge Dinkel; Alnatura*	1 Stück/100 g
Toscana-Bällchen; Alnatura*	3 Stück/50 g
Vegetarische Bratwürstchen; GranoVita*	2 Stück/136 g
Vegetarische Lyoner; GranoVita*	1 Stück/30 g
Vegetarische Mini-Salami; GranoVita*	1 Stück/50 g
Vegetarische Mortadella; GranoVita*	1 Stück/30 g
Vegetarische Rostbratwürstchen; GranoVita*	3 Stück/86 g
Vegetarische Wienerle; GranoVita*	2 Stück/136 g
Wie feine Fleischwurst; Heirler*	1 Stück/30 g
Wie feine Salami; Heirler*	4 Scheiben/25 g
Wie feine Teewurst; Heirler*	2 EL/30 g
Wie gemischter Aufschnitt; Heirler*	3 Scheiben/30 g
Wie Paprikagulasch; Heirler*	½ Packung/100 g
Wie Westernsteak; Heirler*	1 Stück/150 g

Für Kinder

Bambini Kinder-Extra; Berger (Ö)*	1 Stück/20 g
Bambini Kinder-Schinken; Berger (Ö)*	1 Stück/20 g
Bob der Baumeister Mini-Wiener; Wolf*	1 Stück/25 g
Bob der Baumeister Mortadella; Wolf*	1 Scheibe/16 g
Mini Wini Geflügel-Kette; Meica*	1 Stück/6 g
Mini Wini Würstchenkette; Meica*	1 Stück/6 g

| Durchschnittswerte pro Portion | | | | | | pro 100 g bzw. ml |
Kilo-kalorien	Eiweiß (g)	Fett (g)	Kohlen-hydrate (g)	Ballast-stoffe (g)	Brot-einheiten	Kilo-kalorien
137	14,6	8,0	2,0	0,4	0,2	137
102	6,0	8,0	1,2	0,8	0,1	256
26	2,9	1,3	0,6	k.A.	0,1	261
180	10,0	9,0	14,0	4,0	1,2	180
203	13,0	10,0	12,0	4,5	1,0	203
201	10,0	9,5	18,0	4,5	1,5	201
164	11,3	8,1	11,7	4,5	1,0	182
182	24,6	3,8	8,2	8,1	0,7	363
116	12,2	6,9	1,1	0,6	0,1	116
282	21,0	20,0	3,0	0,3	0,2	282
270	15,5	18,3	10,3	1	0,9	270
114	4,4	5,4	10,7	2,5	0,9	228
386	14,7	34,7	3,8	3,0	0,3	284
98	3,0	9,0	0,5	1,5	0,0	326
132	12,5	7,5	3,0	1,0	0,3	263
98	3,0	9,0	0,9	0,9	0,1	328
303	12,9	25,8	3,4	2,6	0,3	352
494	10,3	48,3	4,5	2,6	0,4	363
108	1,2	9,8	3,3	k.A.	0,3	360
79	1,3	6,6	3,6	k.A.	0,3	315
93	1,4	7,3	5,4	k.A.	0,4	310
70	6,6	4,6	0,6	1,4	0,0	234
103	9,3	6,3	2,3	k.A.	0,2	103
249	45,2	4,1	5,3	5,6	0,4	166
30	2,6	2,0	0,4	k.A.	0,0	150
20	3,8	0,4	0,2	k.A.	0,0	98
55	3,3	4,6	0,3	0,6	0,0	220
34	2,1	2,8	0,2	0,2	0,0	214
10	0,8	0,7	0,0	k.A.	0,0	166
14	0,7	1,3	0,0	k.A.	0,0	239

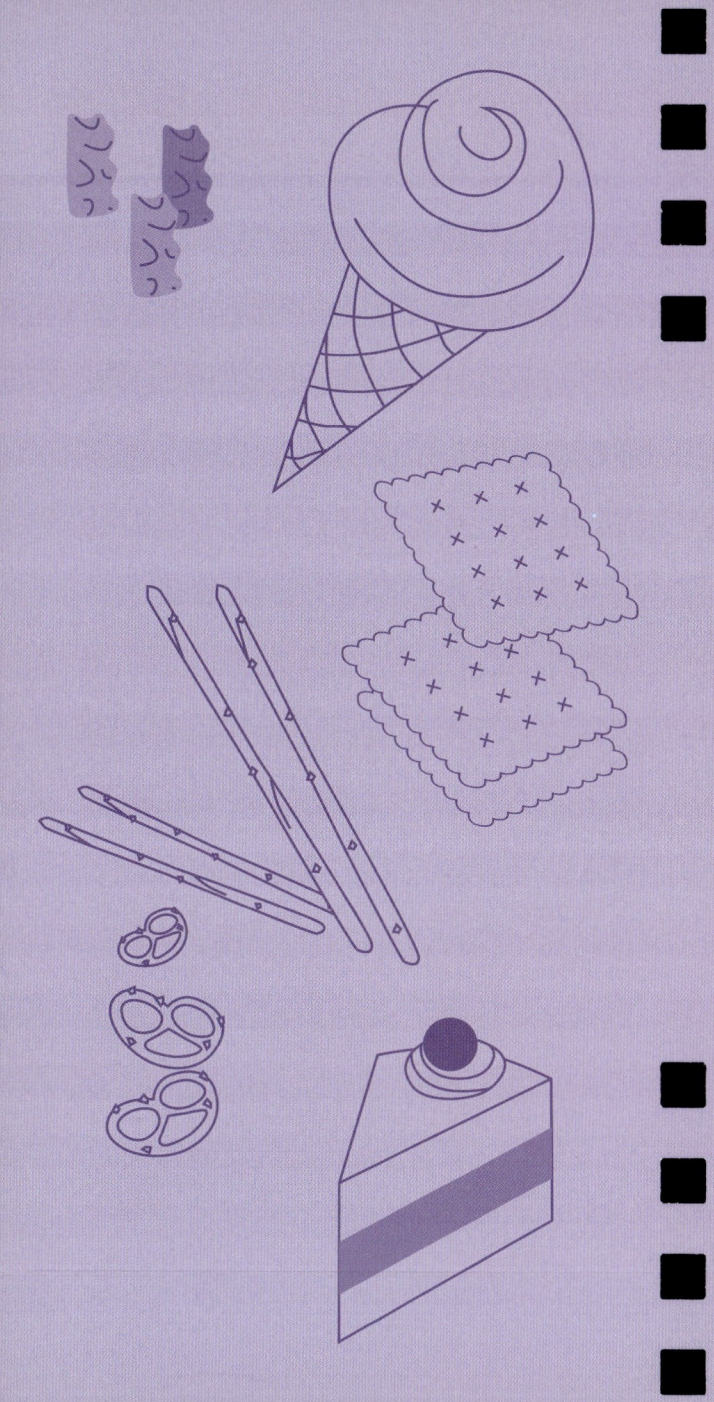

Knabbereien und Süßes

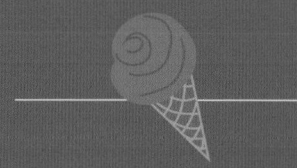

Zeichen

*	Angabe laut Hersteller
+	Der Inhaltsstoff ist in Spuren enthalten.
‹	Wert geringer als ...
% vol	Volumenprozent

Abkürzungen

EL	Esslöffel
Fett i. Tr.	Fett in der Trockenmasse
g	Gramm
geh.	gehäuft
k. A.	keine Angabe
kcal	Kilokalorien (»Kalorien«)
ml	Milliliter
(Ö)	Österreich
TK	Tiefkühlkost, -produkt
TL	Teelöffel

Zwischendurch und nebenbei

Gesund sündigen – geht das? Nun ja: Eine ausgewogene Ernährung schließt Süßes und Knabberkram nicht aus. Entscheidend ist auch hier die Menge.

Aber auch von der Qualität her sind nicht alle Süßigkeiten gleich: Schokolade enthält sogar Polyphenole, also gesundheitsfördernde sekundäre Pflanzenstoffe, die gegen oxidativen Stress nützlich sind. Das gilt besonders für die dunklen Sorten mit hohem Kakaoanteil. Auch diese enthalten jedoch viel vorwiegend gesättigtes Fett und Zucker. Dieser macht selbst bei einem Kakaoanteil von 70 % noch fast 30 % aus. Übertreiben sollten Sie es also mit keiner Schokolade.

Zu den klassischen Dickmacher-Snacks wie Kartoffelchips, Kekse und Bonbons gibt es gesunde und leckere Alternativen: Trockenfrüchte sind schnelle Energielieferanten bei Sport und Konzentrationsarbeit und dazu noch reich an Ballaststoffen.

Probieren Sie zum Fernsehabend statt Kartoffelchips mundgerecht geschnittene Gemüserohkost mit fettarmen Dips!

Knabbereien und Süßes

Schokolade, Schokoriegel

After Eight, Fine Sticks; Nestlé*	4 Stück/18 g
After Eight, Täfelchen; Nestlé*	3 Stück/25 g
Amicelli; Mars Inc.*	1 Stück/13 g
Balisto Erdbeer-Joghurt-Mix; Mars Inc.*	2 Stück/37 g
Balisto Joghurt-Beeren-Mix; Mars Inc.*	2 Stück/37 g
Balisto Korn-Mix; Mars Inc.*	2 Stück/37 g
Balisto Müsli-Mix; Mars Inc.*	2 Stück/37 g
Bounty; Mars Inc.*	2 Stück/57 g
Bounty Trio; Mars Inc.*	2 Stück/57 g
Bounty Zartherb; Mars Inc.*	2 Stück/57 g
Celebrations, Bounty; Mars Inc.*	1 Stück/8 g
Celebrations, Dove; Mars Inc.*	1 Stück/8 g
Celebrations, Dove Caramel; Mars Inc.*	1 Stück/8 g
Celebrations, Mars; Mars Inc.*	1 Stück/8 g
Celebrations, Milky Way; Mars Inc.*	1 Stück/8 g
Celebrations, Snickers; Mars Inc.*	1 Stück/8 g
Celebrations, Teasers; Mars Inc.*	1 Stück/8 g
Celebrations, Twix; Mars Inc.*	1 Stück/8 g
Choclait Chips, Brown; Nestlé*	10 Stück/20 g
Choco Crossies, feinherb; Nestlé*	4 Stück/20 g
Choco Crossies, Vollmilch; Nestlé*	4 Stück/20 g
Daim; Kraft*	1 Stück/28 g
Duplo; Ferrero*	1 Stück/18 g
Edelbitterschokolade, 70 % Kakaoanteil	2 große Stücke/20 g
Fioretto Cappuccino Mini; Lindt*	1 Stück/12 g
Fioretto Erdbeere; Lindt*	1 Stück/23 g
Fioretto Marzipan; Lindt*	1 Stück/23 g
Fioretto Nougat; Lindt*	1 Stück/23 g
Fioretto Zabaione; Lindt*	1 Stück/23 g
Ildefonso, Nougatwürfel; Manner*	1 Stück/10 g
Knoppers; Storck*	1 Stück/25 g

| Durchschnittswerte pro Portion | | | | | | pro 100 g bzw. ml |
Kilo-kalorien	Eiweiß (g)	Fett (g)	Kohlen-hydrate (g)	Ballast-stoffe (g)	Brot-einheiten	Kilo-kalorien
96	0,9	5,6	10,2	0,7	0,9	534
107	0,7	3,2	18,5	0,5	1,5	428
64	0,9	3,2	7,9	0,2	0,7	512
189	2,7	9,9	21,6	1,3	1,8	512
187	2,7	9,8	21,8	1,2	1,8	506
185	2,6	9,5	22,2	1,4	1,9	499
188	2,6	10,3	21,3	1,3	1,8	508
268	2,3	14,0	32,9	0,9	2,7	470
266	2,2	13,6	33,5	1,3	2,8	467
278	2,1	15,7	31,7	1,6	2,6	488
38	0,3	1,9	5,1	k.A.	0,4	475
44	0,5	2,6	4,5	k.A.	0,4	544
40	0,4	2,1	4,8	k.A.	0,4	494
36	0,3	1,4	5,6	k.A.	0,5	455
37	0,3	1,4	5,6	k.A.	0,5	462
41	0,7	2,2	4,5	k.A.	0,4	509
43	0,6	2,4	4,6	k.A.	0,4	534
40	0,4	1,8	5,2	k.A.	0,4	494
100	1,2	5,1	12,3	0,7	1,0	499
97	1,3	5,5	10,6	1,7	0,9	487
101	1,4	5,5	11,5	1,0	1,0	505
153	1,0	9,1	16,7	0,3	1,4	545
100	1,2	6,0	10,2	0,5	0,9	548
112	1,5	8,8	6,4	2,3	0,5	558
64	0,9	3,7	6,6	0,4	0,5	534
119	1,2	6,9	12,7	0,4	1,1	516
120	1,5	5,5	14,5	0,9	1,2	520
129	1,8	8,1	12,2	0,5	1,0	559
124	1,4	6,9	13,1	0,5	1,1	539
56	0,5	3,7	5,1	0,5	0,4	564
137	2,5	8,4	12,6	0,8	1,1	548

Knabbereien und Süßes

Lindor, Kugel, Dark (60 % Kakaoanteil); Lindt & Sprüngli*	1 Stück/12 g
Lindor, Kugel, Milch; Lindt & Sprüngli*	1 Stück/12 g
Lindor, Kugel, Weiß; Lindt & Sprüngli*	1 Stück/12 g
M&M's Choco; Mars Inc.*	1 Packung, klein/45 g
M&M's Crispy; Mars Inc.*	1 Packung, klein/36 g
M&M's Peanut; Mars Inc.*	1 Packung, klein/45 g
Maltesers; Mars Inc.*	1 Packung, klein/37 g
Mars; Mars Inc.*	1 Stück/51 g
Mars Mandel; Mars Inc.*	1 Stück/49 g
Mars Planets; Mars Inc.*	1 Packung, klein/37 g
Marzipanschokolade	⅕ Tafel/20 g
Meeresfrüchte; Guylian*	1 Stück/11 g
Meeresfrüchte, Extra dunkel; Guylian*	1 Stück/11 g
Milchschnitte; Ferrero*	1 Stück/28 g
Milka Amavel Duo Cacao auf Haselnuss; Kraft*	1 Stück/25 g
Milka Amavel Duo Himbeere auf Joghurt; Kraft*	1 Stück/25 g
Milka Amavel Mousse à la crème caramel; Kraft*	1 Stück/25 g
Milka Amavel Mousse au cappuccino; Kraft*	1 Stück/25 g
Milka Amavel Mousse au chocolat; Kraft*	1 Stück/25 g
Milka Amavel Mousse au praliné; Kraft*	1 Stück/25 g
Milky Way; Mars Inc.*	1 Stück/22 g
Mozartkugel; Mirabell (Kraft)*	1 Stück/17 g
Nugatschokolade	⅕ Tafel/20 g
Ovomaltine Schokolade; Wander*	1 Riegel/17 g
Ovomaltine Schokolade noir; Wander*	1 Riegel/17 g
Schokobanane, Casali; Manner*	1 Stück/13 g
Snickers; Mars Inc.*	1 Stück/57 g
Snickers Cruncher; Mars Inc.*	1 Stück/40 g
Super Dickmanns, Schaumküsse; Storck*	1 Stück/28 g
Twix; Mars Inc.*	1 Packung = 2 Stück/58 g
Vollmilchschokolade, 30–32 % Kakaoanteil	⅕ Tafel/20 g
Vollmilchschokolade mit Haselnüssen (20 %)	⅕ Tafel/20 g

	Durchschnittswerte pro Portion					pro 100 g bzw. ml
Kilo-kalorien	Eiweiß (g)	Fett (g)	Kohlen-hydrate (g)	Ballast-stoffe (g)	Brot-einheiten	Kilo-kalorien
76	0,5	6,4	4,0	0,7	0,3	632
74	0,6	5,8	5,2	0,2	0,4	618
77	0,6	6,2	4,8	0,0	0,4	644
216	2,1	9,3	30,9	1,2	2,6	479
177	1,5	8,8	23,0	1,0	1,9	492
228	4,2	11,4	27,0	1,2	2,3	506
184	3,0	9,0	22,8	0,4	1,9	498
228	1,9	8,5	35,8	0,6	3,0	448
245	3,1	12,9	29,2	0,5	2,4	501
179	1,8	8,3	24,1	0,5	2,0	483
97	1,5	5,5	9,9	1,1	0,8	486
62	0,9	4,0	6,0	0,2	0,5	546
64	0,9	4,4	4,7	k.A.	0,4	558
118	2,3	7,8	9,5	0,3	0,8	420
135	1,4	8,0	14,0	0,4	1,2	540
133	1,4	7,6	14,0	0,3	1,2	530
139	1,6	8,8	13,5	0,5	1,1	555
138	1,6	8,7	13,0	0,7	1,1	550
140	1,5	9,2	13,0	0,7	1,1	560
141	1,6	9,3	12,5	0,7	1,0	565
98	0,9	3,5	15,7	0,1	1,3	449
90	0,8	5,7	8,9	k.A.	0,7	540
111	1,4	7,0	10,4	0,6	0,9	555
85	1,3	4,3	10,3	0,4	0,9	509
88	1,3	4,9	9,0	1,0	0,8	525
48	0,2	1,4	8,5	0,4	0,7	383
287	5,4	15,3	31,6	0,7	2,6	504
204	3,7	11,4	21,2	1,2	1,8	511
104	0,8	3,0	18,8	0,4	1,6	373
285	2,8	14,0	37,2	0,8	3,1	492
107	1,3	6,3	11,2	0,5	0,9	534
111	1,9	7,3	9,5	1,1	0,8	556

Knabbereien und Süßes

Weiße Schokolade	⅕ Tafel/20 g
Yogurette; Ferrero*	1 Stück/13 g
Zartbitterschokolade, 45–54 % Kakaoanteil	⅕ Tafel/20 g

Bonbons, Fruchtgummi, Traubenzucker

Aecht Bayrisches Blockmalz; Dr. Soldan*	1 Packung/100 g
Campino Früchte Joghurt; Storck*	1 Stück/4 g
Dextro Energy Calcium*	1 Tablette/6 g
Dextro Energy Classic*	1 Tablette/6 g
Dextro Energy Johannisbeere*	1 Tablette/6 g
Dextro Energy Kakao*	1 Tablette/6 g
Dextro Energy Magnesium*	1 Tablette/6 g
Dextro Energy Zitrone*	1 Tablette/6 g
Euka Menthol; Storck*	1 Stück/5 g
Frucht Kauer; Storck*	1 Stück/4 g
Gummibärchen	2 Stück/5 g
Ice Fresh; Storck*	1 Stück/6 g
Karamell Riesen; Storck*	1 Stück/5 g
Kaugummi, Hubba Bubba mit Zucker; Wrigley's*	1 Streifen/7 g
Kaugummi, Streifen mit Zucker; Wrigley's*	1 Streifen/3 g
Kaugummi Extra Professional Mini-Streifen – Peppermint, zuckerfrei; Wrigley's*	1 Streifen/2 g
Lakritze, weich	2–3 Stück/10 g
Mamba, alle Sorten; Storck*	1 Stück/4 g
Marshmallows	1 Stück/7 g
Milch Boller, Vollmilch Brocken; Storck*	1 Stück/7 g
Mint Chocs; Storck*	1 Stück/6 g
Nimm2; Storck*	1 Stück/6 g
Nimm2 Lachgummi; Storck*	1 Stück/20 g
Nimm2 Lachgummi Joghurt; Storck*	1 Stück/20 g
Nimm2 soft; Storck*	1 Stück/5 g
Rachengold Kräuter und Salbei; Storck*	1 Stück/5 g

	Durchschnittswerte pro Portion					pro 100 g bzw. ml
Kilokalorien	Eiweiß (g)	Fett (g)	Kohlenhydrate (g)	Ballaststoffe (g)	Broteinheiten	Kilokalorien
111	1,2	6,6	11,5	0,0	1,0	554
71	0,6	4,5	7,0	k.A.	0,6	564
106	1,2	6,9	9,7	1,2	0,8	532
381	0,0	0,0	95,0	k.A.	7,9	381
16	‹0,1	0,2	3,6	‹0,1	0,3	402
21	‹0,1	‹0,1	5,1	0,0	0,4	365
21	‹0,1	‹0,1	5,2	0,0	0,4	369
21	‹0,1	‹0,1	5,2	0,0	0,4	363
21	0,1	0,2	4,7	0,2	0,4	365
21	‹0,1	‹0,1	5,1	0,0	0,4	365
21	‹0,1	‹0,1	5,2	0,0	0,4	369
17	‹0,1	‹0,1	4,3	‹0,1	0,4	387
17	‹0,1	0,2	3,7	‹0,1	0,3	387
16	0,3	0,0	3,8	k.A.	0,3	328
22	‹0,1	‹0,1	5,4	‹0,1	0,5	386
20	0,1	0,5	3,8	‹0,1	0,3	406
20	0,0	0,0	5,0	0,0	0,4	292
8	0,0	0,0	1,9	0,0	0,2	297
3	0,0	0,0	1,0	0,0	0,1	157
31	0,3	0,1	7,4	0,1	0,6	313
16	‹0,1	0,2	3,6	‹0,1	0,3	388
23	0,1	0,0	5,5	0,0	0,5	330
27	0,2	0,5	5,4	‹0,1	0,5	408
24	0,1	0,4	5,1	‹0,1	0,4	415
22	‹0,1	‹0,1	5,6	‹0,1	0,5	368
66	1,5	‹0,1	14,8	‹0,1	1,2	332
67	1,1	‹0,1	15,2	‹0,1	1,3	333
18	‹0,1	‹0,1	4,1	‹0,1	0,3	375
17	‹0,1	‹0,1	4,3	‹0,1	0,4	379

Knabbereien und Süßes

	Portionsgröße
Rachengold Milch & Honig; Storck*	1 Stück/6 g
Ricola Blackcurrant, zuckerfrei*	1 Stück/4 g
Ricola Kräuter Honig*	1 Stück/4 g
Ricola Original*	1 Stück/4 g
Ricola Original zuckerfrei*	1 Stück/4 g
Riesen; Storck*	1 Stück/9 g
Schoko Toffees; Storck*	1 Stück/9 g
Schokolinchen; Storck*	1 Stück/7 g
Tic Tac, Fresh Mint; Ferrero*	1 Stück/1 g
Tic Tac, Fresh Orange; Ferrero*	1 Stück/1 g
Toffifee; Storck*	1 Stück/8 g
Türkischer Honig	1 Stück/11 g
Weingummi	1 Stück/5 g
Werthers Feine Helle; Storck*	1 Stück/6 g
Werthers Feine Herbe; Storck*	1 Stück/6 g
Werthers Herbe Karamell; Storck*	1 Stück/6 g
Werthers Karamell; Storck*	1 Stück/6 g
Werthers Sahnebonbons; Storck*	1 Stück/5 g
Werthers Sahnetoffees; Storck*	1 Stück/6 g

Kuchen und Gebäck

Amerikaner	1 Stück/110 g
Apfel-Butterstreusel, TK; Bofrost*	1 Stück/108 g
Apfel-Mascarpone, Feinste Kuchen, TK; Coppenrath & Wiese*	1 Stück/113 g
Apfel-Sahne, Cafeteria fein & sahnig, TK; Coppenrath & Wiese*	1 Stück/92 g
Apfelstrudel	1 Stück/150 g
Apfel-Walnuss-Kuchen, Alt-Böhmischer, TK; Coppenrath & Wiese*	1 Stück/ca. 92 g
Apfelkuchen	1 Stück/120 g

	Durchschnittswerte pro Portion					pro 100 g bzw. ml
Kilo-kalorien	Eiweiß (g)	Fett (g)	Kohlen-hydrate (g)	Ballast-stoffe (g)	Brot-einheiten	Kilo-kalorien
23	0,1	0,2	5,3	‹0,1	0,4	382
8	0,5	0,0	2,1	0,4	0,2	230
14	0,0	0,0	3,5	0,0	0,3	395
14	0,0	0,0	3,5	0,0	0,3	399
9	0,0	0,0	3,5	0,0	0,3	240
40	0,3	1,7	6,0	0,3	0,5	442
42	0,3	1,9	5,9	0,2	0,5	464
29	0,1	0,6	5,7	0,1	0,5	402
2	0,0	0,0	0,5	k.A.	0,0	393
2	0,0	0,0	0,5	k.A.	0,0	396
43	0,5	2,4	4,9	0,2	0,4	514
50	0,8	0,5	8,8	0,1	0,7	456
17	0,3	0,0	3,8	0,1	0,3	332
35	0,3	2,5	2,8	0,1	0,2	593
35	0,4	2,6	2,5	0,2	0,2	589
31	0,3	1,8	3,5	0,2	0,3	494
30	0,3	1,5	3,9	‹0,1	0,3	478
22	‹0,1	0,4	4,5	‹0,1	0,4	424
27	0,2	0,9	4,5	‹0,1	0,4	427
334	5,6	7,3	60,9	1,7	5,1	304
257	2,4	9,8	39,6	1,0	3,3	238
327	4,6	19,0	33,6	1,6	2,8	291
216	2,5	10,6	27,2	0,7	2,3	236
298	4,3	10,3	45,3	2,8	3,8	199
299	4,9	17,6	30,4	2,3	2,5	326
244	3,2	9,0	37,4	0,0	3,1	203

Knabbereien und Süßes

Apfel-Kuchen, Alt-Böhmischer, TK; Coppenrath & Wiese*	1 Stück/104 g
Apfelstrudel, TK; Coppenrath & Wiese*	1 Stück/ca. 100 g
Backmischung, Cupcakes, Himbeer-Schoko; Dr. Oetker*	1 Stück, verzehrfertig/75 g
Backmischung, Maulwurfkuchen; Dr. Oetker*	1 Stück, verzehrfertig/140 g
Berliner, Cafeteria Minis, TK; Coppenrath & Wiese*	1 Stück/13 g
Berliner Pfannkuchen/Krapfen	1 Stück/70 g
Biskuit-Tortenboden; Bahlsen*	1 Boden/400 g
Biskuitrolle Duo Zitrone, TK; Bofrost*	1 Scheibe, dünn/30 g
Biskuitrolle mit Marmelade	1 Stück/60 g
Butterkuchen	1 Stück/75 g
Comtess à la Russischer Zupfkuchen; Bahlsen*	1 Scheibe/50 g
Comtess Choco-Chips; Bahlsen*	1 Scheibe/50 g
Comtess Diät Marmor; Bahlsen*	1 Scheibe/50 g
Comtess Diät Zitrone; Bahlsen*	1 Scheibe/50 g
Comtess Haselnuss; Bahlsen*	1 Scheibe/50 g
Comtess Marmor; Bahlsen*	1 Scheibe/50 g
Comtess Marzipan; Bahlsen*	1 Scheibe/50 g
Comtess Schoko; Bahlsen*	1 Scheibe/50 g
Comtess Zitrone; Bahlsen*	1 Scheibe/50 g
Creme-Rolle Frankfurter Art, TK; Bofrost*	1 Stück/84 g
Donauwelle, Cafeteria fein & sahnig, TK; Coppenrath & Wiese*	1 Stück/92 g
Donauwellen, TK; Bofrost*	1 Stück/95 g
Donut mit Schokolade	1 Stück/60 g
Dresdner Stollen	1 Scheibe/100 g
Eierlikör, Meistertorte, TK; Coppenrath & Wiese*	1 Stück/75 g
Erdbeer, Festtagstorte, TK; Coppenrath & Wiese*	1 Stück/117 g
Erdbeer-Joghurt, Cafeteria fein & sahnig, TK; Coppenrath & Wiese*	1 Stück/100 g

	Durchschnittswerte pro Portion					pro 100 g bzw. ml
Kilo-kalorien	Eiweiß (g)	Fett (g)	Kohlen-hydrate (g)	Ballast-stoffe (g)	Brot-einheiten	Kilo-kalorien
247	3,0	8,1	39,0	3,0	3,2	237
241	3,0	14,0	25,8	3,8	2,2	241
257	3,7	17,2	21,8	1,1	1,8	343
389	4,9	25,2	35,7	1,7	3,0	278
51	0,7	2,7	5,7	0,3	0,5	406
222	6,1	8,3	30,8	0,9	2,6	317
1328	22,4	18,4	268,0	8,0	22,3	332
98	1,7	5,0	11,4	0,5	1,0	326
180	4,0	3,1	33,7	0,4	2,8	300
275	4,6	12,6	35,7	1,0	3,0	366
213	2,6	11,0	25,0	0,9	2,1	426
223	2,3	13,0	25,0	1,6	2,1	446
183	2,8	10,5	24,5	1,4	2,0	365
186	2,7	10,5	25,5	0,8	2,1	372
213	2,9	12,0	24,0	1,6	2,0	426
221	2,6	12,0	25,0	1,0	2,1	441
226	2,5	13,0	25,0	1,0	2,1	451
223	2,5	13,0	25,0	1,0	2,1	446
214	2,6	11,0	25,0	0,7	2,1	428
255	2,4	9,2	40,5	1,4	3,4	303
293	2,8	19,4	26,4	0,8	2,2	320
353	4,0	21,8	35,2	2,7	2,9	372
246	4,5	14,0	25,3	k.A.	2,1	410
381	6,3	17,6	49,2	7,6	4,1	381
233	2,0	13,8	23,4	0,9	2,0	310
316	4,3	17,0	36,2	2,1	3,0	271
203	3,1	7,7	29,8	1,0	2,5	203

Knabbereien und Süßes

Erdbeer-Rhabarber-Kuchen, TK; Bofrost*	1 Stück/88 g
Früchtebrot	1 Scheibe/100 g
Geburtstagstorte; Burger King®*	1 Stück/63 g
Gewickelte Eistüten, Decor on Ice; Tekrum*	1 Stück/ca. 14 g
Gewürzkuchen	1 Scheibe/100 g
Gourmet Mohn-Marzipan; Bahlsen*	1 Scheibe/50 g
Gourmet Schoko-Mandel; Bahlsen*	1 Scheibe/50 g
Himbeer-Käse-Sahnetorte, TK; Bofrost*	1 Stück/125 g
Himbeer-Mascarpone, Torten-Träume, TK; Coppenrath & Wiese*	1 Stück/ca. 54 g
Honigkuchen, Vollkorn; de Rit*	⅓ Kuchen/100 g
Käse-Kirsch-Kuchen, Cafeteria, Blechkuchen, TK; Coppenrath & Wiese*	1 Stück/83 g
Käse-Sahne-Torte, Festtagstorte, TK; Coppenrath & Wiese*	1 Stück/117 g
Käse-Sahnetorte, Premium, TK; Bofrost*	1 Stück/138 g
Käsekuchen, Alt-Böhmischer, TK; Coppenrath & Wiese*	1 Stück/104 g
Käsekuchen, Feinste Kuchen, TK; Coppenrath & Wiese*	1 Stück/117 g
Knusprige Eistüten, Decor on Ice; Tekrum*	1 Stück/ca. 5 g
Kokos-Törtchen; Tekrum*	4 Stück/ca. 28 g
Kuchenmischung, Gugelhupf; Dr. Oetker*	½ Stück Kuchen, verzehrfertig/41 g
Landhaus Kirschschnitte, TK; Bofrost*	1 Stück/104 g
Madeleine (französisches Rührteiggebäck)	1 Stück/25 g
Mandarine-Sahne, Cafeteria fein & sahnig, TK; Coppenrath & Wiese*	1 Stück/83 g
Mandel-Bienenstich, Cafeteria Blechkuchen, TK; Coppenrath & Wiese*	1 Stück/58 g
Mandel-Bienenstich, Meistertorte, TK; Coppenrath & Wiese*	1 Stück/ca. 67 g
Marmorkuchen	1 Scheibe/70 g

	Durchschnittswerte pro Portion					pro 100 g bzw. ml
Kilo-kalorien	Eiweiß (g)	Fett (g)	Kohlen-hydrate (g)	Ballast-stoffe (g)	Brot-einheiten	Kilo-kalorien
211	2,2	10,8	26,2	1,3	2,2	240
289	6,7	8,6	46,3	14,0	3,9	289
170	2,3	11,7	14,2	0,3	1,2	270
57	0,9	0,7	12,0	0,4	1,0	408
335	6,5	12,5	49,2	1,0	4,1	335
225	3,0	13,0	24,0	1,5	2,0	449
232	2,9	14,0	23,0	0,9	1,9	463
220	4,5	6,9	35,1	4,3	2,9	176
139	2,0	6,8	17,4	0,3	1,4	257
315	3,5	0,9	74,0	k.A.	6,2	315
167	5,0	5,2	24,8	1,2	2,1	200
294	5,6	15,5	32,8	1,2	2,7	252
277	7,6	12,4	33,9	2,6	2,8	201
266	7,1	9,8	35,7	3,1	3,0	255
324	9,8	17,4	31,4	0,8	2,6	278
19	0,5	0,2	3,9	0,2	0,3	375
158	1,1	10,0	15,0	0,8	1,3	566
161	2,3	8,4	19,1	0,5	1,6	393
293	4,3	15,1	35,2	1,1	2,9	282
112	1,4	5,4	14,4	k.A.	1,2	447
204	3,4	12,0	20,5	0,5	1,7	245
195	3,7	11,5	19,4	1,2	1,6	335
216	4,1	12,3	22,2	0,5	1,8	325
274	4,3	15,2	30,0	1,1	2,5	391

Knabbereien und Süßes

Marzipan-Torte, Feinste Sahne, TK; Coppenrath & Wiese*	1 Stück/ca. 104 g
Muffin, Apple-Caramel; Burger King®*	1 Stück/115 g
Muffin mit Heidelbeeren; Kochlöffel*	1 Stück/100 g
Muffin mit Schokolade; Kochlöffel*	1 Stück/100 g
Nuss-Sahnetorte, Festtagstorte, TK; Coppenrath & Wiese*	1 Stück/108 g
Nussecke	1 Stück/50 g
Nusskuchen	1 Scheibe/100 g
Nussschnecke	1 Stück/130 g
Obstgenuss, Meistertorte, TK; Coppenrath & Wiese*	1 Stück/104 g
Obstkuchen aus Hefeteig	1 Stück/125 g
Obsttortenboden	1 Stück/100 g
Original Schwedische Mandeltorte, TK; Bofrost*	1 Stück/88 g
Pflaumenkuchen, Alt-Böhmischer, TK; Coppenrath & Wiese*	1 Stück/104 g
Philadelphiatorte Classic, Meistertorte, TK; Coppenrath & Wiese*	1 Stück/83 g
Premium-Waffel, Decor on Ice; Tekrum*	1 Stück/ca. 3 g
Premiumwaffel, Kakao, Decor on Ice; Tekrum*	1 Stück/ca. 3 g
Premiumwaffel, Zitrone, Decor on Ice; Tekrum*	1 Stück/ca. 3 g
Quark-/Topfenstrudel	1 Stück/100 g
Rehrücken	1 Scheibe/100 g
Rohrnudel mit Pflaumenfüllung	1 Stück/90 g
Sacher, Festtagstorte, TK; Coppenrath & Wiese*	1 Stück/83 g
Sahne-Rolle, Erdbeer, TK; Coppenrath & Wiese*	1 Stück/ca. 67 g
Sahne-Rolle, Schokolade, TK; Coppenrath & Wiese*	1 Stück/ca. 67 g
Sahnetorte	1 Stück/125 g
Schoko-Kokos-Schnitten, TK; Bofrost*	1 Stück/80 g
Schoko-Muffin	1 Stück/120 g
Schokoladen-Sahne, Festtagstorte, TK; Coppenrath & Wiese*	1 Stück/117 g

	Durchschnittswerte pro Portion					pro 100 g bzw. ml
Kilo-kalorien	Eiweiß (g)	Fett (g)	Kohlen-hydrate (g)	Ballast-stoffe (g)	Brot-einheiten	Kilo-kalorien
370	6,8	18,2	44,6	1,3	3,7	355
474	4,7	28,4	41,4	1,6	3,5	412
366	4,6	16,1	44,9	k.A.	3,7	366
426	5,2	27,9	38,5	k.A.	3,2	426
338	5,5	23,2	25,4	2,5	2,1	312
243	3,2	15,2	23,4	1,2	1,9	485
436	6,6	29,1	36,9	2,0	3,1	436
552	8,3	29,3	64,3	k.A.	5,4	424
226	3,2	9,7	31,2	1,5	2,6	217
220	4,9	4,4	40,3	3,3	3,4	176
349	8,0	5,0	68,0	3,0	5,7	349
375	7,9	23,8	31,7	2,5	2,6	426
256	3,5	9,3	37,0	5,3	3,1	246
293	4,2	20,3	22,2	2,6	1,9	352
14	0,2	0,6	2,0	‹0,1	0,2	478
12	0,2	0,5	1,7	0,1	0,1	482
12	0,2	0,5	1,7	0,0	0,1	484
224	9,5	8,0	27,9	1,2	2,3	224
427	7,2	23,8	46,0	2,3	3,8	427
278	6,2	8,7	43,3	k.A.	3,6	309
305	4,5	12,8	42,9	3,8	3,6	366
159	4,0	6,8	20,7	2,0	1,7	238
195	4,5	10,2	20,7	1,2	1,7	292
456	6,3	31,3	37,5	k.A.	3,1	365
326	3,2	21,3	30,5	3,3	2,5	408
525	6,4	31,8	53,5	1,3	4,5	438
348	6,0	21,6	32,7	2,3	2,7	298

Knabbereien und Süßes

Schwarzwälder Kirschtorte, Festtagstorte, TK; Coppenrath & Wiese*	1 Stück/117g
Schweinsohren aus Blätterteig	1 Stück/50g
Stracciatella-Kirsch-Torte, Feinste Sahne, TK; Coppenrath & Wiese*	1 Stück/ca.117g
Tortenboden	1 Stück/100g
Waffel Becher, Decor on Ice; Tekrum*	1 Stück/ca.4g
Waffel Schoko Röllchen, Decor on Ice; Tekrum*	1 Stück/ca.3g
Waffel-Herzen, Decor on Ice; Tekrum*	1 Stück/ca.3g
Windbeutel aus Brandteig ohne Füllung	1 Stück/50g

Kekse

ABC, Russisch Brot; Bahlsen*	18 Stück/30g
Afrika, Edelherb; Bahlsen*	8 Stück/33g
Afrika, Vollmilch; Bahlsen*	8 Stück/33g
Azora; Bahlsen*	15 Stück/29g
Baumkuchenspitzen, Zartbitter; Tekrum*	4 Stück/28g
Bienvenue; Griesson-de Beukelaer*	3 Stück/ca.27g
Biscotti, Dinkel; Alnatura*	5 Stück/25g
Biscuit Classic Haferkeks; Wasa*	1 Stück/10g
Biscuit Fibre Mehrkornkeks; Wasa*	1 Stück/9g
Black 5; Griesson-de Beukelaer*	1 Stück/ca.9g
Blätterbrezel; Bahlsen*	6 Stück/31g
Butterblätter; Bahlsen*	7 Stück/29g
Butterfly; Kambly*	5 Stück/11g
Butterkeks, Der Klassiker; Griesson-de Beukelaer*	2 Stück/ca.14g
Butterkeks, Dinkel; Alnatura*	2 Stück/20g
Butterkeks, Vollkorn; Alnatura*	2 Stück/20g
Butterkeks, Vollkorn; Griesson-de Beukelaer*	2 Stück/ca.14g
Café Musica; Griesson-de Beukelaer*	4 Stück/ca.32g
Caprice; Kambly*	5 Stück/21g
Chocolate Chip; Subway®*	1 Stück/45g

| | Durchschnittswerte pro Portion | | | | | pro 100 g bzw. ml |
Kilo-kalorien	Eiweiß (g)	Fett (g)	Kohlen-hydrate (g)	Ballast-stoffe (g)	Brot-einheiten	Kilo-kalorien
296	4,6	14,1	37,7	1,4	3,1	254
251	2,8	14,8	26,6	1,1	2,2	501
333	4,3	16,6	41,7	0,9	3,5	286
346	6,5	5,2	68,3	1,4	5,7	346
21	0,3	1,1	2,4	0,1	0,2	516
13	0,2	0,3	2,3	0,1	0,2	440
13	0,2	0,2	2,5	0,1	0,2	420
111	3,7	6,6	9,4	0,5	0,8	222
117	2,1	0,3	26,4	0,5	2,2	391
171	2,4	10,6	16,5	2,3	1,4	519
173	2,6	9,9	18,2	1,0	1,5	525
138	1,5	5,5	20,6	0,5	1,7	476
146	2,0	9,0	13,7	1,2	1,1	521
140	1,6	7,6	16,0	0,9	1,3	518
110	2,5	4,6	14,1	1,1	1,2	439
44	0,8	2,0	6,0	1,0	0,5	440
35	0,7	1,4	5,0	1,4	0,4	390
44	0,5	2,0	5,8	0,3	0,5	485
161	2,0	9,1	17,7	0,8	1,5	520
144	2,3	6,9	18,3	0,6	1,5	497
51	0,8	2,0	7,6	k.A.	0,6	468
62	1,1	1,7	11,0	0,3	0,9	443
93	1,7	3,3	13,9	0,5	1,2	430
94	1,5	3,8	13,0	1,2	1,1	470
60	1,2	1,7	9,7	1,0	0,8	432
162	2,0	8,0	20,0	0,9	1,7	507
112	1,1	5,9	13,4	0,0	1,1	532
218	2,3	10,3	29,0	1,1	2,4	484

Knabbereien und Süßes

Chocolate Mountain Classic; Griesson-de Beukelaer*	1 Stück/19 g
Chocolate Mountain Cookies, Big Nut; Griesson-de Beukelaer*	2 Stück/ca. 38 g
Chokini; Bahlsen*	5 Stück/30 g
Choko Sticks; Griesson-de Beukelaer*	5 Stück/ca. 25 g
Coffee Collection; Bahlsen*	ca. 30 g
Cookies; Bahlsen*	2 Kekse/ca. 38 g
Dänische Butterkekse, Kjeldsens; Ripensa*	5 Stück/30 g
Dinkel-Aprikosenkeks, Vollkorn; Bohlsener Mühle*	5 Stück/25 g
Dinkel-Hafer Taler; Brandt/Bahlsen*	7 Stück/29 g
Doppelkeks, Dinkel, Zartbitter; Alnatura*	1 Stück/22 g
Doppelkeks, mit Kakaocreme	1 Stück/25 g
Duo Keks, Kakao; Griesson-de Beukelaer*	1 Stück/ca. 26 g
Duo Keks, Vanille; Griesson-de Beukelaer*	1 Stück/ca. 26 g
Edelherb; Bahlsen*	3 Stück/ca. 31 g
Eiswaffel mit Vanillecrèmefüllung	3 Stück/10 g
Exquisit, Crema Cioccolato; Bahlsen*	4 Stück/ca. 33 g
Exquisit, Crema Nocciola; Bahlsen*	4 Stück/ca. 33 g
Farmer Cookies, Bio; Griesson-de Beukelaer*	3 Stück/ca. 30 g
Farmer Cookies, Schoko; Griesson-de Beukelaer*	1 Stück/ca. 19 g
Fine Crêpe, Bretzeli; Kambly*	5 Stück/20 g
Finesse; Bahlsen*	ca. 30 g
Florentiner, Vollmilch; Tekrum*	5 Stück/30 g
Florentiner, Zartbitter; Tekrum*	5 Stück/30 g
Genuss Momente; Bahlsen*	¼ Packung/ca. 30 g
Granola; Griesson-de Beukelaer*	2 Stück/ca. 26 g
Haferlinge, Vollkorn; Bohlsener Mühle*	5 Stück/20 g
Halva (Sesam, Honig); Allos*	1 Packung/75 g
Hannoverwaffeln; Bahlsen*	6 Stück/32 g
Heidesand aus Rührmasse	2–5 Stück/30 g
Hit; Bahlsen*	2 Stück/ca. 28 g
Hobbits kernig; Brandt/Bahlsen*	3 Stück/34 g

Durchschnittswerte pro Portion						pro 100 g bzw. ml
Kilo-kalorien	Eiweiß (g)	Fett (g)	Kohlen-hydrate (g)	Ballast-stoffe (g)	Brot-einheiten	Kilo-kalorien
95	1,3	4,8	11,6	0,6	1,0	502
190	2,6	10,0	21,0	1,4	1,8	501
145	2,0	6,5	19,5	1,0	1,6	483
126	1,8	6,3	16,0	0,6	1,3	506
150	1,9	7,7	18,0	0,8	1,5	500
192	2,7	9,8	23,0	0,9	1,9	505
153	1,7	7,8	18,9	k.A.	1,6	510
119	1,8	5,5	14,6	1,7	1,2	476
133	2,2	5,5	19,0	1,6	1,6	459
109	1,7	5,3	13,2	1,1	1,1	496
121	1,5	5,1	17,0	0,7	1,4	483
124	1,6	4,9	18,0	0,8	1,5	477
129	1,3	5,5	18,0	0,5	1,5	497
172	2,3	12,0	15,0	1,5	1,3	555
48	0,2	0,7	2,2	0,1	0,2	481
175	1,6	10,0	19,0	1,1	1,6	530
186	2,0	12,0	18,0	0,9	1,5	564
142	2,0	6,3	19,0	1,4	1,6	473
97	1,3	4,9	12,0	0,5	1,0	510
96	1,6	3,8	13,6	k.A.	1,1	481
158	2,2	9,4	16,0	1,3	1,3	525
166	2,7	9,9	15,6	1,0	1,3	552
164	2,9	10,5	14,4	1,1	1,2	546
161	2,1	9,7	16,0	0,9	1,3	536
131	2,0	6,2	16,0	0,8	1,3	502
95	1,6	4,1	12,6	1,0	1,1	476
432	12,6	30,8	26,8	0,0	2,2	576
175	1,4	11,0	18,2	0,4	1,5	547
138	1,3	6,9	17,8	0,5	1,5	461
138	1,7	6,7	18,0	0,8	1,5	492
157	2,7	6,7	22,0	1,7	1,8	463

Knabbereien und Süßes

Hobbits Schoko; Brandt/Bahlsen*	2 Stück/31 g
Kipferl; Bahlsen*	5 Stück/ca. 35 g
Leibniz Butterkeks; Bahlsen*	6 Stück/30 g
Leibniz Butterkeks 30 % weniger Zucker; Bahlsen*	6 Stück/30 g
Leibniz Choco Edelherb Butterkeks; Bahlsen*	2 Stück/28 g
Leibniz Choco Vollmilch Butterkeks; Bahlsen*	2 Stück/28 g
Leibniz Vollkorn Butterkeks; Bahlsen*	5 Stück/34 g
Leibniz Zoo; Bahlsen*	100 g
Löffelbiskuit/Biskotten	5 Stück/25 g
Mandelheidesand, Vollkorn; Bohlsener Mühle*	ca. 4 Stück/30 g
Mandelhörnchen; Tekrum*	2 Stück/34 g
Marmorkekse; Alnatura*	⅓ Packung/30 g
Messino Edelherb; Bahlsen*	3 Stück/35 g
Messino Vollmilch; Bahlsen*	3 Stück/35 g
Mont Choco; Kambly*	4 Stück/25 g
Neapolitaner Schnitten; Manner*	5 Stück/38 g
Noch Eine; Bahlsen*	8 Stück/ca. 30 g
Nussecken; Tekrum*	2 Stück/26 g
Oatmeal Raisin; Subway®*	1 Stück/45 g
Ohne Gleichen, Vollmilch; Bahlsen*	3 Stück/ca. 31 g
Ohne Gleichen Diät; Bahlsen*	3 Stück/ca. 31 g
Oreo; Kraft Nabisco*	2 Stück/22 g
Oreo Choco Milchschokolade; Kraft Nabisco*	1 Stück/22 g
Oreo Schokocreme; Kraft Nabisco*	2 Stück/22 g
Prinzen Rolle, Choco Duo; Griesson-de Beukelaer*	1 Stück/ca. 24 g
Prinzen Rolle, Mehrkorn; Griesson-de Beukelaer*	1 Stück/ca. 24 g
Prinzen Rolle; Griesson-de Beukelaer*	2 Stück/36 g
Prinzen Taler; Griesson-de Beukelaer*	6 Stück/ca. 38 g
Rekord Gebäckmischung; Bahlsen*	ca. 30 g
Rekord Waffelmischung; Bahlsen*	ca. 30 g
Schoko Keks, Choc & Milk; Griesson-de Beukelaer*	2 Stück/ca. 34 g
Schoko Keks, Vollmilch; Griesson-de Beukelaer*	1 Stück/ca. 14 g

| | Durchschnittswerte pro Portion | | | | | pro 100 g bzw. ml |
Kilo-kalorien	Eiweiß (g)	Fett (g)	Kohlen-hydrate (g)	Ballast-stoffe (g)	Brot-einheiten	Kilo-kalorien
152	2,4	7,7	18,0	1,4	1,5	490
187	3,0	11,0	19,0	1,0	1,6	535
128	2,5	3,3	22,0	0,9	1,8	428
125	2,6	2,9	22,0	0,8	1,8	416
139	2,0	7,1	17,0	1,3	1,4	497
139	2,2	6,9	17,0	0,7	1,4	498
143	2,9	5,1	21,0	2,8	1,8	420
427	8,1	11,0	75,0	2,3	6,3	427
98	2,4	1,2	19,2	0,3	1,6	390
145	2,6	7,0	17,6	1,6	1,5	489
171	3,4	9,5	17,3	1,2	1,4	503
134	2,1	6,5	17,8	0,9	1,5	448
140	1,4	4,9	23,0	0,9	1,9	400
140	1,4	4,6	23,0	0,6	1,9	399
132	1,8	6,8	15,8	0,0	1,3	528
184	2,0	8,3	24,5	1,3	2,0	490
149	1,7	7,3	19,0	0,8	1,6	495
137	2,1	8,1	13,3	1,1	1,1	525
189	2,3	8,8	25,3	1,9	2,1	421
172	2,5	11,0	15,0	1,3	1,3	555
172	2,4	11,5	15,2	1,4	1,3	555
104	1,3	4,6	14,3	0,8	1,2	471
113	1,0	5,7	14,5	0,3	1,2	514
101	1,2	4,4	14,3	1,3	1,2	458
118	1,7	5,0	16,0	1,0	1,3	493
116	1,5	5,3	15,0	1,6	1,3	484
176	2,2	7,2	25,2	1,1	2,1	490
188	2,7	9,0	23,0	1,5	1,9	500
142	1,9	6,2	20,0	0,8	1,7	474
161	1,5	9,5	17,0	0,7	1,4	537
179	2,4	9,9	20,0	0,7	1,7	525
72	1,0	3,6	8,5	0,4	0,7	511

Knabbereien und Süßes

	Portionsgröße
Schoko Keks, Zartbitter; Griesson-de Beukelaer*	1 Stück/ca. 14 g
Schoko Waffeln, Vollmilch; Griesson-de Beukelaer*	1 Stück/ca. 11 g
Schoko Waffeln, Zartbitter; Griesson-de Beukelaer*	1 Stück/ca. 11 g
Schwarz-Weiß-Gebäck aus Mürbeteig	4–5 Stück/30 g
Selection; Bahlsen*	ca. 30 g
Shortbread Fingers; Walkers*	1 Stück/19 g
Sirupwaffel, Vollkorn, mit Haselnussfüllung	1 Stück/29 g
Sirupwaffel, Vollkorn, mit Honigfüllung	1 Stück/29 g
Soft Cake, Kirsch; Griesson-de Beukelaer*	2 Stück/ca. 26 g
Soft Cake, Orange; Griesson-de Beukelaer*	2 Stück/ca. 26 g
Stem Ginger Biscuits; Walkers*	1 Stück/17 g
Süße Lust; Bahlsen*	ca. 30 g
Vanillekipferl, Dinkelvollkorn; Bohlsener Mühle*	5–6 Stück/30 g
Vollkornbiskotten/-löffelbiskuit; Manner*	5 Stück/25 g
Vollkornkeks	3–4 Stück/30 g
Vollkornkeks Müsli; Brandt/Bahlsen*	5 Stück/31 g
Vollkornzwieback; Brandt/Bahlsen*	2 Scheiben/20 g
Waffeletten Vollmilch; Bahlsen*	5 Stück/36 g
Waffelmischung	100 g
White Chocolate Macadamia Nut; Subway®*	1 Stück/45 g
Wurzener Extra, Milchschokolade; Tekrum*	10 Stück/30 g
Wurzener Extra, Zartbitter; Tekrum*	10 Stück/30 g
Zwieback, Markenzwieback; Brandt/Bahlsen*	2 Scheiben/20 g

Weihnachtsgebäck

Aachener Kräuterprinten; Kinkartz*	1 Stück/28 g
Akora Edelherb; Bahlsen*	3 Stück/38 g
Akora Vollmilch; Bahlsen*	3 Stück/38 g
Amato; Bahlsen*	3 Stück/35 g
Butterspekulatius; Bahlsen*	5 Stück/30 g
Fürstenschnitte ohne Schokolade; Bahlsen*	2 Stück/29 g
Gewürzspekulatius; Bahlsen*	5 Stück/30 g

| | Durchschnittswerte pro Portion | | | | | | pro 100 g bzw. ml |
Kilo-kalorien	Eiweiß (g)	Fett (g)	Kohlen-hydrate (g)	Ballast-stoffe (g)	Brot-einheiten		Kilo-kalorien
70	0,9	3,5	8,5	0,5	0,7		502
62	0,9	4,0	5,6	0,3	0,5		566
62	0,8	4,0	5,6	0,6	0,5		566
140	2,0	6,3	18,9	0,8	1,6		468
153	2,1	8,3	17,0	1,0	1,4		511
98	1,1	5,5	10,9	0,4	0,9		521
136	1,3	5,7	19,4	k.A.	1,6		465
130	1,2	5,1	20,0	k.A.	1,7		444
100	0,8	2,6	18,0	0,5	1,5		384
100	0,8	2,6	18,0	0,5	1,5		384
83	0,7	4,1	10,9	0,3	0,9		496
156	2,1	8,9	17,0	1,1	1,4		519
145	2,3	6,5	18,2	1,6	1,5		482
93	2,7	1,4	17,5	1,3	1,5		371
132	3,0	6,0	16,5	3,0	1,4		440
142	2,8	6,6	18,0	1,9	1,5		458
77	3,4	1,6	11,2	2,0	0,9		383
187	2,3	11,0	21,0	1,3	1,8		520
472	5,0	20,0	68,0	0,8	5,7		472
222	2,2	11,7	27,3	0,7	2,3		494
160	2,1	8,7	18,0	0,8	1,5		534
154	2,2	8,4	17,0	1,9	1,4		514
80	2,0	0,8	14,6	0,7	1,2		401
103	1,7	0,7	22,6	k.A.	1,9		368
143	2,0	4,2	24,3	1,4	2,0		376
146	2,1	3,8	25,5	0,9	2,1		383
159	3,5	7,7	18,9	1,3	1,6		455
141	1,9	5,7	20,4	0,7	1,7		471
124	2,1	5,2	17,1	0,9	1,4		426
136	2,0	4,8	21,3	0,8	1,8		453

Knabbereien und Süßes

	Portionsgröße
Kokosmakronen	3 Stück/20 g
Lebkuchenmischung; Bahlsen*	2–3 Stück/30 g
Mandelspekulatius; Bahlsen*	5 Stück/30 g
Marzipan-Kartoffeln; Zentis*	2 Stück/13 g
Springerle	2–3 Stück/20 g
Weihnachtsstollen	1 Scheibe/100 g
Zimtsterne; Bahlsen*	6 Stück/34 g

Speiseeis, Eiscreme

Belgian Chocolate; Häagen-Dasz*	1 Minicup/100 ml
Big Mandel, TK; Bofrost*	1 Stück/75 g
BoNuss, TK; Bofrost*	1 Stück/50 g
Calippo Cola, TK; Langnese*	1 Stück/105 ml
Calippo Erdbeere, TK; Langnese*	1 Stück/105 ml
Capri, TK; Langnese*	1 Stück/55 ml
Choc, TK; Eismann*	1 Stück/55 g
Cornetto, Bottermelk Zitrone, TK; Langnese*	1 Stück/86 g
Cornetto, Erdbeer, TK; Langnese*	1 Stück/75 g
Cornetto, Haselnuss, TK; Langnese*	1 Stück/75 g
Cornetto, King, TK; Langnese*	1 Stück/260 ml
Cremissimo, Bourbon Vanille, Leichter Genuss, TK; Langnese*	2 Eiskugeln/100 ml
Cremissimo, Bourbon Vanille, TK; Langnese*	2 Eiskugeln/100 ml
Cremissimo, Milka Kuhflecken, TK; Langnese*	2 Eiskugeln/100 ml
Cremissimo, Schokolade, TK; Langnese*	1 Kugel/54 g
Cremissimo, Schwarzwälder Kirsch, TK; Langnese*	1 Kugel/54 g
CujaMara Split, TK; Langnese*	1 Stück/84 ml
Dark Cherry Hörnchen, TK; Eismann*	1 Stück/75 g
Diät Eisgenuss, Erdbeer/Schokolade, TK; Langnese*	1 Stück/95 ml
Domino, TK; Langnese*	1 Stück/90 ml
Eiscreme Erdbeer	1 Kugel/75 g
Eiscreme Erdbeer, Fertigprodukt	1 Kugel/60 g

	Durchschnittswerte pro Portion					pro 100 g bzw. ml
Kilo-kalorien	Eiweiß (g)	Fett (g)	Kohlen-hydrate (g)	Ballast-stoffe (g)	Brot-einheiten	Kilo-kalorien
94	1,1	5,6	9,7	2,2	0,8	468
114	1,8	2,1	21,9	0,7	1,8	380
142	2,2	6,3	19,5	0,8	1,6	474
55	0,7	1,9	8,7	0,6	0,7	422
78	1,5	0,5	16,7	0,4	1,4	389
346	5,8	13,0	51,5	4,1	4,3	346
166	2,6	8,8	19,0	1,2	1,6	487
277	3,9	18,4	23,8	1,7	2,0	277
260	4,3	16,8	22,5	0,9	1,9	347
171	2,0	12,2	12,8	1,1	1,1	342
95	‹0,5	0,0	23,0	‹0,5	1,9	90
95	‹0,5	‹0,5	22,0	‹0,5	1,8	90
50	‹0,5	‹0,5	12,0	‹0,5	1,0	90
168	2,6	10,4	22,3	2,3	1,9	306
206	2,5	9,0	27,0	0,7	2,3	240
195	2,0	8,0	29,0	0,8	2,4	260
233	3,0	14,0	25,0	1,5	2,1	310
364	5,0	17,0	48,0	1,5	4,0	140
70	1,5	2,5	11,0	2,0	0,9	70
110	1,5	6,0	14,0	‹0,5	1,2	110
110	1,5	5,0	14,0	‹0,5	1,2	110
113	1,5	5,0	16,0	0,6	1,3	210
110	1,5	5,0	16,0	0,5	1,3	210
92	1,0	3,0	16,0	‹0,5	1,3	110
244	3,1	13,1	27,8	1,4	2,3	326
90	2,0	4,5	11,0	0,5	0,9	95
126	2,0	8,0	12,0	0,5	1,0	140
119	1,8	5,7	14,9	0,4	1,2	159
113	4,5	1,2	16,7	0,2	1,4	189

Knabbereien und Süßes

Eiscreme Schokolade	1 Kugel/55 g
Eiscreme Schokolade, Fertigprodukt	1 Kugel/55 g
Eiscreme Stracciatella, Fertigprodukt	1 Kugel/55 g
Eiscreme Vanille, Fertigprodukt	1 Kugel/55 g
Eiscreme Walnuss mit Ahornsirup, Fertigprodukt	1 Kugel/50 g
Flutschfinger, TK; Langnese*	1 Stück/72 ml
Fruchtdäumlinge, Apfel, TK; Bofrost*	1 Stück/40 g
Fruchtdäumlinge, Erdbeer, TK; Bofrost*	1 Stück/40 g
Fruchtdäumlinge, Zitrone mit Cola, TK; Bofrost*	1 Stück/40 g
Fruchteis	1 Kugel/80 g
Himbeer-Erdbeer-Sorbet, TK; Eismann*	1 Kugel/90 g
Joghurteiscreme Waldbeere, TK; Bofrost*	1 Becher/81 g
Macadamia-Nuss-Eiskrem, TK; Eismann*	2 Kugeln/90 g
Magnum Classic; Langnese*	1 Stück/120 ml
Magnum Gold; Langnese*	1 Stück/110 ml
Magnum Mandel, TK; Langnese*	1 Stück/120 ml
Magnum Temptation Fruit, TK; Langnese*	1 Stück/80 ml
Magnum Weiss, TK; Langnese*	1 Stück/120 ml
Magnum Yoghurt Fresh, TK; Langnese*	1 Stück/110 ml
Mika Joghurt Hörnchen, TK; Eismann*	1 Stück/70 g
Milchschaf, TK; Eismann*	1 Stück/35 g
Milchspeiseeis	1 Kugel/75 g
Mini-Buttermilchhörnchen, Erdbeer, TK; Bofrost*	1 Stück/18 g
Mini-Buttermilchhörnchen, Exotic, TK; Bofrost*	1 Stück/18 g
Mini-Buttermilchhörnchen, Zitrone, TK; Bofrost*	1 Stück/18 g
Multifit, TK; Eismann*	1 Stück/50 g
Nogger, TK; Langnese*	1 Stück/94 ml
Regenbogenstiel, TK; Eismann*	1 Stück/51 g
RiesenHappen, TK; Langnese*	1 Stück/140 ml
Royal Amarena; Langnese*	1 Stück/145 ml
Sahneeis	1 Kugel/60 g
Softeis	1 Stück/60 g

	Durchschnittswerte pro Portion					pro 100 g bzw. ml
Kilo-kalorien	Eiweiß (g)	Fett (g)	Kohlen-hydrate (g)	Ballast-stoffe (g)	Brot-einheiten	Kilo-kalorien
141	2,0	9,9	10,8	0,4	0,9	256
124	2,0	6,0	15,3	1,3	1,3	226
130	1,8	6,7	15,4	0,5	1,3	237
113	1,8	5,5	14,0	0,2	1,2	206
131	2,0	7,6	13,6	0,3	1,1	261
61	‹0,5	‹0,5	15,0	‹0,5	1,3	85
48	‹0,1	0,3	11,4	‹0,1	1,0	121
40	‹0,1	‹0,1	9,6	0,8	0,8	101
44	‹0,1	0,2	10,6	‹0,1	0,9	111
64	‹0,1	0,1	16,0	0,4	1,3	80
116	0,4	0,5	27,5	0,2	2,3	129
157	2,1	6,3	22,4	0,9	1,9	194
212	3,0	12,3	22,1	0,2	1,8	235
264	3,0	16,0	25,0	1,5	2,1	220
275	3,0	18,0	26,0	‹0,5	2,2	250
288	4,5	18,0	26,0	0,9	2,2	240
216	2,5	13,0	24,0	1,5	2,0	270
252	3,5	15,0	27,0	‹0,5	2,3	210
253	2,5	15,0	26,0	1,5	2,2	230
180	2,3	6,7	27,3	0,8	2,3	257
62	1,4	2,2	9,1	0,0	0,8	178
95	3,8	2,3	16,0	k.A.	1,3	127
51	0,7	2,3	7,2	0,3	0,6	286
52	0,7	2,3	7,3	0,3	0,6	288
52	0,7	2,3	7,3	0,3	0,6	288
80	1,1	2,8	12,5	0,2	1,0	159
207	2,5	14,0	18,0	1,0	1,5	220
72	0,1	1,5	14,5	0,2	1,2	141
112	2,5	4,5	17,0	0,8	1,4	80
232	2,5	9,0	33,0	0,9	2,8	160
132	1,2	10,2	9,0	k.A.	0,8	220
69	1,8	1,8	11,4	k.A.	1,0	115

Knabbereien und Süßes

Solero Berry Berry, TK; Langnese*	1 Stück/90 ml
Solero Exotic, TK; Langnese*	1 Stück/90 ml
Spaghetti-Eis-Becher, TK; Eismann*	1 Stück/80 g
Strawberry Cheesecake; Häagen-Dasz*	1 Minicup/100 ml
Super Twister, TK; Langnese*	1 Stück/110 ml
Viennetta Cappuccino, TK; Langnese*	1 Scheibe/100 ml
Viennetta Erdbeer, TK; Langnese*	1 Scheibe/100 ml
Viennetta Schokolade, TK; Langnese*	1 Scheibe/100 ml
Viennetta Vanille, TK; Langnese*	1 Scheibe/100 ml
Vitamin 10, TK; Bofrost*	1 Stück/57 g
Von Meisterhand Haselnuss, TK; Bofrost*	1 Kugel/48 g
Von Meisterhand Malaga, TK; Bofrost*	1 Kugel/50 g
Von Meisterhand Zitrone, TK; Bofrost*	1 Kugel/65 g
Waffelhörnchen de Luxe Vanille-Erdbeer, TK; Bofrost*	1 Stück/71 g
Waffelhörnchen de Luxe Vanille-Nuss, TK; Bofrost*	1 Stück/69 g
Waffelhörnchen de Luxe Vanille-Schoko, TK; Bofrost*	1 Stück/69 g
Well'n Ice Vanille, TK; Bofrost*	1 Kugel/50 g
Zebra, TK; Eismann*	1 Stück/50 g

Desserts

Birne Helene	2 Hälften, 1 Eiskugel/280 g
Donut, Chocolate Flavor; Burger King®*	1 Stück/71 g
Hot Brownie; Burger King®*	1 Stück/100 g
Pfirsich Melba mit Sahne und Mandelsplittern	1 Stück/285 g
Rote Grütze, Gartenfrucht; Kühne*	⅕ Glas/100 g
Rote Grütze, Sauerkirsch; Kühne*	⅕ Glas/100 g
Rote Grütze (Kirschen, Beeren)	1 Dessertschale/200 g
Tiramisu (Mascarpone, Eischnee)	1 Dessertschale/225 g
Weingelee	1 Dessertschale/170 g
Welfencreme (Vanilleflammeri mit Weinschaum)	
	1 Dessertschale/180 g
Zabaione/Weinschaum	5 EL/75 g

	Durchschnittswerte pro Portion						pro 100 g bzw. ml
Kilo-kalorien	Eiweiß (g)	Fett (g)	Kohlen-hydrate (g)	Ballast-stoffe (g)	Brot-einheiten		Kilo-kalorien
99	0,6	1,0	20,0	0,8	1,7	:	110
99	1,5	2,5	17,0	‹0,5	1,4	:	110
153	2,6	6,8	19,3	1,9	1,6	:	191
236	3,3	13,6	25,1	0,3	2,1	:	236
99	‹0,5	‹0,5	24,0	‹0,5	2,0	:	90
130	1,5	9,0	12,0	‹0,5	1,0	:	130
130	2,0	9,0	12,0	0,5	1,0	:	130
120	1,5	8,0	12,0	0,7	1,0	:	120
130	1,5	8,0	13,0	‹0,5	1,1	:	130
95	1,4	3,4	14,6	0,4	1,2	:	166
127	1,3	7,9	12,2	0,5	1,0	:	264
113	1,7	5,2	14,8	0,2	1,2	:	225
86	0,1	0,2	20,8	0,2	1,7	:	132
191	2,3	7,5	28,1	0,9	2,3	:	269
220	3,0	11,4	26,0	0,9	2,2	:	319
219	2,7	11,9	24,8	1,2	2,1	:	317
77	2,0	1,5	13,0	1,5	1,1	:	153
138	1,6	8,5	13,5	0,4	1,1	:	275
476	26,2	5,1	54,4	7,4	4,5	:	170
334	4,7	21,1	31,7	1,5	2,6	:	471
456	5,6	30,9	39,2	2,0	3,3	:	456
319	4,3	14,1	43,2	5,5	3,6	:	112
104	0,7	0,2	24,0	k.A.	2,0	:	104
104	0,7	0,2	24,0	k.A.	2,0	:	104
168	2,1	0,6	35,4	5,0	2,9	:	84
736	14,7	45,4	64,2	3,8	5,3	:	327
143	2,7	0,1	19,7	0,5	1,6	:	84
232	6,6	6,2	31,9	0,0	2,7	:	129
236	4,8	9,6	25,8	0,0	2,2	:	314

	Portionsgröße
Marmeladen, Konfitüren, süße Brotaufstriche	
75 % Frucht, Aprikose; Zentis*	1 EL/20 g
75 % Frucht, Erdbeere; Zentis*	1 EL/20 g
75 % Frucht, Schwarzkirsche; Zentis*	1 EL/20 g
75 % Frucht, Waldfrüchte; Zentis*	1 EL/20 g
Aachener Pflümli, Pflaumenmus; Zentis*	1 EL/20 g
Apfelkonfitüre	1 EL/20 g
Aprikosenkonfitüre	1 EL/20 g
Brombeerkonfitüre	1 EL/20 g
Erdbeerkonfitüre	1 EL/20 g
Extra, 3 Beeren; Schwartau*	1 EL/20 g
Extra, Ananas; Schwartau*	1 EL/20 g
Extra, Hagebutte, Hiffenmark; Schwartau*	1 EL/20 g
Extra, Stachelbeere; Schwartau*	1 EL/20 g
Frucht pur Granatapfel; Allos*	1 EL/20 g
Frucht pur Pflaume; Allos*	1 EL/20 g
Frucht pur Quittengelee; Allos*	1 EL/20 g
Frucht pur Sanddorn; Allos*	1 EL/20 g
Fruchtauslese Amarenakirsche; Allos*	1 EL/20 g
Fruchtauslese Blaubeere-Apfel; Allos*	1 EL/20 g
Fruchtauslese Feige-Traube; Allos*	1 EL/20 g
Fruchtauslese Holunder-Cassis; Allos*	1 EL/20 g
Fruchtauslese Orange-Ingwer; Allos*	1 EL/20 g
Grafschafter Apfelschmaus pur, ohne Zucker*	1 EL/20 g
Grafschafter Apfelschmaus*	1 EL/20 g
Grafschafter Pflaumenschmaus*	1 EL/20 g
Hagebuttenkonfitüre	1 EL/20 g
Hasel-Nougat-Creme; GranoVita*	1 EL/15 g
Heidelbeer-/Blaubeerkonfitüre	1 EL/20 g
Himbeergelee	1 EL/20 g
Himbeerkonfitüre	1 EL/20 g
Johannisbeerkonfitüre rot	1 EL/20 g

		Durchschnittswerte pro Portion				pro 100 g bzw. ml
Kilo-kalorien	Eiweiß (g)	Fett (g)	Kohlen-hydrate (g)	Ballast-stoffe (g)	Brot-einheiten	Kilo-kalorien
34	0,1	‹0,1	8,0	0,3	0,7	172
35	0,2	0,1	8,0	1,1	0,7	174
35	0,2	0,1	8,0	1,1	0,7	173
37	0,1	‹0,1	12,1	0,7	1,0	184
41	0,0	‹0,1	12,8	0,1	1,1	206
52	0,1	‹0,1	12,1	0,1	1,0	258
50	0,1	0,1	12,6	0,2	1,1	248
52	0,1	‹0,1	12,5	0,1	1,0	259
51	0,1	0,1	7,2	0,4	0,6	256
47	0,2	0,1	11,9	k. A.	1,0	233
50	0,1	‹0,1	11,2	k. A.	0,9	250
50	0,1	‹0,1	12,5	k. A.	1,0	249
52	0,1	‹0,1	9,2	k. A.	0,8	258
30	0,1	‹0,1	7,1	0,5	0,6	148
31	0,0	‹0,1	6,9	0,4	0,6	155
29	0,1	‹0,1	8,0	0,4	0,7	146
34	0,5	0,5	14,3	1,5	1,2	171
32	0,1	0,1	5,2	0,7	0,4	158
25	0,2	0,1	6,2	0,5	0,5	123
28	0,2	0,1	5,9	1,0	0,5	138
32	0,2	‹0,1	6,8	0,9	0,6	159
30	0,1	0,1	6,7	0,5	0,6	150
53	0,1	‹0,1	10,7	1,4	0,9	267
54	‹0,1	‹0,1	12,4	1,2	1,0	271
48	0,1	‹0,1	12,5	0,4	1,0	239
50	0,1	‹0,1	12,7	0,4	1,1	252
84	0,8	5,6	7,5	0,6	0,6	558
51	‹0,1	‹0,1	12,0	‹0,1	1,0	257
48	0,1	0,1	12,2	0,2	1,0	242
50	0,1	‹0,1	12,4	0,4	1,0	251
51	0,1	‹0,1	12,2	0,1	1,0	257

Knabbereien und Süßes

Kirschkonfitüre	1 EL/20 g
Mövenpick, Aprikose; Schwartau*	1 EL/20 g
Mövenpick, Pfirsich-Maracuja; Schwartau*	1 EL/20 g
Nutella; Ferrero*	1 EL/15 g
Orangenkonfitüre	1 EL/20 g
Ovomaltine Crunchy Cream; Wander*	2 EL/25 g
Pflaumen-/Zwetschgenkonfitüre	1 EL/20 g
Pflaumen-/Zwetschgenmus	1 EL/20 g
Quittengelee; Schwartau*	1 EL/20 g
Quittenkonfitüre	1 EL/20 g
Rübensirup	1 EL/15 g
Samt Brombeere; Schwartau*	1 EL/20 g
Samt Mango; Schwartau*	1 EL/20 g

Süßungsmittel

Agavendicksaft; Allos*	1 EL/15 g
Agavendicksaft; Alnatura*	1 EL/15 g
Ahornsirup, Grad A oder C (hell oder dunkel); Alnatura*	1 EL/15 g
Bienenhonig	1 EL/20 g
Brauner Zucker, Rohrzucker, Vollzucker	1 EL/10 g
Fruchtzucker	1 EL/10 g
Goldsirup (Zuckerrübensirup); Alnatura*	1 EL/15 g
Grafschafter Goldsaft (Zuckerrübensirup)*	1 EL/15 g
Grafschafter Heller Sirup*	1 EL/15 g
Grafschafter Karamell, Sirup*	1 EL/15 g
Zucker	1 EL/10 g

Backzutaten

Back Oblaten; 50 mm; Küchle*	1 Stück/4 g
Back Oblaten Vollkorn; 50 mm; Küchle*	1 Stück/5 g
Bäckerhefe, frisch, gepresst	1 Würfel/42 g
Bäckerhefe, trocken; Dr. Oetker*	1 Päckchen/7 g

	Durchschnittswerte pro Portion					pro 100 g bzw. ml
Kilo-kalorien	Eiweiß (g)	Fett (g)	Kohlen-hydrate (g)	Ballast-stoffe (g)	Brot-einheiten	Kilo-kalorien
50	0,1	‹0,1	12,7	0,1	1,1	250
39	0,1	‹0,1	9,2	k.A.	0,8	195
39	‹0,1	‹0,1	11,1	k.A.	0,9	193
80	1,0	4,7	8,5	0,5	0,7	530
52	0,1	‹0,1	11,9	0,2	1,0	259
135	1,1	7,9	15,2	0,0	1,3	541
48	0,2	‹0,1	9,6	0,5	0,8	242
40	0,0	‹0,1	9,6	0,6	1,0	202
47	0,1	0,1	9,5	k.A.	0,8	237
47	‹0,1	‹0,1	12,3	k.A.	1,0	236
41	0,4	0,0	9,7	0,9	0,8	270
40	0,1	0,1	9,6	k.A.	0,8	201
39	0,1	0,0	9,6	k.A.	0,8	195
47	0,2	0,2	11,3	k.A.	0,9	312
46	0,0	‹0,1	11,4	k.A.	1,0	304
40	0,0	0,0	10,0	k.A.	0,8	266
65	0,1	0,0	16,2	0,0	1,3	327
40	‹0,1	0,0	9,7	0,0	0,8	396
40	0,0	0,0	10,0	0,0	0,8	400
46	0,3	‹0,1	10,5	0,8	0,9	304
45	0,3	‹0,1	10,4	0,0	0,9	299
49	0,0	0,0	12,2	0,0	1,0	324
54	‹0,1	0,1	12,2	0,7	1,0	357
40	0,0	0,0	9,7	0,0	0,8	400
13	0,3	‹0,1	2,9	0,1	0,2	358
17	0,5	0,1	3,5	0,3	0,3	344
35	7,0	0,5	0,5	2,9	0,0	83
27	3,4	0,4	2,5	0,8	0,2	390

Knabbereien und Süßes

Backpulver	1 TL/5 g
Belegkirschen, Schwartau; Dr. Oetker*	1 Packung/50 g
Bourbon Vanille Zucker; Dr. Oetker*	1 Päckchen/8 g
Edel-Kuvertüre; Dr. Oetker*	1 Stück/25 g
Feine Speisestärke; Gustrin, Dr. Oetker*	5 EL/100 g
Gelatine; Fix, Dr. Oetker*	1 Packung/15 g
Kakaopulver, schwach entölt (dunkel)	2 EL/10 g
Kakaopulver, schwach entölt (hell)	2 EL/10 g
Kuchenglasur, Haselnuss; Dr. Oetker*	1 Packung/125 g
Marzipan, Edel- (70 % Rohmasse)	½ Packung/100 g
Marzipan, Lübecker (90 % Rohmasse)	½ Packung/100 g
Marzipan-Rohmasse (65 % Mandeln)	½ Packung/100 g
Nugat	½ Packung/100 g
Orangeat, Zitronat; Schwartau*	1 Packung/100 g
Puddingpulver	1 EL/15 g
Sahnefest; RUF*	1 Päckchen/40 g
Schokotropfen; RUF*	1 Packung/100 g
Tortenguss klar; RUF*	1 Päckchen/36 g
Tortenguss klar, fix; RUF*	1 Päckchen/50 g
Vanillin Zucker; RUF*	1 Päckchen/80 g

Pikante Snacks

Cheese & Onion; Pringles*	12–13 Stück/25 g
Chipsfrisch, oriental; funny frisch*	ca. 18 Stück/30 g
Chipsfrisch, ungarisch; funny frisch*	ca. 18 Stück/30 g
Chipsletten, Crème fraîche, Paprika; Lorenz*	ca. 11–13 Stück/25 g
Classic, rice infusions; Pringles*	12–13 Stück/25 g
Country Chips (Vollkorn), alle Sorten; Lorenz*	ca. 11–13 Stück/25 g
Cracker mit griechischem Meersalz; Bohlsener Mühle*	⅓ Packung/25 g
Crunchips, alle Sorten; Lorenz*	ca. 11–13 Stück/25 g

| Durchschnittswerte pro Portion | | | | | | pro 100 g bzw. ml |
Kilo-kalorien	Eiweiß (g)	Fett (g)	Kohlen-hydrate (g)	Ballast-stoffe (g)	Brot-einheiten	Kilo-kalorien
6	0,1	0,0	1,3	0,0	0,1	113
157	0,2	0,0	39,0	k.A.	3,3	314
31	0,0	0,1	7,6	0,3	0,6	389
140	1,8	10,9	7,5	2,7	0,6	560
346	0,4	0,1	86,0	0,0	7,2	346
20	4,6	0,0	0,3	9,3	0,0	134
34	2,0	2,4	1,1	3,0	0,1	340
34	2,0	2,5	1,1	3,5	0,1	343
746	3,6	50,4	68,3	2,9	5,7	597
483	8,5	24,6	57,0	6,2	4,7	483
501	11,0	31,6	44,7	7,9	3,7	501
519	12,2	35,2	38,5	8,8	3,2	519
500	5,0	24,0	66,0	‹0,1	5,5	500
292	1,0	0,0	72,0	k.A.	6,0	292
57	0,1	0,1	13,8	0,1	1,2	377
142	0,1	0,0	35,6	0,0	3,0	356
486	5,5	28,0	53,0	12,0	4,4	486
103	0,1	0,1	25,6	1,5	2,1	287
172	0,1	0,0	42,5	1,1	3,5	344
317	0,0	0,0	79,2	0,0	6,6	396
129	0,9	8,0	13,0	0,6	1,1	517
162	1,7	11,0	15,0	1,2	1,3	541
162	1,8	11,0	14,0	1,2	1,2	539
133	1,3	8,3	13,5	0,8	1,1	533
123	1,3	6,1	15,0	0,7	1,3	493
112	2,3	5,0	14,5	1,8	1,2	448
112	3,2	4,3	14,5	1,1	1,2	447
134	1,5	8,8	12,3	1,1	1,0	535

Knabbereien und Süßes

Crunchips, leicht (30 % weniger Fett), Paprika, Crème fraîche; Lorenz*	ca. 11–13 Stück/25 g
Crunchips, leicht (30 % weniger Fett), Salz; Lorenz*	ca. 11–13 Stück/25 g
Dinkelcracker Natur; Alnatura*	5 Stück/25 g
Echt Gartenkräuter; funny frisch*	ca. 18 Stück/30 g
Erdnuss Flippies; funny frisch*	1 kleine Schale/30 g
Erdnusslocken Classic; Lorenz*	1 Tasse/25 g
Erdnusslocken Classic leicht; Lorenz*	1 Tasse/25 g
Garden Chips (aus Gemüse); Lorenz*	1 Tasse/25 g
Goldfischli Original; Intersnack*	¼ Packung/25 g
Goldfischli Sesam; Intersnack*	¼ Packung/25 g
Grissini	4–6 Stangen/30 g
Jumpys; funny frisch*	ca. ½ Packung/30 g
Käsegebäck aus Blätterteig	ca. 5 Stück/25 g
Kräcker/Cracker	3–5 Stück/25 g
Ofen Chips, Paprika; funny frisch*	ca. 18 Stück/30 g
Ofen Chips, sour cream; funny frisch*	ca. 18 Stück/30 g
Peppies; Lorenz*	⅓ Packung/25 g
Pommels leicht; Lorenz*	⅓ Packung/25 g
Popcorn	1 Tasse, groß/30 g
Pringles Original; Pringles*	12–13 Stück/25 g
Riffles Naturell; funny frisch*	ca. 18 Stück/30 g
Ritz Cracker; Griesson-de Beukelaer*	6 Stück/25 g
Saltletts, Brezel; Lorenz*	⅛ Packung/25 g
Saltletts, Sticks Sesam; Lorenz*	½ Packung/25 g
Saltletts, Sticks Vollkorn; Lorenz*	½ Packung/25 g
Salzstangen	20 Stück/ca. 30 g
Sour Cream & Onion, rice infusions; Pringles*	12–13 Stück/25 g
Sour Cream & Onion; Pringles*	12–13 Stück/25 g
Studentenfutter	½ Packung/ca. 30 g
Tacitos; Lorenz*	½ Packung/ca. 25 g

Durchschnittswerte pro Portion						pro 100 g bzw. ml
Kilo-kalorien	Eiweiß (g)	Fett (g)	Kohlen-hydrate (g)	Ballast-stoffe (g)	Brot-einheiten	Kilo-kalorien
119	1,8	6,0	14,5	1,3	1,2	476
119	1,8	6,0	14,5	1,5	1,2	476
105	3,3	2,8	16,8	k.A.	1,4	419
154	1,7	9,0	16,0	1,3	1,3	514
147	4,8	7,2	15,0	1,7	1,3	491
123	3,3	6,0	14,0	1,0	1,2	492
111	3,3	4,2	15,0	1,0	1,3	443
110	1,3	6,5	9,8	3,8	0,8	440
110	2,5	4,3	15,5	0,9	1,3	441
120	3,0	6,5	12,3	1,0	1,0	478
126	3,6	3,2	20,9	1,2	1,7	420
144	1,7	7,2	18,0	0,8	1,5	480
132	2,7	9,6	8,7	0,5	0,7	527
113	2,8	3,5	17,5	k.A.	1,5	450
120	1,9	2,7	21,0	1,4	1,8	400
120	2,0	2,7	21,0	1,3	1,8	400
125	1,5	6,3	15,8	0,4	1,3	501
110	1,0	4,3	17,0	0,8	1,4	441
110	3,8	1,5	20,4	3,0	1,7	368
132	1,0	8,4	13,0	0,7	1,1	526
161	1,6	11,0	14,0	1,2	1,2	537
124	1,8	6,0	15,8	0,5	1,3	496
96	2,8	1,9	17,0	k.A.	1,4	384
102	3,0	2,8	16,5	k.A.	1,4	410
96	2,8	1,3	17,5	1,5	1,5	383
104	2,9	0,2	22,8	k.A.	1,9	347
123	1,3	6,1	15,0	0,7	1,3	493
129	1,0	8,2	13,0	0,6	1,1	517
142	3,7	9,4	11,5	1,7	1,0	473
121	1,5	6,3	14,8	1,3	1,2	485

Knabbereien und Süßes

Tortilla Chips; Santa Maria*	½ Packung/30 g
Tuc Cracker Classic; Griesson-de Beukelaer*	5 Stück/25 g
Tuc Cracker Leicht; Griesson-de Beukelaer*	5 Stück/24 g
Tuc Cracker Mehrkorn; Griesson-de Beukelaer*	5 Stück/25 g
Tuc Cracker Paprika; Tuc, Griesson-de Beukelaer*	6 Stück/ca. 30 g
Tuc Cracker Sesam; Griesson-de Beukelaer*	5 Stück/25 g
Twist'n'Snack, Gesalzen; Griesson-de Beukelaer*	4 Stück/ca. 28 g
Twist'n'Snack, Käse; Griesson-de Beukelaer*	4 Stück/ca. 28 g
Wasabi Erdnüsse; Lorenz*	⅓ Packung/ca. 30 g

Für Kinder

1 + 2 = 3 Russisch Brot; Griesson-de Beukelaer*	15 Stück/ca. 30 g
Backmischung, Prinzessin Lillifee Muffins Vanille-Geschmack; Dr. Oetker*	1 Muffin/53 g
Die Maus Gums; Limuh*	4–6 Stück/15 g
Dschungelbrotbelag, Kokosscheiben Kokos & Kakao; Theha*	1 Scheibe/28 g
Kinder Pingui Schoko; Ferrero*	1 Stück/30 g
Kinder Schoko-Bons; Ferrero*	1 Stück/6 g
Kinder bueno; Ferrero*	1 Stück/22 g
Kinder Country; Ferrero*	1 Stück/24 g
Kinder Schokolade; Ferrero*	1 Stück/13 g
Kinder Überraschung; Ferrero*	1 Stück/20 g
Leibniz Zoo; Leibniz*	⅓ Packung/25 g
Mini Zwiebra Milch-Schoko; Brandt/Bahlsen*	⅓ Packung/21 g
nimm2 Lachgummi; Storck*	5–7 Stück/20 g
Saltletts Kinderfarm; Lorenz*	⅓ Packung/25 g
Shaun das Schaf Gums; Limuh*	4–6 Stück/15 g
Shaun das Schaf Mini Butterkekse; Griesson-de Beukelaer*	8 Stück/ca. 30 g
Törööö! Benjamin Blümchen Torte, TK; Coppenrath & Wiese*	1 Stück/ca. 83 g

Durchschnittswerte pro Portion						pro 100 g bzw. ml
Kilo-kalorien	Eiweiß (g)	Fett (g)	Kohlen-hydrate (g)	Ballast-stoffe (g)	Brot-einheiten	Kilo-kalorien
142	2,0	7,3	17,1	k. A.	1,4	474
123	2,0	5,8	15,5	0,5	1,3	491
101	2,3	2,4	17,3	0,8	1,4	422
117	2,2	5,5	15,3	1,4	1,3	469
146	2,4	6,9	18,0	0,6	1,5	487
118	2,3	4,8	16	0.9	1,3	471
137	3,1	6,2	17,0	1,0	1,4	489
139	3,6	6,7	15,0	1,1	1,3	496
154	3,9	9,0	14,4	1,0	1,2	514
119	2,1	0,3	26,0	0,9	2,2	395
175	2,6	5,8	28,1	0,8	2,3	331
48	1,1	0,0	10,5	0,5	0,9	320
119	1,0	4,8	17,1	1,6	1,4	429
134	2,2	8,8	11,2	0,6	0,9	446
33	0,5	2,1	3,0	0,1	0,3	571
123	2,0	8,0	10,6	0,4	0,9	571
131	2,1	7,8	12,9	0,3	1,1	556
70	1,1	4,3	6,7	0,1	0,6	538
113	1,9	7,1	10,3	0,2	0,9	565
107	2,0	2,8	18,8	0,6	1,6	427
100	1,5	4,2	13,9	0,5	1,2	478
66	1,5	‹0,1	14,8	‹0,1	1,2	332
106	2,5	3,3	17,0	1,0	1,4	425
48	1,1	0,0	10,5	0,5	0,9	320
130	2,2	3,0	23,0	0,6	1,9	432
236	3,4	13,0	26,1	0,3	2,2	283

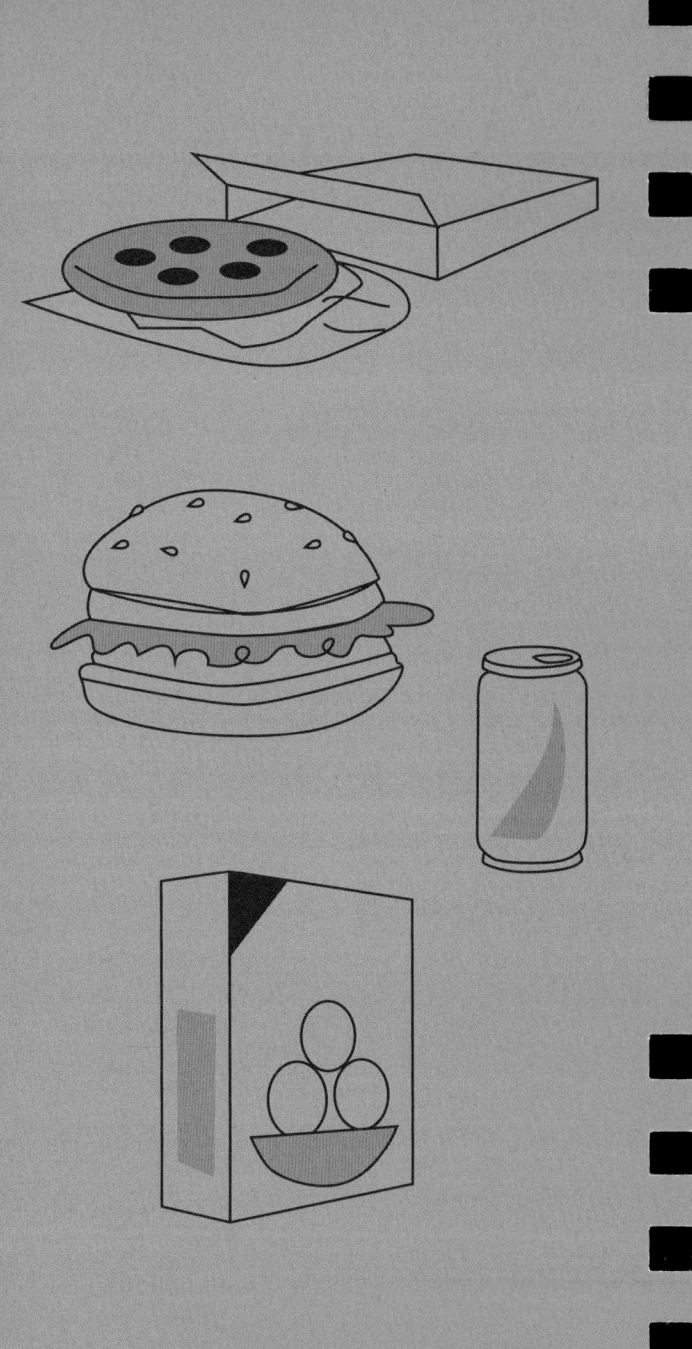

Fertigprodukte und Essen außer Haus

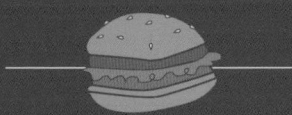

Fertigprodukte,
Essen außer Haus

Zeichen

*	Angabe laut Hersteller
+	Der Inhaltsstoff ist in Spuren enthalten.
<	Wert geringer als …
% vol	Volumenprozent

Abkürzungen

EL	Esslöffel
Fett i. Tr.	Fett in der Trockenmasse
g	Gramm
geh.	gehäuft
k. A.	keine Angabe
kcal	Kilokalorien (»Kalorien«)
ml	Milliliter
(Ö)	Österreich
TK	Tiefkühlkost, -produkt
TL	Teelöffel

Zeit sparen, aber gesund

Essen außer Haus und Fertigprodukte sind wegen unserer hektischen Lebensweise und der ausufernden Arbeitszeiten stetig auf dem Vormarsch. Berufstätige haben immer weniger Zeit zum Kochen. Gut jeder dritte Deutsche und Österreicher greift zumindest manchmal zu Fertiggerichten.

Pauschale Vorurteile sind fehl am Platz. Moderne Lebensmitteltechnik und strenge Kontrollen ermöglichen neben dem zeitsparenden Handling gute Qualität und lange Haltbarkeit. Zu bedenken ist ferner: Den Maßstäben gesunder Ernährung entspricht auch längst nicht jedes selbst gekochte Essen.

Fertigprodukte und Verpflegung außer Haus können bei guter Auswahl durchaus Teil einer gesunden Kost sein; die Produkte sind jedoch sehr verschieden. Oft liegt der Schwerpunkt zu sehr beim Fleisch, häufig ist zu viel Fett enthalten und zu wenig an Kohlenhydraten; Vollkorn wird kaum verwendet. Ein großes Manko vieler Fertigprodukte und Speisen in Restaurants ist ihr zu hoher Salzgehalt. Lesen Sie aufmerksam die Produktinformationen zum Energie- und Nährstoffgehalt.

Die wichtigsten Regeln

- Verzichten Sie möglichst aufs Nachsalzen. Nehmen Sie andere Gewürze und Kräuter, um ein Gericht geschmacklich aufzuwerten.
- Ergänzen Sie Fertigprodukte durch frische Lebensmittel wie Gemüserohkost vorweg oder frisches Obst als Nachtisch. Das kostet kaum Zeit. Auch in Kantinen gibt es meist ein entsprechendes Angebot.
- Wählen Sie beim Essen außer Haus gegrilltes, gedünstetes oder mit wenig Fett gebratenes Fleisch und Fisch. Meiden Sie Frittiertes und Paniertes. Dasselbe gilt für Kartoffeln: Nehmen Sie Salz- oder Ofenkartoffeln statt Pommes frites.
- Auch schwere Saucen wie Hollandaise, Tartare und Mayonnaise liefern zu viel Fett und Energie. Lassen Sie sich Öl und Essig getrennt zum Salat bringen und dosieren Sie sparsam.

Fertigprodukte und Essen außer Haus

Tüten- und Fertigsuppen

	Portionsgröße
Bihunsuppe, TK; Bofrost*	1 Beutel/400 g
Blumenkohl-Broccoli Suppe, Feinschmecker; Knorr*	1 Teller/250 ml
Bouillabaisse, TK; Costa	1 Packung/380 ml
Buchstabensuppe, Suppenliebe; Knorr*	1 Teller/250 ml
Champignon Cremesuppe, für Genießer; Maggi*	1 Teller/250 ml
Chili con Carne; Erasco*	½ Dose/400 g
Chili con Carne; Heinz*	1 Dose/405 g
China Nudel, Heisse Tasse; Erasco*	1 Beutel/200 ml
China-Nudelsuppe, TK; Eismann*	1 Beutel/300 ml
Cremige Broccoli-Kartoffelsuppe; Erasco*	1 Suppenteller/250 ml
Curry Cremesuppe, Feinschmecker; Knorr*	1 Teller/250 ml
Echte Mockturtle, Meica*	½ Dose/200 g
Erbsen-Eintopf; Erasco*	1 Dose/400 g
Erbsensuppen-Eintopf, TK; Bofrost*	¼ Packung/600 g
Feurige Thai-Suppe; Erasco*	⅔ Dose/260 ml
Flädlesuppe, für Genießer; Maggi*	1 Teller/250 ml
Fleischklößchen Suppe, Guten Appetit; Maggi*	1 Teller/250 ml
Fränkische Grünkerncremesuppe, Feinschmecker; Knorr*	1 Teller/250 ml
Gartengemüse Bouillon; Maggi*	1 Teller/250 ml
Graupeneintopf; Erasco	1 Dose/400 g
Grießklößchen Suppe, Suppenliebe; Knorr*	1 Teller/250 ml
Grießklößchen Suppe, für Genießer; Maggi*	1 Teller/250 ml
Hochzeits Suppe, Suppenliebe; Knorr*	1 Teller/250 ml
Hühner Nudel, Heisse Tasse; Erasco*	1 Beutel/200 ml
Hühner-Nudeltopf; Erasco*	1 Dose/400 g
Hühner-Reistopf; Erasco*	1 Dose/400 g
Hühnersuppe (mit Nudeln) Suppenliebe; Knorr*	1 Teller/250 ml
Kaiser Teller Suppe, Suppenliebe; Knorr*	1 Teller/250 ml
Kartoffel-Cremesuppe (mit Speck); Erasco*	½ Dose/195 ml
Kartoffel-Topf mit Würstchen, 1 Portion; Erasco*	1 Dose/400 g

	Durchschnittswerte pro Portion					pro 100 g bzw. ml
Kilo-kalorien	Eiweiß (g)	Fett (g)	Kohlen-hydrate (g)	Ballast-stoffe (g)	Brot-einheiten	Kilo-kalorien
164	11,2	2,8	23,2	1,6	1,9	41
123	2,5	7,5	12,5	0,9	1,0	49
171	21,7	4,6	10,3	1,5	0,9	45
90	4,0	1,0	18,0	1,0	1,5	35
105	2,3	3,8	15,3	0,5	1,3	42
388	23	14	36	14,0	3,0	97
328	21,9	4,9	42,5	k.A.	3,5	81
85	2,6	0,9	16,2	1,0	1,4	43
198	7,6	2,2	11,8	2,2	1,0	33
155	3,0	10,0	11,0	1,5	0,9	62
130	1,8	8,0	12,3	0,6	1,0	52
274	17,0	18,0	10,0	2,0	0,8	137
344	24,0	6,4	40,0	15,0	3,3	86
468	22,2	17,4	43,8	23,4	3,7	78
94	4,4	3,1	9,9	1,3	0,8	36
46	2,4	0,5	7,7	0,3	0,6	19
68	2,5	0,8	12,5	0,8	1,0	27
160	4,0	10,0	13,0	1,5	1,1	65
8	0,5	0,3	0,8	0,0	0,1	3
140	6,4	1,6	23,0	3,6	1,9	35
40	2,0	2,0	3,8	0,5	0,3	15
86	2,9	4,1	8,8	0,9	0,7	34
45	2	0,9	7,3	<0,5	0,6	18
89	3,4	0,9	16,1	1,6	1,3	45
204	9,2	9,6	19,0	1,6	1,6	51
228	8,8	8,8	28,0	1,6	2,3	57
75	4,0	0,5	13,0	0,8	1,1	30
65	2,0	1,8	8,8	0,5	0,7	25
191	3,7	13,7	11,5	1	1,0	98
260	8,0	10	31	3,2	2,6	65

Fertigprodukte und Essen außer Haus

Kartoffelsuppe mit Wiener Würstchen, TK; Bofrost*	1 Beutel/350 g
Käse-Lauchsuppe, TK; Bofrost*	1 Beutel/300 g
Klare Brühe, Das Original; Maggi*	1 Suppenteller/250 ml
Klare Gemüsebrühe; Maggi*	1 Suppenteller/250 ml
Klare Gemüsesuppe mit viel buntem Gemüse und Nudeln, für Genießer; Maggi*	1 Teller/250 ml
Klare Hühner-Bouillon; Maggi*	1 Suppenteller/250 ml
Klare Rinds-Bouillon; Maggi*	1 Suppenteller/250 ml
Krabbensuppe, Skandinavisch, für Genießer; Maggi*	1 Teller/250 ml
Kürbis Cremesuppe; Erasco*	⅔ Dose/250 ml
Lauch Cremesuppe, Feinschmecker; Knorr*	1 Teller/250 ml
Linsen-Eintopf, 1 Portion; Erasco*	1 Dose/400 g
Linsensuppe (mit Speck und Schweinebauch), TK; Bofrost*	1 Beutel/400 g
Markklößchen, 1 Portion; Erasco*	⅔ Dose/260 ml
Minestrone, vegetarisch, Aromapack; Knorr*	1 Beutel/390 g
Möhreneintopf (mit Hackbällchen), TK; Bofrost*	1 Beutel/400 g
Ochsenschwanzsuppe; Erasco*	1 Teller/250 ml
Ochsenschwanz Suppe, für Genießer; Maggi*	1 Teller/250 ml
Pfifferling Rahmsuppe; Erasco*	⅔ Dose/260 ml
Reistopf mit Fleischklößchen, 1 Portion; Erasco*	1 Dose/400 g
Rindfleisch-Nudeltopf, 1 Portion; Erasco*	1 Dose/400 g
Schwäbische Festtagssuppe, TK, nach Anleitung; Bofrost*	1 Suppenteller/280 g
Serbischer Bohnen-Eintopf, 1 Portion; Erasco*	1 Dose/400 g
Spargel Creme-Suppe; Erasco*	⅔ Dose/260 ml
Spargel-Cremesuppe weiß & grün, Feinschmecker; Knorr*	1 Teller/250 ml
Thai Suppe; Sonnen Bassermann, Struik Foods*	½ Dose/200 g
Tomate Nudel, Heisse Tasse; Erasco*	1 Beutel/200 ml
Tomaten Cremesuppe; Erasco*	⅔ Dose/260 ml
Tomatensuppe, Mediterran; Erasco*	⅔ Dose/260 ml
Tomaten Mozzarella Suppe, Feinschmecker; Knorr*	1 Teller/250 ml

	Durchschnittswerte pro Portion						pro 100 g bzw. ml
Kilo-kalorien	Eiweiß (g)	Fett (g)	Kohlen-hydrate (g)	Ballast-stoffe (g)	Brot-einheiten		Kilo-kalorien
266	11,6	15,1	19,6	2,8	1,6		76
339	15,9	23,7	12,9	4,5	1,1		113
8	0,5	0,3	0,5	0,0	0,0		3
8	1,0	0,3	0,3	0,0	0,0		3
87	3,7	1,0	14,5	2,4	1,2		35
25	1,0	1,3	3,0	0,0	0,3		10
15	0,8	1,0	0,5	0,1	0,0		6
79	3,6	2,0	11,5	0,4	1,0		32
138	1,3	7,5	13,0	3,1	1,1		53
120	2,5	6,3	13,0	1,2	1,1		48
316	18,0	8,0	38,0	7,6	3,2		79
388	18,4	11,6	43,6	16,8	3,6		97
135	3,4	8,6	10	0,8	0,8		52
148	6,6	3,1	21,4	3,5	1,8		38
312	10,8	18,4	22,4	6,0	1,9		78
130	4,3	7,3	10,0	0,8	0,8		52
70	2,7	0,5	13,4	0,4	1,1		28
151	1,8	12,0	8,8	1,0	0,7		58
224	6,8	9,2	27,6	2,8	2,3		56
172	9,2	5,2	20,8	3,2	1,7		43
230	6,6	14,8	16,7	1,9	1,4		82
244	12	4,8	34,0	6,0	2,8		61
120	1,8	8,3	8,6	0,5	0,7		46
125	7,5	2,5	11,3	1,3	0,9		50
80	5,6	3,4	6,4	k.A.	0,5		40
139	3,5	2,5	25,0	1,5	2,1		70
125	2,6	4,2	16,0	2,6	1,3		48
151	2,9	3,0	16,0	2,6	1,3		58
145	6,8	4,5	16,0	2,0	1,3		58

Fertigprodukte und Essen außer Haus

Portionsgröße

Tomatensuppe mit Reis, für Genießer; Maggi*	1 Teller/250 ml
Tomato Soup; Heinz*	1 Teller/250 g
Ungarische Gulaschsuppe; Erasco*	⅔ Dose/260 ml
Ungarische Gulaschsuppe, TK; Bofrost*	1 Beutel/350 g
Waldpilz Cremesuppe, für Genießer; Maggi*	1 Teller/250 ml
Waldpilz Nudel; Heisse Tasse; Erasco*	1 Beutel/200 g
Weißkohl-Kartoffeltopf; Erasco*	1 Dose/400 g
Westfälischer Linsen-Eintopf; Erasco*	1 Dose/400 g
Zwiebelsuppe Elsässer Art, Feinschmecker; Knorr*	1 Teller/250 ml
Zwiebel Suppe, Guten Appetit; Maggi*	1 Teller/250 ml

Kleine Fertiggerichte, Vorspeisen

Back Camembert mit Preiselbeeren; Alpenhain*	1 Stück/100 g
Back Emmentaler mit Preiselbeeren; Alpenhain*	1 Stück/100 g
Back Gouda mit Apfel-Dip; Alpenhain*	1 Stück/100 g
Baguette Grande mit Grillgemüse, TK; Eismann*	1 Stück/180 g
Baguette Grande Pomodori-Mozzarella, TK; Eismann*	1 Stück/190 g
Baguette Salami, TK; Eismann*	1 Stück/125 g
Baguette Tomate-Mozzarella, TK; Eismann*	1 Stück/125 g
Camembert, paniert, TK; Bofrost*	1 Stück ohne Zugaben/75 g
Clubsandwich mit Hühnerfleisch, Speck und Mayonnaise	1 Stück/310 g
Käse-Buttercroissant mit original Leerdammer; Ditsch*	1 Stück/95 g
Knoblauchbutter Baguette; Meggle*	1 Stück/160 g
Kräuterbutter Baguette; Meggle*	1 Stück/160 g
Leichtes Baguette Kräuter; Meggle*	1 Stück/160 g
Melone (¼) mit 4–5 dünnen Scheiben Schinken	1 Teller/250 g
Pizza Snack Classico; Ditsch*	1 Stück/145 g
Quiche Lorraine, TK; Bofrost*	1 Stück/150 g
Rösti-Baguette, Paprika-Tomaten-Broccoli, TK; Bofrost*	1 Stück/100 g
Schinken-Käse-Toast, aus dem Grill	1 Stück, 2 Scheiben Toast/87 g
Toast Hawaii	1 Stück/115 g

	Durchschnittswerte pro Portion						pro 100 g bzw. ml
Kilo-kalorien	Eiweiß (g)	Fett (g)	Kohlen-hydrate (g)	Ballast-stoffe (g)	Brot-einheiten		Kilo-kalorien
89	2,2	0,4	19,0	0,7	1,6		36
155	2,3	8,0	17,8	k.A.	1,5		62
135	7,3	6,0	11,0	2,3	0,9		52
268	17,5	11,9	21,0	3,5	1,8		77
107	2,3	4,3	15,0	1,0	1,3		43
131	2,7	4,5	20,0	0,7	1,7		66
140	4,0	2,4	20,0	7,2	1,7		35
260	16,0	3,6	36,0	7,2	3,0		65
100	2,5	6,3	10,0	1,0	0,8		40
45	1,0	0,7	8,1	0,4	0,7		18
298	12,0	18,0	21,0	k.A.	1,8		298
307	14,0	16,0	26,0	k.A.	2,2		307
278	18,0	14,0	19,0	k.A.	1,6		278
356	14,6	9,7	50,2	4,0	4,2		198
380	18,6	11,2	49,2	3,6	4,1		200
319	12,8	11,5	39,6	3,1	3,3		255
270	10,5	7,0	39,6	3,1	3,3		216
239	11,3	13,7	10,4	0,9	0,9		319
594	39,6	36,6	26,4	2,5	2,2		192
357	9,3	19,4	25,0	k.A.	2,1		376
510	10,1	22,4	67,2	4,3	5,6		319
504	10,1	22,4	65,6	4,3	5,5		315
371	12,2	11,7	46,4	15,5	3,9		232
242	14,6	9,4	24,8	1,4	2,1		97
355	13,2	13,1	34,4	k.A.	2,9		245
372	11,7	22,0	31,2	1,2	2,6		248
183	3,1	10,2	10,7	2,0	0,9		183
289	11,5	16,1	24,6	1,8	2,0		332
223	10,8	9,9	21,1	1,3	1,8		194

Fertigprodukte und Essen außer Haus

Fertigsalate

	Portionsgröße
Caesar's salad	1 Schale/150 g
Chefsalat	1 Teller, groß/435 g
Fitness Gemüsesalat; Nadler*	½ Becher/200 g
Fleischsalat, Bio; Alnatura*	1 Becher/150 g
Geflügelsalat, Bio; Alnatura*	1 Becher/125 g
Lunchtime, Griechischer Art; Bonduelle*	1 Packung/150 g
Lunchtime, Käse/Crouton; Bonduelle*	1 Packung/150 g
Lunchtime, Natur; Bonduelle*	1 Packung/200 g
Lunchtime, Schinken/Käse; Bonduelle*	1 Packung/150 g

Fleischgerichte

	Portionsgröße
Adana Kebap (Lamm, Rind, Huhn), TK; Mekkafood*	2 Stück/117 g
Asia-Knusperente; Eismann*	½ Packung/275 g
Beef Oriental (Rind), TK; Mekkafood*	2 Stück/167 g
Bratkartoffel Hähnchen Pfanne, TK; Frosta*	½ Beutel/250 g
Buletten (Huhn), TK; Mekkafood*	1 Stück/140 g
Burgunder Rindergulasch, TK; Eismann*	½ Packung/300 g
Cevapcici, TK; Hülshorst*	3 Stück/90 g
Chicken Hawaii, TK; Bofrost*	1 Stück/100 g
Chicken Nuggets Vollkorn, TK; Iglo*	4 Stück/80 g
Chicken Tandoori, TK; Eismann*	1 Beutel/250 g
Chicken Tikka Masala, TK; Eismann*	1 Beutel/250 g
Chicken Wings, TK; Bofrost*	ca. 4 Stück/160 g
Chinesische Knusperente, TK; Bofrost*	½ Schale/295 g
Cordon bleu vom Schwein, TK; Bofrost*	1 Stück/165 g
Currywurst, Curry King; Meica*	1 Schale/220 g
Döner Kebap (Rind, Huhn), TK; Mekkafood*	½ Packung/150 g
Entenfilet, mariniert, TK; Bofrost*	1 Stück/100 g
Frikadelle „Hausfrauen-Art", TK; Bofrost*	1 Stück/100 g
Geflügelfrikadellen, TK; Hülshorst*	1 Stück/120 g

	Durchschnittswerte pro Portion					pro 100 g bzw. ml
Kilo-kalorien	Eiweiß (g)	Fett (g)	Kohlen-hydrate (g)	Ballast-stoffe (g)	Brot-einheiten	Kilo-kalorien
355	10,5	29,4	11,5	1,6	1,0	237
457	32,1	31,1	11,3	1,9	0,9	105
170	2,0	10,0	18,0	k.A.	1,5	85
570	6,3	56,0	10,1	0,6	0,8	427
399	15,1	35,9	3,5	0,8	0,3	380
113	6,3	8,9	1,7	k.A.	0,1	75
153	8,7	9,8	7,7	k.A.	0,6	102
60	3,6	0,8	10,4	k.A.	0,9	30
107	9,9	6,9	1,4	k.A.	0,1	71
270	14,9	19,0	10,2	k.A.	0,8	231
450	32,3	32,7	4,7	3,9	0,4	164
444	19,2	37,7	8,0	k.A.	0,7	266
240	14,5	8,8	25,8	k.A.	2,1	96
241	16,0	15,4	9,7	3,2	0,8	172
197	25,5	3,9	10,5	2,7	0,9	66
191	13,6	11,9	7,2	0,5	0,6	212
178	18,1	8,7	6,6	0,5	0,6	155
205	11,2	9,6	10,4	1,8	0,9	256
535	23,3	42,5	12,3	4,8	1,0	214
503	21,3	37,8	17,5	3,8	1,5	201
285	26,2	17,8	5,1	0,2	0,4	178
407	34,5	24,8	10,3	1,8	0,9	138
256	30,2	7,9	15,0	1,8	1,3	155
473	17,6	33,0	26,4	k.A.	2,2	215
302	15,9	23,4	6,9	1,7	0,6	201
193	16,5	13,9	0,3	0,5	0,0	193
246	13,5	17,9	7,1	1,0	0,6	246
245	14,0	13,9	15,5	0,6	1,3	204

Fertigprodukte und Essen außer Haus

Geflügelhackfleischbällchen, TK; Hülshorst*	5 Stück/80 g
Geschnetzeltes Züricher Art (mit Nudeln); Erasco*	½ Dose/400 g
Geschnetzeltes Züricher Art; apetito*	1 Packung/500 g
Gokkelchen, TK; Bofrost*	1 Stück/70 g
Gulasch-Topf, 5 Minuten Terrine; Maggi*	1 Becher/240 g
Gulasch-Topf, Ungarische Art; Erasco*	1 Dose/400 g
Hackbraten nach Rezept	1 Scheibe/150 g
Hacksteaks mit Erbsen & Möhren und Kartoffelpüree; Erasco*	1 Menüschale/480 g
Hack-Wirsing Pfanne; apetito*	1 Packung/500 g
Hackbällchen Pfanne, TK; apetito*	1 Packung/500 g
Hackbällchen schwedischer Art, Köttbullar; Erasco*	1 Packung/480 g
Hackbällchen-Topf Diavolo; Erasco*	½ Dose/400 g
Hähnchen Curry (mit Reis), TK; Frosta*	½ Packung/250 g
Hähnchen Geschnetzeltes (mit Nudeln), TK; Frosta*	½ Packung/250 g
Hähnchen-Paprika Pfanne; apetito*	1 Packung/500 g
Hähnchen-Brustfilet in Currysauce, TK; Bofrost*	1 Beutel/300 g
Hähnchen-Schnitzel »Cordon bleu«, TK; Bofrost*	1 Stück/140 g
Hirschbraten in Waldpilz-Rahmsoße, TK; Bofrost*	1 Beutel/250 g
Hirschgulasch in Wildsoße, TK; Bofrost*	1 Beutel/250 g
Huhn Marengo (mit Pilzen, Tomaten, Flusskrebs und Ei)	¼ Huhn mit Beigaben/400 g
Hühner Frikassee, TK; Bofrost*	1 Beutel/300 g
Hühner Frikassee, TK; Frosta*	½ Packung/250 g
Hühnerfrikassee mit Erbsen & Möhren und Reis; Erasco*	1 Packung/480 g

| | Durchschnittswerte pro Portion | | | | | pro 100 g bzw. ml |
Kilo-kalorien	Eiweiß (g)	Fett (g)	Kohlen-hydrate (g)	Ballast-stoffe (g)	Brot-einheiten	Kilo-kalorien
186	11,4	11,7	8,6	0,4	0,7	233
324	13,2	16,8	27,6	2,8	2,3	81
555	27,0	17,5	66,0	6,5	5,5	111
135	10,0	6,9	8,2	0,4	0,7	193
240	9,2	6,7	34,0	3,4	2,8	100
368	17,2	17,2	33,6	4,0	2,8	92
401	29,0	26,9	10,6	1,1	0,9	269
437	18,7	21,1	37,4	9,6	3,1	91
470	18,5	26,0	36,0	9,0	3,0	94
595	21,5	35,0	44,5	8,5	3,7	119
485	15,4	26,4	42,2	6,7	3,5	101
380	14,4	18,8	36,4	3,2	3,0	95
253	13,5	7,3	31,5	3,5	2,6	101
260	20,6	6,5	32,5	3,5	2,7	104
291	28,8	9,0	22,2	2,4	1,9	97
210	25,1	4,8	16,0	1,3	1,3	148
235	29,8	6,0	15,0	0,8	1,3	94
255	31,0	7,8	14,8	0,8	1,2	102
708	62,2	43,8	9,6	2,5	0,8	177
300	32,4	13,8	11,4	0,6	1,0	100
368	15,5	20,5	29,5	2,0	2,5	147
504	28,8	17,3	52,8	5,3	4,4	105

Fertigprodukte und Essen außer Haus

Jägerhackbällchen; Erasco*	½ Dose/395 g
Jägerpfanne, Schlemmerpfanne; apetito*	½ Packung/300 g
Jägerschnitzel	1 Stück/265 g
Kohlroulade; Erasco*	1 Dose (2 Stück)/400 g
Kohlrouladen, TK; Bofrost*	1 Stück/200 g
Königsberger Klopse; Erasco*	2 Stück/266 g
Königsberger Klopse in Kapernsauce, TK; Bofrost*	1 Beutel/250 g
Kroketten (mit Rindfleischragout), TK; Mekkafood*	2 Stück/140 g
Marinierte Springbocksteaks, TK; Eismann*	1 Stück/80 g
Mexican Chicken (mit Reis), TK; Frosta*	½ Packung/250 g
Mini-Bifteki, TK; Bofrost*	ca. 6 Stück/100 g
Perlhuhn in Pilzsahnesauce, TK; Eismann*	1 Packung/250 g
Putenschnitzel, paniert, TK; Eismann*	1 Stück/200 g
Putenstreifen Pfanne; apetito*	1 Packung/500 g
Ragout fin aus Geflügel- und Kalbsfleisch; Meica*	½ Dose/200 g
Ragout fin aus Kalbfleisch	1 Suppenteller/300 g
Rahmbeuschel, TK; Eismann*	1 Beutel/280 g
Rehgulasch in Steinpilz-Balsamico-Sauce, TK; Eismann*	1 Packung/250 g
Rinderbraten „Burgunder Art", TK; Eismann*	½ Packung/250 g
Rinderbraten in Sauce, TK; Bofrost*	1 Beutel/250 g
Rinderrouladen in Bratensoße, TK; Bofrost*	1 Stück/250 g
Rinderrouladen nach Hausfrauenart, TK; Eismann*	1 Beutel/250 g
Rindfleischpfanne „Rheinische Art" (mit Apfel), TK; Eismann*	½ Packung/400 g
Rindfleischpfanne Stroganoff, TK; Bofrost*	⅓ Packung/330 g
Rindsgulasch in Zwiebel-Rotwein-Soße, TK; Bofrost*	½ Packung/300 g
Rostbraten Esterhazy (mit Gemüsejulienne in Rahmsauce)	1 Scheibe/360 g
Rostbratwurst mit Sauerkraut und Kartoffelpüree, Wiesn Wirt; Meica*	1 Schale/400 g
Sauerbraten in Soße, TK; Bofrost*	1 Beutel/250 g
Sauerbraten Rheinische Art, TK; Eismann*	½ Beutel/250 g

	Durchschnittswerte pro Portion					pro 100 g bzw. ml
Kilo-kalorien	Eiweiß (g)	Fett (g)	Kohlen-hydrate (g)	Ballast-stoffe (g)	Brot-einheiten	Kilo-kalorien
431	20,0	32,0	20,0	1,6	1,7	109
246	12,0	6,0	33,0	5,4	2,8	82
394	36,6	25,1	5,4	1,8	0,5	149
280	11,0	17,0	18,0	5,6	1,5	70
216	11,0	13,0	12,0	3,0	1,0	108
354	13,0	27,0	16,0	0,5	1,3	133
365	17,8	26,5	13,2	1,2	1,1	146
252	14,0	11,2	23,8	1,4	2,0	180
91	17,2	2,4	0,2	‹0,1	0,0	114
250	14,5	4,3	36,0	4,8	3,0	100
300	15,2	21,0	12,0	1,0	1,0	300
335	31,3	18,5	9,5	2,5	0,8	134
429	31,6	18,4	33,0	2,4	2,8	214
435	24,5	12,5	48,0	8,0	4,0	87
294	22,0	20,0	6,0	1,0	0,5	147
366	30,9	20,3	11,8	1,3	1,0	122
241	21,6	12,6	9,8	0,8	0,8	86
234	30,5	7,3	10,5	2,3	0,9	94
200	22,5	5,0	13,3	1,3	1,1	80
250	37,0	7,5	8,2	1,2	0,7	100
242	31,2	8,8	8,8	2,2	0,7	97
167	19,5	7,0	5,5	1,8	0,5	67
359	17,2	6,8	54,8	4,8	4,6	90
304	21,8	5,9	39,6	2,6	3,3	92
216	21,0	7,2	11,4	4,2	1,0	72
515	31,2	40,8	10,3	2,5	0,9	143
412	16,0	26,0	26,0	4,0	2,2	103
305	33,8	8,8	21,2	2,5	1,8	122
234	28,0	4,8	18,8	1,8	1,6	93

Fertigprodukte und Essen außer Haus

Schlesisches Himmelreich (Schweinebauch mit Backobst)	
	1 Teller, groß/300 g
Schweinebraten (mit Rotkohl und Kartoffelpüree); Erasco Menü*	
	1 Packung/480 g
Schweinebraten in Malzbier-Zwiebel-Soße; Bofrost*	1 Packung/250 g
Schweinegeschnetzeltes Züricher Art, TK; Eismann*	½ Packung/300 g
Steakhouse Pfanne, TK; Frosta*	1 Beutel/250 g
Steaklets, TK; Iglo*	2 Stück/150 g
Szegediner Krautfleisch	1 Teller, groß/375 g
Tafelspitz (mit Meerrettichsauce), TK; Bofrost*	1 Beutel/250 g
Vitello Tonnato, TK; Bofrost*	1 Schale/200 g
Wiener Hähnchen-Schnitzel, TK; Bofrost*	1 Stück, klein/125 g
Wiener Schnitzel	1 Stück/180 g
Wikinger Pfanne (mit Fleischbällchen), TK; Eismann*	⅓ Packung/333 g

Fischgerichte

Backfisch, TK; Bofrost*	1 Stück/63 g
Backfisch, TK; Eismann*	1 Stück/110 g
Backteig-Tintenfischringe, TK; Bofrost*	ca. 10 Stück/140 g
Calamares à la Romana, TK; Eismann*	¼ Packung/125 g
Dorsch in Senfsoße, TK; Eismann*	½ Packung/250 g
Filetto Gartenkräuter, TK; Eismann*	¼ Packung/125 g
Fischfilet Müllerin (unzuber.), TK; Bofrost*	1 Stück/125 g
Fisch-Filetinis in Dill-Rahmsauce, TK; Bofrost*	½ Packung/300 g
Fisch-Filetinis in Paprika-Sahnesauce, TK; Bofrost*	½ Packung/300 g
Fischfrikadelle, TK; Iglo*	1 Stück/75 g
Fischstäbchen, TK; Bofrost*	1 Stück/30 g
Fischstäbchen Vollkorn, TK; iglo*	1 Stück/30 g
Fischtopf Rügener Art, TK; Bofrost*	¼ Packung/250 g
Garnelen in Knusperpanade, TK; Costa*	¼ Packung/150 g
Garnelen in Kräutersoße, TK; Bofrost*	⅓ Packung/150 g
Garnelenpfanne Knoblauch, TK; Costa*	½ Packung/138 g

| | Durchschnittswerte pro Portion | | | | | pro 100 g bzw. ml |
Kilo-kalorien	Eiweiß (g)	Fett (g)	Kohlen-hydrate (g)	Ballast-stoffe (g)	Brot-einheiten	Kilo-kalorien
357	12,9	23,7	31,7	5,5	2,6	119
374	22,0	12,0	40,0	6,2	3,3	78
225	25,0	7,5	13,5	1,0	1,1	90
297	24,0	17,1	10,5	2,4	0,9	99
308	13,3	12,3	31,3	9,5	2,6	123
275	19,5	16,5	11,6	0,8	1,0	183
346	11,6	36,1	9,8	3,9	0,8	92
295	28,8	15,0	10,5	1,8	0,9	118
386	33,6	27,0	2,0	k.A.	0,2	193
302	23,1	13,1	22,6	0,5	1,9	242
482	32,6	26,3	28,8	3,8	2,4	268
546	14,0	39,0	32,3	4,7	2,7	164
105	8,3	4,9	6,8	0,3	0,6	168
234	14,6	10,9	17,7	3,3	1,5	213
291	9,8	15,7	26,6	2,4	2,2	208
256	9,0	13,0	25,1	1,1	2,1	205
210	25,8	9,3	7,5	1,3	0,6	88
106	16,3	4,1	0,9	0,0	0,1	85
116	17,9	0,8	9,5	0,1	0,8	93
285	24,6	17,4	6,6	1,2	0,6	95
261	26,1	12,6	9,9	1,5	0,8	87
113	8,9	1,4	15,5	1,7	1,3	151
58	3,9	2,6	4,6	0,4	0,4	192
58	4,2	2,4	4,5	0,7	0,4	193
292	18,2	20,3	8,2	2,0	0,7	117
320	11,6	12,0	39,8	3,3	3,3	213
387	18,3	33,5	1,5	3,6	0,1	258
219	10,3	17,2	5,2	1,1	0,4	159

Fertigprodukte und Essen außer Haus

Portionsgröße

Goldknusper-Filets Goldback, TK; Iglo*	1 Stück/100 g
Goldknusper-Filets Käse-Kräuter, TK; Iglo*	1 Stück/100 g
Großmutters Fischpfanne (mit Gemüse & Kartoffeln), TK; Bofrost*	⅓ Packung/333 g
Kap Seehecht „Piccata" (Ei-Käsehülle), TK; Eismann*	1 Stück/150 g
Knusperfisch Aioli, TK; Eismann*	1 Stück/145 g
Lachsfilet Dill-Zitrone, TK; Costa*	1 Stück/113 g
Lachsfilet in Blätterteig Spinat, TK; Costa*	1 Stück/150 g
Lachslasagne Blattspinat, TK; Costa*	1 Packung/380 g
Miesmuscheln Mediterran (in Knoblauch-Kräuter-Sauce), TK; Costa*	½ Packung/225 g
Miesmuscheln in Weißweinsoße, TK; Eismann*	½ Packung (o. Abfall)/156 g
Pazifische Scholle Sylter Art, TK; Iglo*	2 kleine Filets/125 g
Schlemmerfilet Gourmet, TK; Bofrost*	1 Stück/200 g
Schlemmerfilet-Portionen "à la Française", TK; Eismann*	1 Stück/200 g
Schollenfilets Sylter Art, TK; Costa*	½ Packung/125 g
Seehechtfilet in Dillsauce mit Blattspinat und Kartoffelpüree; Sonnen Bassermann, Struik Foods*	1 Packung/400 g
Seemannsschmaus, TK; Iglo*	1 Stück/75 g
Sushi, TK; Costa*	ca. 5 Stück/115 g
Wildlachs in Blätterteig & Honig-Senf-Sauce, TK; Frosta*	1 Stück/150 g
Wildlachs in Spinat-Rahmsoße, TK; Bofrost*	1 Beutel/250 g

Gemüse- und Kartoffelgerichte

1.2.3 Frites Original, TK; McCain*	ca. 30 Stück/150 g
Apfel-Rotkohl (mit Schweineschmalz); Bofrost*	⅓ Packung/200 g
Asiatisches Pfannengemüse, TK; Bofrost*	⅓ Packung/200 g
Backofen-Herzogin-Kartoffeln, TK; Bofrost*	5 Stück/90 g
Backofen Knusperfrites, TK; Bofrost*	1 Teller, klein/200 g
Backofen-Kroketten, TK; Bofrost*	1 Teller, klein/75 g
Backofen-Röstis, TK; Bofrost*	2 Stück/112 g

	Durchschnittswerte pro Portion					pro 100 g bzw. ml
Kilo-kalorien	Eiweiß (g)	Fett (g)	Kohlen-hydrate (g)	Ballast-stoffe (g)	Brot-einheiten	Kilo-kalorien
194	12,0	7,6	19,0	0,9	1,6	194
263	13,1	16,5	15,0	0,9	1,3	263
373	20,0	20,0	25,3	6,0	2,1	112
191	37,1	15,9	5,1	0,2	0,4	208
302	17,3	16,0	21,0	2,6	1,8	208
209	20,8	13,9	2,1	0,0	0,2	186
357	13,7	20,4	28,8	2,0	2,4	238
608	34,2	32,3	43,7	3,0	3,6	160
61	5,0	2,5	4,3	0,2	0,4	27
108	14,2	4,2	0,9	0,0	0,1	69
276	14,9	13,3	23,8	1,1	2,0	221
276	27,0	14,0	10,4	0,6	0,9	138
394	22,2	28,0	13,0	0,8	1,1	197
205	14,5	5,6	23,6	1,0	2,0	164
296	18,0	16,4	14,0	9,6	1,2	74
179	9,5	9,6	13,1	0,9	1,1	238
305	12,2	4,6	64,4	0,9	5,4	152
402	12,9	26,6	27,0	1,5	2,3	268
255	25,8	13,0	8,5	0,2	0,7	102
230	4,5	7,5	34,5	3,0	2,9	153
132	1,8	3,4	22,0	3,2	1,8	66
114	3,6	5,2	11,0	4,4	0,9	57
171	3,2	8,6	19,1	2,5	1,6	190
346	4,2	14,4	47,4	5,2	4,0	173
158	4,0	6,6	19,8	2,0	1,7	211
213	2,6	10,0	26,8	2,7	2,2	190

Fertigprodukte und Essen außer Haus

	Portionsgröße
Bauernschmaus (Bratkartoffeln mit Ei und Speck)	1 Teller, mittel/300 g
Blattspinat mit Feta, TK; Iglo*	½ Packung/150 g
Blattspinat mit Gorgonzola, TK; Iglo*	½ Packung/150 g
Blattspinat mit Philadelphia, TK; Iglo*	½ Packung/150 g
Blumenkohl-Kartoffel-Auflauf, TK; Eismann*	¼ Packung/250 g
Blumenkohlröschenin Käsesoße, TK; Bofrost*	¼ Packung/250 g
Bohnen im Speckmantel, TK; Eismann*	3 Stück/135 g
Butter Leipziger Allerlei, TK; Iglo*	½ Packung/150 g
Butterpfannengemüse, TK; Bofrost*	½ Packung/200 g
Champignons paniert, TK; Bofrost*	¼ Packung/125 g
Chinesische Gemüse-Pfanne (zuber. in Öl), TK; Iglo*	⅓ Packung/160 g
Country Potatoes Classic, TK; McCain*	¼ Packung/150 g
Country Potatoes Crispy BBQ, TK; McCain*	¼ Packung/150 g
Crème-fraîche-Broccoli-Gemüsemischung; Bofrost*	⅕ Packung/200 g
Edles Pilzragout, TK; Bofrost*	⅕ Packung/150 g
Falafel/Kichererbsenbällchen	7–8 Stück/150 g
Frico (Kartoffeln mit Käse), TK; Bofrost*	¼ Packung/125 g
Gebackene Bohnen; Erasco*	½ Dose/200 g
Gemüse Pfanne Balkan, TK; Frosta*	1 Teller, klein/200 g
Gemüse Pfanne Italia Tradizionale, TK; Bofrost*	1 Teller, klein/200 g
Gemüse Pfanne Karibik, TK; Frosta*	1 Teller, klein/200 g
Gemüse Pfanne Thai, TK; Frosta*	1 Teller, klein/200 g
Gemüse Pfanne Toskana, TK; Frosta*	1 Teller, klein/200 g
Gemüse Pilz Pfanne (zuber. in Öl), TK; Iglo*	⅓ Packung/160 g
Gemüse Burger, TK; Iglo*	1 Stück/125 g
Gemüsestäbchen, TK; Bofrost*	1 Stück/37 g
Grüne Bohnen mit Speck, TK; Iglo*	⅓ Packung/160 g
Grünkohl, mit herzhaft-deftiger Kohlwurst und Kartoffelwürfeln; Erasco*	1 Packung/370 g
Grünkohl, nach Oldenburger Art; Kühne*	1 Teller, klein/200 g
Hack-Wirsing-Auflauf, TK; Bofrost*	1 Schale/400 g
Holsteiner Grünkohl, mit 1 % Gänseschmalz; Kühne*	1 Teller, klein/200 g

	Kilo-kalorien	Eiweiß (g)	Fett (g)	Kohlen-hydrate (g)	Ballast-stoffe (g)	Brot-einheiten	pro 100 g bzw. ml Kilo-kalorien
				Durchschnittswerte pro Portion			
	522	20,3	31,8	38,7	5,4	3,2	174
	117	6,3	6,8	6,8	2,1	0,0	78
	128	6,5	8,1	6,3	2,0	0,0	85
	137	4,8	11,0	4,2	1,9	0,0	91
	232	11,0	11,5	19,5	3,3	1,6	93
	260	11,8	6,8	12,8	4,0	0,7	104
	255	7,7	23,0	2,2	4,1	0,0	188
	128	3,5	7,8	8,4	5,0	0,0	85
	210	4,8	14,2	12,6	6,0	0,0	105
	308	7,8	20,0	23,9	0,8	2,0	246
	95	3,4	4,1	9,8	3,5	0,0	59
	212	3,8	7,5	30,0	4,5	2,5	141
	212	3,8	7,5	33,8	3,0	2,8	141
	142	4,8	8,4	9,4	4,8	0,4	71
	149	3,6	11,4	5,7	4,1	0,0	99
	356	11,9	19,7	32,7	9,4	2,7	237
	269	15,4	15,0	15,9	4,4	1,3	215
	138	8,6	1,6	20,4	3,4	1,7	69
	100	3,0	4,6	9,6	4,2	0,0	50
	96	3,0	4,4	9,6	3,2	0,0	48
	90	2,6	3,2	10,8	4,0	0,3	45
	78	2,8	1,8	9,6	6,4	0,0	39
	82	3,0	3,8	6,6	4,8	0,0	41
	120	3,3	5,9	11,0	3,6	0,5	75
	222	5,6	9,6	27,0	4,6	2,3	178
	80	2,0	3,8	8,8	0,9	0,7	215
	105	3,2	6,8	5,8	3,5	0,0	66
	507	21,0	36,0	20,0	9,0	1,7	137
	84	7,0	1,8	5,6	k.A.	0,0	42
	524	23,6	33,2	30,4	4,8	2,5	131
	100	7,0	3,4	5,6	k.A.	0,0	50

Fertigprodukte und Essen außer Haus

Holsteiner Apfelrotkohl, mit 1 % Gänseschmalz; Kühne*	1 Teller, klein/200 g
Kartoffel Püree, Das Lockere; Maggi*	1 Beutel, verzehrfertig/200 g
Kartoffel-Sahne-Gratin, TK; Bofrost*	1 Stück/120 g
Kartoffelbrei/-püree	2 Tassen, groß/250 g
Kartoffelbrei/-püree, Flocken, trocken	ca. 3 EL/25 g
Kartoffelbrei, mit Crème fraîche und Schnittlauch, 5 Minuten Terrine; Maggi*	1 Becher, zubereitet/200 g
Kartoffelbrei, mit Erbsen und Möhren, 5 Minuten Terrine; Maggi*	1 Becher, zubereitet/220 g
Kartoffelchips	ca. 10 Stück/25 g
Kartoffelklöße halb und halb TK; Bofrost*	2 Stück/150 g
Knusperwellen mit Kräutern, TK; McCain*	¼ Packung/150 g
Letscho (Paprika-Zwiebel-Gemüse), TK; Bofrost*	½ Beutel/250 g
Mandelkroketten mit Alpenbutter, TK; Eismann*	¼ Packung/150 g
Pommes frites, verzehrfertig	ca. 30 Stück/150 g
Pommes frites Golden Longs, TK; McCain*	ca. 30 Stück/150 g
Rahmspinat, TK; Bofrost*	⅓ Packung/170 g
Rahmspinat, TK; Iglo*	⅓ Packung/170 g
Ratatouille, TK; Bofrost*	½ Schale/200 g
Reibekuchen, TK; Bofrost*	1 Stück/60 g
Rosmarin-Kartoffeln, TK; Bofrost*	¼ Packung/225 g
Rösti, TK; McCain*	1 Stück/45 g
Spinat-Kartoffel-Auflauf	1 Teller/350 g
Stampf Kartoffeln; Maggi*	½ Beutel, verzehrfertig zuber./200 g
Steakhouse Frites, TK; McCain*	ca. 30 Stück/150 g
Veggie Frittata, TK; Bofrost*	⅓ Packung/330 g
Vollwert-Gemüse-Puffer, TK; Bofrost*	1 Stück/60 g

Nudel- und Reisgerichte, Pizza

Asia-Pfanne „Shanghai" (Nudeln, Gemüse), TK; Eismann*	⅓ Packung/333 g
Asia-Pfanne "Süß-Sauer" (Huhn, Nudeln), TK; Bofrost*	⅓ Packung/330 g

	Durchschnittswerte pro Portion					pro 100 g bzw. ml
Kilo-kalorien	Eiweiß (g)	Fett (g)	Kohlen-hydrate (g)	Ballast-stoffe (g)	Brot-einheiten	Kilo-kalorien
144	2,6	2,2	26,0	k.A.	2,2	72
172	3,6	7,3	22,0	1,8	1,8	86
186	4,4	10,0	18,2	2,9	1,5	155
271	5,7	10,9	36,1	3,0	3,0	109
84	1,8	0,1	18,8	1,5	1,6	334
248	4,5	15,0	25,0	2,4	2,1	124
198	4,0	8,2	27,0	2,9	2,3	90
135	1,4	9,9	10,1	1,1	0,8	539
162	2,3	0,2	36,3	3,3	3,0	108
251	3,0	9,0	36,8	5,3	3,1	167
165	3,8	5,0	24,3	3,8	k.A.	66
337	5,0	18,0	36,0	5,3	3,0	224
435	6,3	21,8	53,6	6,0	4,5	290
279	4,5	12,0	36,8	3,0	3,1	186
87	3,7	5,6	4,1	2,9	0,0	51
92	6,0	4,4	5,6	3,1	0,0	53
248	2,8	18,8	15,6	2,2	0,0	124
82	1,3	1,9	14,4	1,3	1,2	137
338	5,9	13,3	46,6	4,3	3,9	150
86	0,9	3,8	11,3	1,4	0,9	191
385	16,2	20,6	34,1	4,9	2,8	110
188	4,9	6,5	26,0	3,2	2,2	94
249	4,5	9,0	36,0	3,0	3,0	166
406	17,8	23,1	29,4	4,6	2,5	123
97	2,6	4,3	10,9	2,2	0,9	162
323	12,7	9,0	44,6	6,3	3,7	97
310	17,2	6,3	43,6	5,9	3,6	94

Fertigprodukte und Essen außer Haus

Portionsgröße

Asia-Pfanne Teriyaki (nudeln, Huhn), TK; Bofrost*	⅓ Packung/ca. 330 g
Asia Thai Hot Chili Nudeln, Bechergericht; Knorr*	1 Packung/270 g
Bami Goreng (Nudeln, Huhn), TK; Frosta*	⅓ Packung/330 g
Basmati-Gemüse-Reis, TK; Bofrost*	¼ Packung/125 g
Basmatireis mit Mandeln und Rosinen, TK; Eismann*	1 Beutel/200 g
Bistro Baguette Champignon, TK; Dr. Oetker*	1 Stück/125 g
Bistro Baguette Rustique Ratatouille, TK; Dr. Oetker*	1 Stück/125 g
Bistro Baguette Salami, TK; Dr. Oetker*	1 Stück/125 g
Bratreis-Pfanne (Gemüse & Ei), TK; Eismann*	¼ Packung/ca. 250 g
Broccoli-Nudelauflauf, TK; Bofrost*	1 Schale/400 g
Cannelloni alla Carne, TK; Eismann*	1 Schale/350 g
Cannelloni-Ricotta-Spinat, TK; Bofrost*	1 Beutel/300 g
Couscous Oriental, TK; Frosta*	½ Packung/250 g
Express Curryreis Indien; Uncle Ben's®*	1 Packung/125 g
Express Reis Chinesisch; Uncle Ben's®*	1 Packung/125 g
Express Reis Griechisch; Uncle Ben's®*	1 Packung/125 g
Express Reis Italienisch Tomate & Mascarpone; Uncle Ben's®*	
	1 Packung/125 g
Express Reis Mediterran; Uncle Ben's®*	1 Packung/125 g
Express Reis Mexikanisch; Uncle Ben's®*	1 Packung/125 g
Express Reis RisiBisi; Uncle Ben's®*	1 Packung/125 g
Fettuccine Wildlachs & Shrimps, TK; Frosta*	½ Packung/250 g
Gemüse-Lasagne, TK; Bofrost*	1 Packung/400 g
Gemüseravioli; Alnatura*	1 Dose/400 g
Gemüse-Wildreis-Mischung, TK; Bofrost*	¼ Packung/ca. 250 g
Gnocchi in Blattspinat-Käse Sauce, La Pasta; Maggi*	½ Beutel/270 g
Gnocchi alla Sorrentina, TK; Eismann*	⅓ Packung/ca. 250 g
Herzhafter Flammkuchen, TK; Wagner*	1 Packung/300 g
India Chicken (Nudeln, Huhn), TK; Frosta*	½ Packung/250 g
Käsespätzle, TK; Bofrost*	⅓ Packung/ca. 300 g

						pro 100 g bzw. ml
Kilo-kalorien	Eiweiß (g)	Fett (g)	Kohlen-hydrate (g)	Ballast-stoffe (g)	Brot-einheiten	Kilo-kalorien
366	23,8	10,2	41,9	4,9	3,5	111
180	7,0	1,5	33,0	2,5	2,8	65
366	24,4	11,2	38,3	7,6	3,2	111
172	2,3	5,5	27,2	1,0	2,3	138
364	7,2	10,2	59,0	3,8	4,9	182
283	8,1	11,3	35,8	k.A.	3,0	226
273	8,1	9,6	36,6	k.A.	3,1	218
308	10,0	12,9	36,6	k.A.	3,1	246
309	10,0	11,3	40,0	3,8	3,3	124
552	20,4	24,0	61,2	5,6	5,1	138
527	29,1	21,7	52,5	2,8	4,4	151
363	18,3	14,4	38,4	3,0	3,2	121
285	7,5	8,3	42,0	6,5	3,5	114
213	4,3	4,3	38,4	1,6	3,2	170
203	4,4	3,4	38,1	1,0	3,2	162
193	4,0	3,8	35,0	1,4	2,9	154
235	4,6	7,0	38,1	1,3	3,2	188
214	4,6	4,1	38,9	1,3	3,2	171
199	4,5	3,3	37,4	1,1	3,1	159
188	4,0	2,6	36,5	0,9	3,0	150
263	12,8	7,5	34,5	3,5	2,9	105
480	14,4	24,4	47,2	6,8	3,9	120
340	9,2	2,8	66,0	7,6	5,5	85
275	10,0	7,5	39,5	5,0	3,3	110
269	11,0	2,6	50,8	0,4	4,2	100
350	11,3	6,0	60,5	4,5	5,0	140
735	21,9	43,2	65,1	4,5	5,4	245
273	15,8	7,8	32,8	4,3	2,7	109
653	23,4	26,4	77,9	5,6	6,5	198

Fertigprodukte und Essen außer Haus

Portionsgröße

Lachs-Lasagne, TK; Eismann*	1 Schale/400 g
Lachs-Wildreispfanne, TK; Bofrost*	⅓ Packung/330 g
Lahmacun/Türkische Pizza, TK; Mekkafood*	1 Stück/150 g
Lasagne Bolognese	1 Stück/425 g
Lasagne Bolognese, TK; Bofrost*	1 Schale/400 g
Linguine al tonno, TK; Bofrost*	⅓ Packung/330 g
Linguine Gamberetti, TK; Bofrost*	½ Packung/375 g
Makkaroni-Auflauf, TK; Eismann*	1 Schale/400 g
Mediterrane Zartweizenpfanne, TK; Eismann*	⅓ Packung/333 g
Muschelnudeln mit Activ Gerichte; Knorr*	½ Packung/260 g
Nasi Goreng, TK; Bofrost*	⅓ Packung/330 g
Nasi Goreng, TK; Frosta*	½ Packung/250 g
Paella, TK; Bofrost*	⅓ Packung/330 g
Paella, TK; Eismann*	⅓ Packung/333 g
Paella, TK; Frosta*	½ Packung/250 g
Paella, Hähnchen, TK; Frosta*	½ Packung/250 g
Pappardelle ai Funghi, TK; Bofrost*	1 Packung/300 g
Pappardelle Crème Spinaci, TK; Frosta*	½ Packung/250 g
Penne Gorgonzola, TK; Frosta*	½ Packung/250 g
Penne mit Broccoli und Frühlingskräutern, Activ Gerichte; Knorr*	½ Packung/280 g
Penne „Tomaten-Mozzarella", TK; Eismann*	⅓ Packung/333 g
Penne Vier-Käse (mit Spinat), TK; Bofrost*	⅓ Packung/330 g
Pfifferling-Reis-Mischung, TK; Bofrost*	⅓ Packung/300 g
Piccini Salami, TK; Eismann*	3 Stück/100 g
Piccolinis Salami, TK; Wagner*	3 Stück/90 g
Piccolinis Thunfisch, TK; Wagner*	3 Stück/90 g
Piccolinis Tomate-Mozzarella, TK; Wagner*	3 Stück/90 g
Pide, TK; Mekkafood*	1 Stück/200 g
Pizza alla Diavola, TK; Bofrost*	1 Stück/360 g
Pizza Arrabiata, Ristorante, TK; Dr. Oetker*	1 Stück/485 g
Pizza Champignon, Steinofen, TK; Wagner*	1 Stück/350 g

	Durchschnittswerte pro Portion					pro 100 g bzw. ml
Kilo-kalorien	Eiweiß (g)	Fett (g)	Kohlen-hydrate (g)	Ballast-stoffe (g)	Brot-einheiten	Kilo-kalorien
598	37,2	36,0	29,2	4,4	2,4	150
370	16,5	16,2	37,6	3,3	3,1	112
320	16,2	7,1	47,6	3,5	4,0	213
786	39,4	46,7	53,0	3,1	4,4	185
640	25,6	35,2	53,2	4,8	4,4	160
462	17,5	19,8	51,8	3,3	4,3	140
499	23,2	13,5	69,0	4,9	5,8	133
641	33,2	32,8	51,2	4,0	4,3	160
308	11,0	8,3	44,3	6,0	3,7	93
317	9,4	9,2	45,0	5,0	3,8	121
452	24,8	22,1	35,0	6,3	2,9	137
243	15,5	4,8	32,3	4,5	2,7	97
436	20,8	17,2	47,5	3,6	4,0	132
348	21,9	5,0	52,4	2,8	4,4	105
283	14,0	9,5	33,8	2,8	2,8	113
268	15,0	11,3	24,8	4,0	2,1	107
423	18,6	12,6	58,5	k.A.	4,9	141
313	11,5	11,5	39,8	3,5	3,3	125
355	13,3	14,8	40,5	3,3	3,4	142
300	9,1	9,6	41,0	4,1	3,4	109
448	16,3	13,7	62,3	5,3	5,2	135
488	21,1	17,2	60,1	4,6	5,0	148
372	9,6	15,0	47,4	5,1	4,0	124
273	10,7	12,5	29,1	0,7	2,4	273
234	9,4	10,1	25,5	1,8	2,1	260
217	9,7	9,0	23,4	1,7	2,0	241
191	4,1	7,1	22,8	1,5	1,9	212
418	22,8	7,4	64,6	6,4	5,4	209
702	34,6	26,3	76,7	9,4	6,4	195
1193	41,2	62,6	111,6	k.A.	9,3	246
749	30,5	32,6	83,7	7,4	7,0	214

Fertigprodukte und Essen außer Haus

	Portionsgröße
Pizza Chicken, Steinofen, TK; Wagner*	1 Stück/350 g
Pizza con Tonno, TK; Bofrost*	1 Stück/385 g
Pizza Frisch & Knusprig Hawaii, TK; Bofrost*	1 Stück/370 g
Pizza Frisch & Knusprig Spinat-Frischkäse, TK; Bofrost*	1 Stück/360 g
Pizza Hawaii, Steinofen, TK; Wagner*	1 Stück/380 g
Pizza Margherita	1 Stück/490 g
Pizza Margherita, TK; Eismann*	1 Stück/300 g
Pizza Margherita; Alnatura*	1 Stück/320 g
Pizza Quattro Stagioni, Ristorante, TK; Dr.Oetker*	1 Stück/370 g
Pizza Salami, TK; Alnatura*	1 Stück/335 g
Pizza con Salame, TK; Bofrost*	1 Stück/335 g
Pizza Salami, Steinofen, TK; Wagner*	1 Stück/320 g
Pizza Salame Speciale, TK; Eismann*	1 Stück/400 g
Pizza Schinken, Steinofen, TK; Wagner*	1 Stück/350 g
Pizza Speciale, TK; Bofrost*	1 Stück/370 g
Pizza Spinat, TK; Alnatura*	1 Stück/350 g
Pizza Tonno, TK; Eismann*	1 Stück/360 g
Pizza Spinat, Die Backofenfrische, Wagner*	1 Stück/360 g
Pizza Suprema Grillgemüse, TK; Eismann*	1 Stück/500 g
Pizza Vegetale, TK; Alnatura*	1 Stück/350 g
Pizza Vegetaria, Steinofen, TK; Wagner*	1 Stück/370 g
Pizza Yellowstone, TK; Eismann*	1 Stück/420 g
Quinoa-Pfanne, TK; Eismann*	½ Packung/400 g
Ravioli Tomate-Basilikum, TK; Eismann*	½ Packung/300 g
Risotto 3 Käse; Uncle Ben's®*	½ Beutel/125 g
Risotto Hühnchen & Pilze; Uncle Ben's®*	½ Beutel/125 g
Risotto Tomaten & italienische Kräuter; Uncle Ben's®*	½ Beutel/125 g
Schwäbische Käse-Spätzle, Wirtshaus; Maggi*	½ Packung, verzehrfertig/240 g
Spaghetti alla Carbonara, TK; Bofrost*	1 Schale/300 g
Spaghetti Bolognese, 5 Minuten Terrine; Maggi*	1 Becher, zubereitet/260 g

	Durchschnittswerte pro Portion					pro 100 g bzw. ml
Kilo-kalorien	Eiweiß (g)	Fett (g)	Kohlen-hydrate (g)	Ballast-stoffe (g)	Brot-einheiten	Kilo-kalorien
723	35,0	25,2	86,1	6,0	7,2	207
843	46,2	35,9	78,5	10,0	6,5	219
736	35,9	18,1	103,6	7,4	8,6	199
752	35,3	25,2	92,2	7,6	7,7	209
741	33,0	27,4	87,4	6,1	7,3	195
1142	52,4	45,6	129,9	k.A.	10,8	233
699	30,0	18,3	103,8	7,2	8,7	233
762	32,0	19,5	110,7	7,7	9,2	238
829	33,3	39,2	81,4	k.A.	6,8	224
767	33,5	25,1	98,8	6,0	8,2	229
767	36,5	30,5	82,7	7,7	6,9	229
797	34,0	39,0	74,6	5,8	6,2	249
873	42,4	30,4	102,8	9,2	8,6	218
787	37,0	33,6	81,2	6,3	6,8	225
770	38,9	33,7	73,6	8,1	6,1	208
623	24,9	15,8	92,1	7,0	7,7	178
807	48,0	26,6	89,6	8,6	7,5	224
706	32,0	21,6	91,4	8,3	7,6	196
982	20,5	39,5	134	4,0	11,2	196
651	27,0	17,2	93,8	6,7	7,8	186
707	27,0	30,7	77,7	6,7	6,5	191
1084	50,4	44,1	116,8	9,2	9,7	258
451	14,0	22,0	45,2	8,0	3,8	113
373	12,9	14,1	45,3	6,6	3,8	124
246	7,4	6,4	38,8	0,9	3,2	197
225	5,8	3,9	40,8	0,9	3,4	180
225	4,6	5,0	39,0	1,5	3,3	180
246	8,3	4,7	42,6	0,5	3,6	102
609	20,4	29,1	64,5	3,0	5,4	203
269	8,7	10,0	34,0	3,9	2,8	103

Fertigprodukte und Essen außer Haus

Spaghetti Käse-Sahne-Sauce, 5 Minuten Terrine; Maggi*	1 Becher, zubereitet/230 g
Spargelrisotto, TK; Eismann*	½ Packung/350 g
Spätzle Pfanne (Hähnchen, Gemüse), TK; Frosta*	½ Packung/250 g
Spätzle Pfanne mit Gartengemüse, TK; Frosta*	½ Packung/250 g
Spirelli in Tomatensauce, 1 Portion; Erasco*	1 Dose/400 g
Tagliatelle alla Bolognese, TK; Bofrost*	1 Schale/300 g
Tagliatelle mit Lachs, TK; Bofrost*	⅓ Packung/ca. 330 g
Tagliatelle Wildlachs, TK; Frosta*	½ Packung/250 g
Thunfisch Lasagne, TK; Eismann*	1 Schale/300 g
Tortelli mit Frischkäse-Schnittlauch-Füllung, TK; Eismann*	⅕ Packung/200 g
Tortellini Carne, TK; Eismann*	⅙ Packung/217 g
Tortellini in Sahnesoße, TK; Bofrost*	¼ Packung/250 g
Tortellini Käse-Sahne, TK; Frosta*	½ Packung/250 g
Tortellini mit Schinken-Käse-Soße und Erbsen, TK; Eismann*	⅓ Packung/250 g
Tortellini Tomaten-Sahne, TK; Frosta*	½ Packung/250 g
Wok Mango Curry (vegetar., mit Reis), TK; Frosta*	½ Packung/250 g

Süßspeisen

Apfelpfannkuchen	1 Stück/280 g
Banana Choc, Bananen-Schokocreme-Pfannkuchen, TK; apetito*	1 Stück/85 g
Blue Berry, Wild-Heidelbeer-Pfannkuchen, TK; apetito*	1 Stück/85 g
Dampfnudeln/Buchteln	ca. 3 Stück/200 g
Germknödel, TK; Eismann*	1 Stück/170 g
Heidelbeer-Pfannkuchen, TK; Bofrost*	1 Stück/85 g
Kaiserschmarrn	1 Dessertteller/175 g
Kaiserschmarrn, original österreichisch, TK; Eismann*	½ Packung/375 g

	Durchschnittswerte pro Portion					pro 100 g bzw. ml
Kilo-kalorien	Eiweiß (g)	Fett (g)	Kohlen-hydrate (g)	Ballast-stoffe (g)	Brot-einheiten	Kilo-kalorien
282	8,5	12,0	33,0	1,5	2,8	122
402	10,9	8,8	67,6	4,2	5,6	115
275	16,8	7,8	32,3	5,0	2,7	110
245	8,5	3,8	40,8	6,5	3,4	98
348	9,2	11,0	52,0	3,2	4,3	87
513	18,9	19,8	59,7	10,2	5,0	
508	20,1	25,7	46,9	4,3	3,9	154
260	13,5	8,8	29,5	4,0	2,5	104
412	19,5	20,7	34,2	5,4	2,9	137
390	16,0	12,0	52,0	5,2	4,3	195
406	16,9	5,9	69,4	3,9	5,8	187
542	17,5	22,8	64,8	3,8	5,4	217
330	10,3	18,5	29,3	3,3	2,4	132
322	15,0	8,3	45,0	3,5	3,8	129
325	10,0	10,3	46,3	3,8	3,9	130
220	5,5	4,3	37,5	4,8	3,1	88
533	14,4	21,0	71,2	4,7	5,9	190
157	5,1	5,5	21,3	0,9	1,8	185
128	4,3	2,6	21,3	1,3	1,8	150
540	11,8	22,2	72,9	3,2	6,1	270
468	12,1	9,1	83,9	0,9	7,0	254
117	4,6	1,5	20,7	1,3	1,7	138
425	14,4	18,0	51,1	2,2	4,3	243
914	24,0	22,9	150,8	4,1	12,6	244

Fertigprodukte und Essen außer Haus

Fastfood

	Portionsgröße
1955 Burger; McDonald's*	1 Stück/400 g
Alaska-Seelachs; Nordsee*	1 Stück/460 g
Apfeltasche; McDonald's*	1 Stück/80 g
Backfisch-Baguette; Nordsee*	1 Stück/185 g
Bacon Cheeseburger; Burger King®*	1 Stück/132 g
Baguette pikant-vegetarisch; Kochlöffel*	1 Stück/283 g
Balsamico Dressing; McDonald's*	1 Packung/33 g
Barbecue Sauce; McDonald's*	1 Packung/30 g
Best-Chicken; Kochlöffel*	1 Stück/215 g
Big King; Burger King®*	1 Stück/198 g
Big King XXL; Burger King®*	1 Stück/357 g
Big Mac®; McDonald's*	1 Stück/300 g
Big Tasty® Bacon; McDonald's*	1 Stück/500 g
Bismarck-Baguette; Nordsee*	1 Stück/175 g
BKToastie; Burger King®*	1 Stück/139 g
Bratwurst; Kochlöffel*	1 Stück/130 g
Breakfast Burger; Burger King®*	1 Stück/307 g
Caesar Dressing; McDonald's*	1 Packung/62 g
Cheeseburger; Burger King®*	1 Stück/122 g
Cheeseburger; Kochlöffel*	1 Stück/128 g
Cheeseburger; McDonald's*	1 Stück/100 g
Cheeseburger, TK; Bofrost*	1 Stück/140 g
Chicken McNuggets®; McDonald's*	6 Stück/107 g
Chicken Nugget Burger; Burger King®*	1 Stück/133 g
Chicken-Wings; Kochlöffel*	6 Stück/258 g
Chickenburger mit Chili Sauce; McDonald's*	1 Stück/127 g
Chili Cheese Burger; Burger King®*	1 Stück/123 g
Chili Cheese Nuggets; Burger King®*	6 Stück/120 g
Chili Sauce; McDonald's*	1 Packung/31 g
Coleslaw; Kentucky Fried Chicken*	1 Schale, normal/200 g
Crispy Chicken; Burger King®*	1 Stück/183 g

	Durchschnittswerte pro Portion					pro 100 g bzw. ml
Kilo-kalorien	Eiweiß (g)	Fett (g)	Kohlen-hydrate (g)	Ballast-stoffe (g)	Brot-einheiten	Kilo-kalorien
690	39,0	36,0	53,0	4,0	4,4	173
631	31,2	35,8	45,5	k.A.	3,8	137
210	2,0	11,0	26,0	2,0	2,2	263
427	18,1	15,3	53,9	k.A.	4,5	231
362	20,5	16,9	31,8	1,9	2,7	274
541	5,2	8,0	24,6	k.A.	2,1	191
25	0,0	1,0	4,0	0,0	0,3	76
40	0,0	1,0	10,0	0,0	0,8	133
242	24,5	14,6	48,7	k.A.	4,1	113
549	28,7	33,3	33,2	2,0	2,8	277
955	53,0	58,5	46,1	3,8	3,8	268
672	27,0	25,0	40,0	3,0	3,3	224
1210	52,0	55,0	50,0	5,0	4,2	242
275	17,1	5,1	40,0	k.A.	3,3	157
359	20,9	13,3	38,7	2,1	3,2	259
370	21,6	42,1	78,5	k.A.	6,5	285
833	41,6	49,3	43,5	3,5	3,6	272
45	2,0	2,0	5,0	0,0	0,4	73
322	16,7	14,1	31,6	1,9	2,6	263
342	15,2	15,6	35,0	k.A.	2,9	267
250	16,0	13,0	30,0	2,0	2,5	250
344	16,8	15,1	34,6	1,5	2,9	246
250	17,0	13,0	16,0	1,0	1,3	234
376	12,6	18,2	39,9	2,1	3,3	283
551	59,5	33,6	2,6	k.A.	0,2	214
315	12,0	11,0	42,0	2,0	3,5	248
412	14,3	26,0	30,8	2,0	2,6	336
366	10,8	20,4	38,6	3,7	3,2	305
70	0,0	0,0	17,0	0,0	1,4	226
284	2,0	22,0	18,8	k.A.	1,6	142
501	18,1	29,9	39,2	2,7	3,3	274

Fertigprodukte und Essen außer Haus

Crispy Chicken Caesar Salad (ohne Dressing); McDonald's*	1 Schale/284 g
Crispy Stripes; Kentucky Fried Chicken*	6 Stück/250 g
Curry Sauce; McDonald's*	1 Packung/29 g
Delight Salad; Burger King®*	1 Schale/153 g
Doppel Cheeseburger; McDonald's*	1 Stück/173 g
Doppel Hamburger; McDonald's*	1 Stück/145 g
Double Cheeseburger; Burger King®*	1 Stück/171 g
Double Steakhouse; Burger King®*	1 Stück/366 g
Double Whopper; Burger King®*	1 Stück/355 g
Filet Bites; Kentucky Fried Chicken*	6 Stück/150 g
Filet Burger; Kentucky Fried Chicken*	1 Stück/204 g
Fischfrikadelle, Bremer; Nordsee*	1 Stück/165 g
Fish & Chips mit Remoulade; Nordsee*	1 Packung, groß
Frisch gemischter Salat; Kochlöffel*	1 Schale/217 g
Fruchttüte; McDonald's*	1 Stück/80 g
Garnelen-Baguette; Nordsee*	1 Stück/165 g
Garten Salat; McDonald's*	1 Schale/77 g
Grilled Chicken Caesar Salad (ohne Dressing); McDonald's*	1 Schale/247 g
Grilled Chicken Classic; Burger King®*	1 Stück/224 g
Grilled Chicken Salad; Burger King®*	1 Schale/236 g
Grilled Chicken Salad; Kentucky Fried Chicken*	1 Schale/252 g
Grilled Chicken Wrap; Burger King®*	1 Stück/206 g
Hähnchen-Baguette Klassik; Kochlöffel*	1 Stück/283 g
Hähnchen-Krossies; Kochlöffel*	6 Stück/120 g
Hähnchenburger, Grilled Chicken Classic; Burger King®*	1 Stück/224 g
Hähnchenteile; Kentucky Fried Chicken*	3 Stück/310 g
Hamburger; Burger King®*	1 Stück/110 g
Hamburger; Kochlöffel*	1 Stück/146 g
Hamburger Royal mit Käse; McDonald's*	1 Stück/205 g
Hamburger Royal TS®; McDonald's*	1 Stück/233 g

	Durchschnittswerte pro Portion						pro 100 g bzw. ml
Kilo-kalorien	Eiweiß (g)	Fett (g)	Kohlen-hydrate (g)	Ballast-stoffe (g)	Brot-einheiten		Kilo-kalorien
315	25,0	17,0	16,0	4,0	1,3		111
630	46,2	36,0	28,8	k.A.	2,4		251
45	0,0	0,0	11,0	0,0	0,9		155
28	1,9	4,5	0,3	1,7	0,0		18
439	27,0	23,0	31,0	2,0	2,6		254
349	22,0	16,0	30,0	2,0	2,5		241
469	28,5	25,0	32,1	1,9	2,7		274
1055	55,0	67,1	54,3	3,0	4,5		289
857	46,0	51,0	45,4	4,2	3,8		241
355	30,3	17,1	20,0	k.A.	1,7		237
455	29,5	16,3	47,7	k.A.	4,0		223
337	15,7	9,7	46,8	k.A.	3,9		204
917	23,4	48,9	94,3	k.A.	7,9		k.A.
173	2,0	15,3	6,5	k.A.	0,5		80
45	0,0	0,0	11,0	2,0	0,9		56
315	16,4	11,6	36,0	k.A.	3,0		191
10	1,0	0,0	1,0	1,0	0,1		13
185	27,0	7,0	4,0	3,0	0,3		75
344	25,9	7,9	41,4	2,4	3,5		154
123	20,1	2,1	5,0	2,1	0,4		52
206	25,4	2,2	17,0	k.A.	1,4		82
312	25,2	8,1	35,6	2,8	3,0		152
549	9,7	8,5	19,7	k.A.	1,6		194
256	18,8	13,0	15,8	k.A.	1,3		213
344	25,9	7,9	41,4	2,4	3,5		154
793	65,9	46,6	27,1	k.A.	2,3		258
280	14,3	10,8	31,2	1,9	2,6		254
301	12,7	12,3	34,6	k.A.	2,9		206
504	32,0	28,0	34,0	3,0	2,8		246
506	29,0	28,0	34,0	3,0	2,8		217

Fertigprodukte und Essen außer Haus

Hawaii Twister®; Kentucky Fried Chicken*	1 Stück/230 g
Heißer Backfisch; Nordsee*	1 Stück/260 g
Hot Wings®; Kentucky Fried Chicken*	6 Stück/139 g
India Fitness Salat; Kochlöffel*	1 Schale/335 g
Kartoffel-Box, ohne Sauce; Nordsee*	1 Box, groß
Kartoffelpüree; Kentucky Fried Chicken*	1 Schale, normal/170 g
Kentucky Bucket; Kentucky Fried Chicken*	½ Eimer/ca. 662 g
Ketchup; Burger King®*	1 Beutel/20 g
Ketchup; McDonald's*	1 Packung/6 g
King Nuggets; Burger King®*	6 Stück/96 g
King Pommes; Burger King®*	1 Packung, groß/142 g
King Pommes; Burger King®*	1 Packung, mittel/116 g
Krushers Kit Kat; Kentucky Fried Chicken*	1 Becher/332 g
Krushers Mango-Joghurt; Kentucky Fried Chicken*	1 Becher/350 g
Krushers Oreo; Kentucky Fried Chicken*	1 Becher/315 g
Matjes-Baguette; Nordsee*	1 Stück/185 g
Mayonnaise; McDonald's*	1 Packung/19 g
McChicken®; McDonald's*	1 Stück/173 g
McCroissant®; McDonald's*	1 Stück/94 g
McFlurry® Schokosauce; McDonald's*	1 Becher/115 g
McFlurry® Smarties®; McDonald's*	1 Becher/94 g
McMuffin®, Bacon & Egg; McDonald's*	1 Stück/138 g
McMuffin®, Fresh Chicken; McDonald's*	1 Stück/150 g
McMuffin®, Sausage TS; McDonald's*	1 Stück/151 g
McRib®; McDonald's*	1 Stück/216 g
McSundae® (ohne Waffeltüte), Schokosauce; McDonald's*	1 Becher/208 g
McToast®, Käse; McDonald's*	1 Stück/85 g
McToast®, Schinken-Käse; McDonald's*	1 Stück/82 g
McWrap Classic Beef; McDonald's*	1 Stück/224 g
McWrap Crispy Chicken; McDonald's*	1 Stück/245 g
McWrap Grilled Chicken; McDonald's*	1 Stück/264 g

	Durchschnittswerte pro Portion					pro 100 g bzw. ml
Kilo-kalorien	Eiweiß (g)	Fett (g)	Kohlen-hydrate (g)	Ballast-stoffe (g)	Brot-einheiten	Kilo-kalorien
504	22,5	57,3	20,9	k. A.	1,7	219
523	20,8	27,7	47,1	k. A.	3,9	201
444	26,4	31,8	13,2	k. A.	1,1	321
193	4,6	1,5	6,4	k. A.	0,5	58
540	10,0	19,2	80,5	k. A.	6,7	k. A.
104	2,6	1,5	19,9	k. A.	1,7	61
1598	69,0	97,8	110,0	k. A.	9,2	242
20	0,2	0,0	4,8	0,1	0,4	102
7	0,0	0,0	1,6	0,1	0,1	109
264	15,4	16,0	14,6	0,9	1,2	275
388	4,5	16,3	53,1	5,0	4,4	273
317	3,7	13,3	43,5	4,1	3,6	273
415	7,3	14,9	62,0	k. A.	5,2	125
382	6,7	13,1	59,2	k. A.	4,9	109
356	6,4	13,6	52,4	k. A.	4,4	113
294	15,8	5,9	43,9	k. A.	3,7	159
140	0,0	15,0	0,0	0,0	0,0	737
410	23,0	17,0	41,0	6,0	3,4	237
285	12,0	15,0	25,0	1,0	2,1	303
382	9,0	13,0	56,0	1,0	4,7	332
410	8,0	14,0	63,0	4,0	5,3	436
315	18,0	15,0	27,0	3,0	2,3	228
366	15,0	18,0	36,0	3,0	3,0	244
400	17,0	24,0	29,0	2,0	2,4	265
495	25,0	23,0	47,0	1,0	3,9	229
399	8,0	13,0	63,0	1,0	5,3	192
240	10,0	11,0	27,0	2,0	2,3	282
199	9,0	7,0	26,0	2,0	2,2	243
524	22,0	32,0	38,0	3,0	3,2	234
470	23,0	18,0	53,0	3,0	4,4	192
351	27,0	9,0	41,0	3,0	3,4	133

Fertigprodukte und Essen außer Haus

	Portionsgröße
Milkshake, Erdbeergeschmack; McDonald's*	1 Becher, groß/500 ml
Milkshake, Erdbeergeschmack; McDonald's*	1 Becher, klein/250 ml
Milkshake, Schokogeschmack; McDonald's*	1 Becher, klein/250 ml
Milkshake, Vanillegeschmack; McDonald's*	1 Becher, groß/500 ml
Mini Pancakes, inkl. Sirup; Burger King®*	6 Stück/78 g
Nordseekrabben-Baguette; Nordsee*	1 Stück/130 g
Nordseeteller; Nordsee*	1 Teller/560 g
Pommes frites; Kochlöffel*	1 Packung, groß/200 g
Pommes frites, mittel; Kentucky Fried Chicken*	1 Schale/124 g
Pommes frites, mittel; McDonald's*	1 Packung/114 g
Räucherlachs-Ecke; Nordsee*	1 Stück/160 g
Roasted Chicken Breast; Subway®*	1 Stück, 15 cm/210 g
Rührei mit Bacon; McDonald's*	1 Stück/87 g
Sandwich, Ham; Subway®*	1 Stück, 15 cm/198 g
Sandwich, Salami; Subway®*	1 Stück, 15 cm/190 g
Sandwich, Tuna; Subway®*	1 Stück, 15 cm/238 g
Sandwich, Veggie Delite TM; Subway®*	1 Stück, 15 cm/155 g
Sauce süßsauer; McDonald's*	1 Packung/25 g
Schollenfilet vom Grill; Nordsee*	1 Teller/580 g
Seelachsfilet vom Grill; Nordsee*	1 Teller/560 g
Senfsauce; McDonald's*	1 Packung/28 g
Sweet Croissant; McDonald's*	1 Stück/55 g
Twister®; Kentucky Fried Chicken*	1 Stück/221 g
Veggieburger; McDonald's*	1 Stück/142 g
Whopper; Burger King®*	1 Stück/274 g
Wrap, Garnele-Pute; Nordsee*	1 Stück/175 g
Wrap, Räucherlachs; Nordsee*	1 Stück/175 g
Wrap, Thunfisch; Nordsee*	1 Stück/175 g

Essen außer Haus

Antipasti, gemischte, gegrillt	1 Teller
Baklava (süßes Gebäck) mit Mandeln	1 Stück/100 g

		Durchschnittswerte pro Portion				pro 100 g bzw. ml
Kilo-kalorien	Eiweiß (g)	Fett (g)	Kohlen-hydrate (g)	Ballast-stoffe (g)	Brot-einheiten	Kilo-kalorien
585	11,0	11,0	74,0	1,0	6,2	117
295	5,0	5,0	37,0	0,0	3,1	118
295	6,0	6,0	36,0	1,0	3,0	118
575	11,0	11,0	72,0	1,0	6,0	115
113	2,9	10,2	41,3	1,0	3,4	146
345	13,8	14,7	39,1	k.A.	3,3	265
549	40,5	23,3	42,8	k.A.	3,6	98
506	6,8	19,2	67,4	k.A.	5,6	253
388	5,1	19,0	49,0	k.A.	4,1	314
340	5,0	17,0	42,0	4,0	3,5	298
352	18,6	12,3	41,6	k.A.	3,5	220
275	21,0	3,2	39,5	2,8	3,3	131
435	30,0	22,0	28,0	1,0	2,3	500
265	17,1	4,0	39,9	2,8	3,3	134
352	15,0	14,3	39,9	2,8	3,3	185
405	21,2	17,0	41,2	2,8	3,4	170
215	8,6	2,3	39,5	2,8	3,3	139
50	0,0	0,0	12,0	0,0	1,0	200
731	45,1	35,0	54,2	k.A.	4,5	126
700	36,2	33,3	59,7	k.A.	5,0	125
60	1,0	3,0	7,0	0,0	0,6	214
205	5,0	11,0	22,0	1,0	1,8	373
496	22,7	23,8	48,3	k.A.	4,0	225
351	10,0	16,0	42,0	3,0	3,5	247
633	27,3	34,5	45,3	4,2	3,8	231
278	13,0	12,6	26,3	k.A.	2,2	159
317	14,4	16,1	26,3	k.A.	2,2	181
306	14,4	15,8	24,5	k.A.	2,0	175
185	4,0	16,0	7,0	k.A.	0,6	k.A.
386	19,6	6,8	46,8	3,8	3,9	386

Fertigprodukte und Essen außer Haus

Bärlauchcremesuppe	1 Suppenteller
Blumenkohlcremesuppe	1 Teller/300 g
Brokkoli mit gebratenen Kalbslendchen und Kartoffeln	1 Teller
Brokkolicremesuppe	1 Teller/355 g
Bruschetta mit Tomaten	1 Vorspeisenteller
Bulgur mit Saisongemüse	1 Teller
Carpaccio vom Rinderfilet mit Parmesan, Olivenöl und Rucola	1 Teller/160 g
Champignoncremesuppe	1 Teller/250 g
Chili con Carne mit Hackfleisch, Paprika, Tomate und Kidneybohnen, dazu Reis	1 Suppenteller
Cordon Bleu vom Schwein mit Kartoffeln	1 Teller
Cremespinat mit Spiegelei und Bratkartoffeln	1 Teller, klein
Currywurstgulasch Berliner Art mit Balkangemüse und Reis	1 Teller
Dampfnudeln mit Kirschfüllung und Vanillesauce	1 Teller
Dinkelcrêpes mit sautierten Apfelspalten	1 Stück
Dolmadakia yialantzi/Gefüllte Weinblätter (nur Reis)	3–4 Stück/100 g
Dolmadakia/Gefüllte Weinblätter (Reis und Fleisch)	3–4 Stück/100 g
Elsässer Flammkuchen mit Zwiebeln und Speck	1 Stück/250 g
Ente mit Mie-Nudeln	1 Teller
Farmersalat (Sellerie, Karotte, Apfel in Joghurtmayonnaise)	1 Teller, klein/200 g
Fisch in süßsaurer Sauce	1 Teller
Frühlingsrolle mit Gemüsefüllung, dazu Sojasauce und Reis	1 Teller
Gebratene BBQ Chicken Wings auf Blattsalat mit Dips	1 Teller
Gebratener Eierreis, vegetarisch	1 Teller
Gedünsteter Seelachs mit Dillsauce, Zucchinigemüse und Kartoffeln	1 Teller
Gefüllte Paprikaschote (Hackfleisch) in Tomatensauce mit Kartoffelpüree	1 Teller
Gefüllte Zucchini mit Reis und Saisongemüse	1 Teller, klein
Gegrillte Hähnchenkeule auf Reissalat mit Curry und Früchten	1 Teller

	Durchschnittswerte pro Portion					pro 100 g bzw. ml
Kilo-kalorien	Eiweiß (g)	Fett (g)	Kohlen-hydrate (g)	Ballast-stoffe (g)	Brot-einheiten	Kilo-kalorien
106	3,0	8,0	6,0	k.A.	0,5	k.A.
174	4,1	15,1	5,6	2,7	0,5	58
379	39,6	12,7	25,4	k.A.	2,1	k.A.
256	13,3	23,4	5,8	4,1	0,5	72
225	5,0	11,0	27,0	k.A.	2,3	k.A.
464	12,1	13,2	73,8	k.A.	6,1	k.A.
283	23,4	20,5	1,3	0,4	0,1	177
228	4,3	19,7	9,5	1,9	0,8	91
612	35,0	9,0	97,0	k.A.	8,1	k.A.
1072	53,0	67,0	64,0	k.A.	5,3	k.A.
335	26,0	11,0	41,0	k.A.	3,4	k.A.
617	25,0	29,0	63,0	k.A.	5,3	k.A.
652	14,0	18,0	110,0	k.A.	9,2	k.A.
386	10,7	15,1	50,7	k.A.	4,2	k.A.
184	2,7	8,6	25,1	1,7	2,1	184
187	10,3	13,3	7,4	1,7	0,6	187
651	41,2	15,8	54,4	4,3	4,5	260
795	5,0	45,0	11,0	k.A.	0,9	k.A.
156	3,2	10,6	11,9	5,1	1,0	78
310	24,0	17,0	16,0	k.A.	1,3	k.A.
706	17,0	19,0	116,0	k.A.	9,7	k.A.
608	39,0	36,0	31,0	k.A.	2,6	k.A.
400	13,0	14,0	54,0	k.A.	4,5	k.A.
449	33,0	18,0	36,0	k.A.	3,0	k.A.
402	15,0	20,0	40,0	k.A.	3,3	k.A.
212	4,3	15,3	14,1	k.A.	1,2	k.A.
832	45,0	36,0	83,0	k.A.	6,9	k.A.

Fertigprodukte und Essen außer Haus

Portionsgröße

Gegrilltes Schweinekotelett mit Kräuterbutter und Kartoffelwedges	
	1 Teller
Gemüse mit gegrillter Rinderlende und Rosmarinkartoffeln	1 Teller
Gemüseauflauf	1 Teller
Gemüseschnitzel mit Schnittlauchsauce und Béchamelkartoffeln	
	1 Teller
Gerollte Weizentortilla mit geräucherter Putenbrust, Ananas und Salat	
	1 Stück
Gigantes/Weiße Riesenbohnen mit Tomatensauce	2 ½ Tassen/300 g
Griechischer Auflauf mit Kartoffeln, Paprika, Aubergine, Tomate	
und Hirtenkäse	1 Teller
Griechischer Bauernsalat	1 Teller, groß/375 g
Grießnockerlsuppe	1 Suppenteller
Grüner Erbseneintopf mit Bockwurst und Brötchen	1 Suppenteller
Hähnchenbrust natur in feiner Pilzrahmsauce, mit Mischgemüse	
und Kartoffeln	1 Teller, klein
Hamburger im Sesambrötchen mit Steak Frites	1 Teller
Hühnerfrikassee mit Champignons und Spargel, dazu Erbsen	
und Reis	1 Teller
Karotten-Ingwer-Suppe mit Curryjoghurt	1 Suppenteller
Karottencremesuppe	1 Suppenteller
Kartoffel-Lauch-Cremesuppe	1 Teller/320 g
Kartoffelpuffer mit Apfelmus	1 Stück
Kartoffelsalat, bayerischer, mit Speck in Essig-Öl-Marinade	
	6 geh. EL/ca. 200 g
Kartoffelsalat mit Cornichons und Salatmayonnaise	6 geh. EL/ca. 200 g
Kartoffelsalat mit Gurken in Essig-Öl-Marinade	6 geh. EL/ca. 200 g
Kartoffeltaschen mit Käsefüllung, dazu buntes Gemüse	
und Kräutersauce	1 Teller
Käsekrustelsuppe	1 Suppenteller
Kasseler Lummerbraten in Bratensauce mit Sauerkraut	
und Kartoffelpüree	1 Teller

	Durchschnittswerte pro Portion						pro 100 g bzw. ml
Kilo-kalorien	Eiweiß (g)	Fett (g)	Kohlen-hydrate (g)	Ballast-stoffe (g)	Brot-einheiten		Kilo-kalorien
633	50,0	35,0	28,0	k.A.	2,3		k.A.
495	58,7	16,4	27,1	k.A.	2,3		k.A.
282	16,0	20,0	9,0	k.A.	0,8		k.A.
489	18,0	8,0	87,0	k.A.	7,3		k.A.
561	25,0	20,0	70,0	k.A.	5,8		k.A.
480	24,6	19,8	48,0	21,9	4,0		160
507	17,0	15,0	75,0	k.A.	6,3		k.A.
286	10,1	23,2	8,6	4,0	0,7		76
84	4,0	4,0	8,0	k.A.	0,7		k.A.
800	34,0	26,0	108,0	k.A.	9,0		k.A.
462	42,0	7,0	55,0	k.A.	4,6		k.A.
967	56,0	48,0	77,0	k.A.	6,4		k.A.
610	62,0	8,0	73,0	k.A.	6,1		k.A.
64	2,7	0,3	11,8	k.A.	1,0		k.A.
111	3,0	8,0	7,0	k.A.	0,6		k.A.
205	4,3	14,1	15,5	3,1	1,3		64
346	6,5	14,3	46,0	k.A.	3,8		k.A.
227	4,0	14,0	20,5	2,4	1,7		114
188	3,4	8,9	22,9	2,8	1,9		94
144	3,0	5,3	20,4	2,5	1,7		72
742	17,0	44,0	70,0	k.A.	5,8		k.A.
91	7,0	5,0	4,0	k.A.	0,3		k.A.
317	25,0	10,0	32,0	k.A.	2,7		k.A.

Fertigprodukte und Essen außer Haus

	Portionsgröße
Klare Gemüsekraftbrühe mit Gemüsestreifen	1 Suppenteller
Klare Hühnersuppe mit Nudeln	1 Suppenteller
Klare Tomatenessenz mit Basilikum-Quarknockerln	1 Suppenteller
Königinnenpastetchen mit Ragout fin	1 Stück/275 g
Königsberger Klopse in Kapernsauce, mit Kartoffelpüree und Roter Bete	1 Teller
Krautroulade in Paprikarahmsauce mit Bandnudeln	1 Teller
Krautsalat mit Paprika und Essig-Öl-Marinade	1½ Tassen/150 g
Kürbis-Kichererbsen-Curry, vegetarisch	1 Teller
Kürbiscremesuppe	1 Teller/300 g
Lasagne	1 Teller
Linsensuppe mit Speck	1 Suppenteller
Mangold mit ganzer gebratener Forelle und Kartoffeln	1 Teller
Matjesfilet Hausfrauenart	1 Teller
Mediterranes Gemüse mit Oliven-Tapenade	1 Teller
Mie-Nudeln mit süßsaurem Gemüse, vegetarisch	1 Teller
Milchreis mit Zimtzucker und Pflaumenkompott	1 Teller
Mild-saures Hähnchenfleisch	1 Teller
Minestrone	1 Teller
Minestrone mit Kartoffeln, Nudeln und Speck	1 Teller, groß/400 g
Minestrone mit Kartoffeln und Nudeln, vegetarisch	1 Teller, groß/400 g
Misosuppe mit Tofu, vegetarisch	1 Teller
Möhreneintopf »Bürgerlich« mit Thüringer Rostbratwürsten	1 Teller
Moussaka/Auberginenauflauf mit Hackfleisch und Kartoffeln	1 Stück/500 g
Nasi Goreng	1 Teller
Nudelauflauf mit Putenstreifen, Erbsen, Möhren und Käse	1 Teller
Nudeln aus dem Wok mit Paprika, Zucchini, Zwiebeln und Tomaten	1 Teller
Nudeln aus dem Wok mit Tomaten, Rucola und Basilikum	1 Teller
Nudelsalat, dänischer, mit Gemüse, Fleischwurst und Mayonnaise	8 geh. EL/ca. 200 g

	Durchschnittswerte pro Portion						pro 100 g bzw. ml
Kilo-kalorien	Eiweiß (g)	Fett (g)	Kohlen-hydrate (g)	Ballast-stoffe (g)	Brot-einheiten		Kilo-kalorien
8	0,5	0,1	1,5	k.A.	0,1		k.A.
42	6,0	1,0	3,0	k.A.	0,3		k.A.
33	3,8	0,7	2,8	k.A.	0,2		k.A.
446	27,8	26,5	21,3	1,5	1,8		162
591	28,0	29,0	54,0	k.A.	4,5		k.A.
530	33,0	29,0	37,0	k.A.	3,1		k.A.
148	1,7	9,3	13,8	3,4	1,2		99
600	6,0	37,0	15,0	k.A.	1,3		k.A.
370	6,3	30,0	19,8	3,9	1,7		123
745	37,0	43,0	48,0	k.A.	4,0		k.A.
159	6,0	11,0	9,0	k.A.	0,8		k.A.
500	59,4	17,7	25,1	k.A.	2,1		k.A.
321	21,0	20,0	14,0	k.A.	1,2		k.A.
495	6,0	40,1	81,5	k.A.	6,8		k.A.
580	12,0	20,0	45,0	k.A.	3,8		k.A.
682	12,0	16,0	123,0	k.A.	10,3		k.A.
150	24,0	2,0	7,0	k.A.	0,6		k.A.
335	8,0	22,0	24,0	k.A.	2,0		k.A.
240	8,2	12,3	29,6	8,0	2,5		60
227	6,6	11,3	30,6	8,3	2,5		57
135	11,0	6,0	10,0	k.A.	0,8		k.A.
510	34,0	32,0	21,0	k.A.	1,8		k.A.
693	34,6	43,7	39,4	6,0	3,3		139
470	27,0	14,0	60,0	k.A.	5,0		k.A.
729	52,0	32,0	57,0	k.A.	4,8		k.A.
456	16,4	16,2	69,0	k.A.	5,8		k.A.
544	16,4	23,2	69,0	k.A.	5,8		k.A.
311	17,9	9,6	27,9	2,6	2,3		155

Fertigprodukte und Essen außer Haus

	Portionsgröße
Ofenkartoffel mit Grillgemüse und Kräuterquark, dazu bunter Salat	1 Stück
Ossobuco milanese (Beinscheiben vom Kalb)	1 Scheibe mit Sauce/450 g
Pariser Putenschnitzel mit Karotten-Erbsen-Gemüse und Butterreis	1 Teller, klein
Pastitsio/Makkaroniauflauf	1 Stück/600 g
Pfannkuchensuppe	1 Suppenteller
Piccata alla Milanese (paniertes Kalbsschnitzel mit Spaghetti)	1 Teller
Pikante Sülze Hausmacher Art mit Remouladensauce und westfälischem Kartoffelsalat	1 Teller
Pizza Margherita	1 Teller
Putenschnitzel in Currysauce mit Mandelreis	1 Teller
Putenschnitzel in Orangensauce mit Romanescogemüse und Mandelreis	1 Teller, klein
Ratatouille (südfranzösisches Gemüsegericht)	1 Teller, groß/350 g
Rheinischer Sauerbraten in Rosinensauce mit Nudeln und Apfelmus	1 Teller
Rinderfrikadelle mit brauner Sauce, Kohlrabi und Kartoffeln	1 Teller
Rinderhacksteak in Sauce mit Brechbohnen und Kartoffeln	1 Teller
Rindfleisch Chow Mein	1 Teller
Rindsroulade in Senfsauce, mit bunten Schupfnudeln	1 Teller
Risi Bisi/Reis und Erbsen, mit Käse	1 Teller, groß/375 g
Risotto mit Butter und Käse	1 Teller, groß/400 g
Rucolasalat mit Kirschtomaten und gehobeltem Parmesan	1 Vorspeisenteller
Rührei mit Pfifferlingen	2 Eier/235 g
Rührei mit Pfifferlingen und Speck	2 Eier/260 g
Salat mit gebratenen Fischfilets und Balsamico-Dressing	1 Teller
Salzburger Bierfleisch mit Nockerl	1 Teller
Schnitzel vom Schwein mit Pommes frites	1 Teller

| | Durchschnittswerte pro Portion | | | | | pro 100 g bzw. ml |
Kilo-kalorien	Eiweiß (g)	Fett (g)	Kohlen-hydrate (g)	Ballast-stoffe (g)	Brot-einheiten	Kilo-kalorien
309	11,3	5,7	50,4	k. A.	4,2	k. A.
482	51,3	19,6	15,9	6,2	1,3	107
476	40,0	20,0	34,0	k. A.	2,8	k. A.
1200	73,2	55,2	85,8	6,0	7,2	200
68	4,0	2,0	8,0	k. A.	0,7	k. A.
670	47,0	19,0	76,0	k. A.	6,3	k. A.
767	30,0	57,0	33,0	k. A.	2,8	k. A.
730	26,0	34,0	79,0	k. A.	6,6	k. A.
678	42,0	34,0	51,0	k. A.	4,3	k. A.
378	38,0	2,0	50,0	k. A.	4,2	k. A.
170	4,9	11,3	11,4	7,5	0,9	49
501	41,0	8,0	67,0	k. A.	5,6	k. A.
495	28,0	18,0	55,0	k. A.	4,6	k. A.
469	27,0	22,0	40,0	k. A.	3,3	k. A.
530	28,0	22,0	30,0	k. A.	2,5	k. A.
539	55,0	20,0	48,0	k. A.	4,0	k. A.
504	16,5	17,5	70,0	4,5	5,8	134
585	17,0	24,7	73,8	1,9	6,2	146
110	6,5	8,5	2,5	k. A.	0,2	k. A.
291	18,9	22,6	3,1	6,6	0,3	124
413	24,9	33,5	3,1	6,6	0,3	159
207	17,3	13,6	3,6	k. A.	0,3	k. A.
705	37,0	26,0	57,0	k. A.	4,8	k. A.
858	59,0	39,0	66,0	k. A.	5,5	k. A.

Fertigprodukte und Essen außer Haus

Schweinekotelett, paniert, mit Kohlrabi-Möhrengemüse und Kartoffelpüree	1 Teller, klein
Schweinemedaillons in Sauce Hollandaise mit Romanesco und Speckkartoffeln	1 Teller, klein
Schweineroulade (Hackfleisch) in Kräutersenfsauce mit Rosenkohl und Kartoffeln	1 Teller, klein
Schweinesteak Allgäuer Art mit Käserahmsauce, Fingermöhren und Kartoffeln	1 Teller, klein
Spaghetti Bolognese	1 Teller
Spaghetti Carbonara	1 Teller
Spaghetti Napoli	1 Teller
Spießbraten in Zwiebelsauce mit Kartoffeln und Krautsalat	1 Teller
Straßburger Platte (je 1 kleine Scheibe Kasseler, Bock- und Mettwurst, mit Sauerkraut und Kartoffelpüree)	1 Teller, klein
Taramosalata/Fischrogensalat	1 Tasse/100 g
Tiroler Knödelsuppe	1 Suppenteller
Tortilla di patatas/Omelette mit Kartoffeln	1 Stück/250 g
Tzatziki/Joghurt-Gurken-Dip	1 Tasse/100 g
Ungarische Bohnensuppe	1 Suppenteller
Variation von warmem Grillgemüse	1 Teller
Wiener Tafelspitz mit Meerrettichsauce, Prinzessbohnen und Bouillonkartoffeln	1 Teller
Wirsingroulade (Hackfleischfüllung) in Bratensauce mit Kartoffeln	1 Teller
Zigeunerpfanne mit Kochschinkenstreifen und Nudeln	1 Teller
Zucchinipuffer mit Fetacreme und Cocktailtomaten	1 Stück
Zwiebelsuppe, Französische, mit überbackenem Baguette	1 Teller/350 g

Saucen, Dressings, Würzmittel

American Caesar Dressing; Kühne*	2 EL/ca. 25 ml
Balsamico Dressing; Kühne*	2 EL/ca. 15 ml

	Durchschnittswerte pro Portion					pro 100 g bzw. ml
Kilo-kalorien	Eiweiß (g)	Fett (g)	Kohlen-hydrate (g)	Ballast-stoffe (g)	Brot-einheiten	Kilo-kalorien
416	34,0	15,0	37,0	k.A.	3,1	k.A.
555	38,0	40,0	27,0	k.A.	2,3	k.A.
513	29,0	23,0	49,0	k.A.	4,1	k.A.
490	32,0	19,0	49,0	k.A.	4,1	k.A.
780	33,0	29,0	92,0	k.A.	7,7	k.A.
690	30,0	35,0	60,0	4,0	5,0	k.A.
683	29,0	33,0	67,0	k.A.	5,6	k.A.
687	28,0	42,0	51,0	k.A.	4,3	k.A.
587	32,0	36,0	34,0	k.A.	2,8	k.A.
244	6,2	18,2	15,5	1,4	1,3	244
109	5,0	5,0	8,0	k.A.	0,7	k.A.
337	16,1	18,7	26,2	2,9	2,2	135
213	8,2	17,9	4,4	0,5	0,4	213
216	10,0	12,0	17,0	k.A.	1,4	k.A.
172	2,6	15,3	5,5	k.A.	0,5	k.A.
374	33,0	12,0	33,0	k.A.	2,8	k.A.
468	30,0	11,0	60,0	k.A.	5,0	k.A.
704	24,0	4,0	84,0	k.A.	7,0	k.A.
365	20,0	25,7	11,9	k.A.	1,0	k.A.
272	10,3	15,9	18,4	2,6	1,5	78
60	0,8	5,8	1,3	k.A.	0,1	241
17	0,0	0,8	2,4	k.A.	0,2	115

Fertigprodukte und Essen außer Haus

Balsamico-Dressing; Kochlöffel*	1 Päckchen/75 ml
Barbecue Sauce; Heinz*	1 EL/ca. 15 ml
Barbecue Sauce; Kühne*	1 EL/ca. 15 ml
Béchamelsauce	6 EL/ca. 100 ml
Béchamelsauce; Thomy*	6 EL/ca. 100 ml
Béchamelsauce, leicht; Thomy*	6 EL/ca. 100 ml
Chinesisch, Chop Suey; Uncle Ben's®*	1 EL/ca. 15 ml
Chinesisch, Süß-Sauer Extra Ananas; Uncle Ben's®*	1 EL/ca. 15 ml
Crème Fraîche Dressing; Kühne*	1 EL/ca. 15 ml
Curry Gewürz Ketchup, Classic; Heinz*	2 EL/ca. 20 g
Curry Gewürz Ketchup, delikat; Hela*	2 EL/ca. 20 g
Curry Gewürz Ketchup, delikat light; Hela*	2 EL/ca. 20 g
Curry Gewürz Ketchup, Light; Heinz*	2 EL/ca. 20 g
Curry Gewürzketchup; Kühne*	2 EL/ca. 20 g
Curry Ketchup; Heinz*	2 EL/ca. 20 g
Curry Sauce; Heinz*	1 EL/ca. 15 ml
Curry Sauce; Kühne*	1 EL/ca. 15 ml
Delikatess Senf Mittelscharf; Hela*	1 EL/ca. 15 g
Dijon Dressing; Kühne*	1 EL/ca. 15 ml
Dressing für Blattsalat; Kühne*	2 EL/ca. 15 ml
Essig, Aceto balsamico di Modena	2 EL/15 g
Essig, Apfelessig	2 EL/15 g
Essig, Weinessig	2 EL/15 g
Frankfurter Grüne Sauce	1 Tasse, groß/150 g
French Dressing; Kühne*	1 EL/ca. 15 ml
Frisches Balsamico-Dressing; Bonduelle*	2 EL/ca. 15 ml
Frisches French-Dressing; Bonduelle*	2 EL/ca. 25 ml
Frisches Honig-Senf-Dressing; Bonduelle*	2 EL/ca. 25 ml
Frisches Joghurt-Dressing; Bonduelle*	2 EL/ca. 25 ml
Gewürz Sauce Asia; Hela*	1 EL/ca. 15 ml
Green Curry Paste; Blue Elephant Royal Thai Cuisine*	1 EL/15 g
Hefeflocken	1 TL/5 g

		Durchschnittswerte pro Portion				pro 100 g bzw. ml
Kilo-kalorien	Eiweiß (g)	Fett (g)	Kohlen-hydrate (g)	Ballast-stoffe (g)	Brot-einheiten	Kilo-kalorien
90	0,1	4,8	11,7	k.A.	1,0	120
14	0,1	0,0	3,3	k.A.	0,3	93
23	0,3	0,1	5,1	k.A.	0,4	155
151	4,2	10,2	10,5	0,3	0,9	151
186	1,3	17,7	4,7	0,2	0,4	186
100	1,5	7,6	5,6	0,2	0,5	100
7	0,3	0,0	1,4	0,2	0,1	47
13	0,0	0,0	3,2	0,1	0,3	89
28	0,3	2,4	1,2	k.A.	0,1	185
24	0,2	0,1	5,6	k.A.	0,5	120
27	0,1	0,1	6,3	0,5	0,5	135
15	0,2	0,1	3,4	0,4	0,3	74
19	0,2	0,1	4,4	k.A.	0,4	95
36	0,2	0,1	8,6	k.A.	0,7	180
21	0,2	0,0	4,9	k.A.	0,4	105
41	0,2	3,5	2,3	k.A.	0,2	275
37	0,1	2,9	2,4	k.A.	0,2	249
15	0,8	0,9	0,9	0,3	0,1	102
32	0,3	2,7	1,7	k.A.	0,1	215
28	0,2	2,4	1,3	k.A.	0,1	185
17	0,1	0,0	3,4	0,0	0,3	110
3	0,1	0,0	0,1	0,0	0,0	20
3	0,1	0,0	0,1	0,0	0,0	19
227	7,0	19,5	4,8	1,9	0,4	151
33	0,2	2,7	2,0	k.A.	0,2	221
8	0,0	0,3	1,3	k.A.	0,1	55
95	0,4	9,7	1,6	k.A.	0,1	379
88	0,2	8,3	3,0	k.A.	0,3	350
72	0,4	7,1	1,6	k.A.	0,1	286
24	0,1	0,0	5,7	0,3	0,5	160
20	0,6	1,0	2,2	1,2	0,2	136
18	2,2	0,3	1,7	0,3	0,1	361

Fertigprodukte und Essen außer Haus

	Portionsgröße
Helle Knoblauch Sauce; Hela*	1 EL/ca. 15 ml
Hot Chili Sauce; Heinz*	1 EL/ca. 15 ml
Hot-Chili-Sauce; Kühne*	1 EL/ca. 15 ml
Indisch – Kokos Curry; Uncle Ben's®*	1 EL/ca. 15 ml
Indisch – Rotes Curry; Uncle Ben's®*	1 EL/ca. 15 ml
Joghurt Dressing mit Apfelschnittlauch, SalatLust; Kühne*	2 EL/ca. 25 ml
Joghurt-Kräuter-Dressing, leicht; Kühne*	2 EL/ca. 25 ml
Jogurt-Dressing; Kochlöffel*	1 Päckchen/75 ml
Knoblauch Sauce; Heinz*	1 EL/ca. 15 g
Knoblauch-Sauce; Kühne*	1 EL/ca. 15 g
Knoblauchbutter; Meggle*	1 EL/ca. 20 g
Kräuter-Senf Butter; Meggle*	1 EL/ca. 20 g
Kräuter-Tube; Meggle*	1 EL/ca. 20 g
Kräuterbutter original; Meggle*	1 EL/ca. 20 g
Leichte Rolle; Meggle*	1 EL/ca. 20 g
Maggi Fondor*	1 EL/5 g
Maggi Hot*	1 EL/5 g
Maggi Würze*	1 EL/5 g
Magic Asia; Maggi*	1 EL/ca. 16 ml
Mangochutney	1 EL/20 g
Matilde® Dänische Vanillesoße; Arla*	⅓ Packung/100 g
Mayonnaise, Delikatess, 80 % Fett	1 EL/15 g
Mayonnaise, Salat-, 50 % Fett	1 EL/15 g
Mayonnaise/Salatcreme 25 % Fett	1 EL/15 g
Meerrettich, Sahne-	1 EL/15 g
Meerrettich, Tafel-	1 EL/15 g
Miso, Sojapaste mit Gerste (Mugi)	1 TL/5 g
Miso, Sojapaste mit Vollreis (Genmai)	1 TL/5 g
Miso, Sojapaste ohne Getreide (Hatcho)	1 TL/5 g
Pesto Arrabbiata; Alnatura*	½ Glas/65 g
Pesto Genovese (Basilikum)	1 Glas/125 g

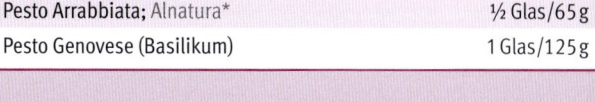

	Durchschnittswerte pro Portion					pro 100 g bzw. ml
Kilo-kalorien	Eiweiß (g)	Fett (g)	Kohlen-hydrate (g)	Ballast-stoffe (g)	Brot-einheiten	Kilo-kalorien
46	0,1	4,5	1,4	0,1	0,1	309
12	0,2	0,0	2,6	k. A.	0,2	77
15	0,3	0,0	3,3	k. A.	0,3	102
16	0,2	0,9	1,7	0,2	0,1	106
16	0,2	1,1	1,4	0,2	0,1	108
61	0,2	5,3	3,0	k. A.	0,3	243
38	0,4	2,8	2,8	k. A.	0,2	150
199	1,6	19,7	2,2	k. A.	0,2	265
50	0,2	4,8	1,4	k. A.	0,1	335
57	0,1	5,4	1,8	k. A.	0,2	377
116	0,3	12,4	0,8	0,0	0,1	582
119	0,4	12,8	0,4	0,2	0,0	594
116	0,3	12,4	0,8	0,1	0,1	582
116	0,3	12,4	0,7	0,1	0,1	581
94	0,4	8,2	1,3	0,1	0,1	470
9	0,8	0,2	1,1	+	0,1	182
2	0,3	‹0,1	0,2	k. A.	0,0	43
5	0,8	0,0	0,5	0,0	0,0	104
20	‹0,1	‹0,1	4,4	‹0,1	0,4	124
28	0,1	0,1	6,5	0,2	0,5	142
200	5,5	10,9	19,6	k. A.	1,6	200
111	0,2	12,1	0,3	k. A.	0,0	737
74	0,1	7,7	1,0	k. A.	0,1	492
41	0,2	3,8	1,8	0,0	0,2	274
39	0,3	3,3	1,9	k. A.	0,2	260
23	0,3	1,6	1,6	k. A.	0,1	153
9	0,5	0,2	1,3	0,2	0,1	182
9	0,6	0,3	1,1	k. A.	0,1	175
12	1,0	0,5	0,7	0,3	0,1	232
239	2,7	20,9	9,2	k. A.	0,8	368
247	9,9	17,1	13,2	0,4	1,1	198

Fertigprodukte und Essen außer Haus

	Portionsgröße
Pesto Ricotta; Alnatura*	½ Glas/65 g
Red Curry Paste; Blue Elephant Royal Thai Cuisine*	1 EL/15 g
Remoulade, 50 % Fett	1 EL/15 ml
Remoulade, mit Kräutern; Kühne*	1 EL/ca. 15 ml
Remoulade dänische Art (mit Gemüse), Kühne*	1 EL/15 ml
Röstzwiebeln; Kühne*	1 EL/ca. 5 g
Rotes Thai Curry; Uncle Ben's®*	⅓ Beutel/50 g
Sahnemeerrettich; Kühne*	1 EL/ca. 15 g
Salat Dressing Balsamico Vinaigrette; Burger King®*	1 Beutel/50 ml
Salat Dressing Joghurt 10 % Fett; Burger King®*	1 Beutel/50 ml
Salatdressing Joghurt, Fertigprodukt	2 EL/25 ml
Salatdressing Thousand Islands, Fertigprodukt	2 EL/25 ml
Sauce hollandaise	8 EL/ca. 100 g
Sauce hollandaise; Thomy*	8 EL/ca. 100 ml
Sauce hollandaise, leicht; Thomy*	8 EL/ca. 100 ml
Scharfer Senf; Kühne*	1 EL/ca. 15 g
Schaschlik Sauce; Heinz*	1 EL/ca. 15 g
Schaschlik-Sauce; Kühne*	1 EL/ca. 15 g
Senf, Bayrisch-süß; Kühne*	1 EL/ca. 15 g
Senf, mittelscharf	1 EL/15 ml
Senf, Mittelscharfer Senf; Kühne*	1 EL/ca. 15 g
Senf, scharf	1 EL/15 ml
Senf, süß	1 EL/15 ml
Sojasauce, Shoyu (Soja und Weizen)	1 EL/15 ml
Sojasauce, Tamari (nur Soja)	1 EL/15 ml
Steak Sauce, Heinz 57; Heinz*	1 EL/ca. 15 ml
Sugo Basilico; Alnatura*	½ Glas/170 g
Sugo Piccante; Alnatura*	½ Glas/170 g
Sugo Toskano; Alnatura*	½ Glas/170 g
Süß-Chili, Wok Sauce; Uncle Ben's®*	⅓ Beutel/50 g
Süß-Sauer, Wok Sauce; Uncle Ben's®*	⅓ Beutel/50 g
Tabasco	1 TL/5 ml

	Durchschnittswerte pro Portion					pro 100 g bzw. ml
Kilo-kalorien	Eiweiß (g)	Fett (g)	Kohlen-hydrate (g)	Ballast-stoffe (g)	Brot-einheiten	Kilo-kalorien
270	3,3	26,7	3,8	k.A.	0,3	416
32	0,6	2,2	2,5	1,6	0,2	213
76	0,1	7,9	1,0	k.A.	0,1	505
73	0,2	8,6	1,2	k.A.	0,1	489
42	0,3	4,6	1,6	k.A.	0,1	281
29	0,3	2,2	2,0	k.A.	0,2	580
49	0,5	3,6	3,5	0,6	0,3	97
43	0,3	3,8	1,8	k.A.	0,2	285
49	0,2	2,5	5,5	0,5	0,5	97
76	0,7	4,9	7,0	0,1	0,6	151
53	0,5	4,5	2,1	0,0	0,2	211
59	0,2	5,1	2,9	0,1	0,2	236
519	4,4	54,7	0,8	0,0	0,1	519
216	0,9	21,4	4,3	0,2	0,4	216
94	0,6	7,6	5,8	0,2	0,5	94
22	1,1	1,8	0,9	k.A.	0,1	147
13	0,1	0,0	2,9	k.A.	0,2	85
17	0,3	0,1	3,6	k.A.	0,3	116
36	1,2	1,0	5,4	k.A.	0,5	242
16	0,9	0,9	0,8	0,4	0,1	106
17	0,8	0,9	0,9	k.A.	0,1	110
21	1,0	1,7	0,4	k.A.	0,0	141
30	0,9	0,8	4,8	k.A.	0,4	203
9	1,2	‹0,1	0,9	0,1	0,1	62
10	1,4	‹0,1	0,9	0,1	0,1	64
18	0,2	0,1	3,9	k.A.	0,3	120
68	2,4	2,4	7,3	k.A.	0,6	40
46	1,9	0,3	6,8	k.A.	0,6	27
46	1,9	0,3	6,8	k.A.	0,6	27
50	0,2	0,2	11,8	0,2	1,0	99
77	0,2	1,3	16,0	0,2	1,3	153
1	0,1	‹0,1	‹0,1	‹0,1	0,0	12

Fertigprodukte und Essen außer Haus

Teriyakisauce	1 EL/15 ml
Texicana Salsa; Maggi*	1 EL/ca. 15 ml
Texicana Salsa, Extra Hot; Maggi*	1 EL/ca. 15 ml
Thailändisch – Cremiges Curry; Uncle Ben's®*	1 EL/ca. 15 ml
Thailändisch – Scharfes Thai Curry; Uncle Ben's®*	1 EL/ca. 15 ml
Thailändisch – Süß-Pikant; Uncle Ben's®*	1 EL/ca. 15 ml
Tomaten Gewürz Ketchup; Hela*	2 EL/ca. 20 g
Tomaten Ketchup; Kühne*	2 EL/ca. 20 g
Tomaten Ketchup, fruchtig; Hela*	2 EL/ca. 20 g
Tomatenketchup	2½ EL/25 g
Tomatenmark, gesalzen	2 EL/25 g
Tomato Ketchup; Heinz*	2 EL/ca. 20 g
Tomato Ketchup, light; Heinz*	2 EL/ca. 20 g
Trüffelbutter; Meggle*	1 EL/ca. 20 g
Worcestersauce ; Lea & Perrins*	1 TL/5 g
Zigeuner Sauce; Heinz*	1 EL/ca. 15 ml
Zigeuner Sauce; Kühne*	1 EL/ca. 15 ml
Zitronensaft, frisch gepresst	3 EL/25 ml

Pikante Brotaufstriche

Bio-Creme Zucchini-Lauch; GranoVita*	1 EL/25 g
Brotaufstrich Hokkaido-Kürbis; Alnatura*	1 EL/25 g
Brotaufstrich Olive Paprika; Alnatura*	1 EL/25 g
Brotaufstrich Rote Linse; Alnatura*	1 EL/25 g
Brotzeit Brotaufstrich aus Joghurt, Gurke-Dill; Weihenstephan*	1½ EL/30 g
Brotzeit Brotaufstrich aus Joghurt, mit feinen Kräutern; Weihenstephan*	1½ EL/30 g
Brotzeit Brotaufstrich aus Joghurt, mit Meerrettich; Weihenstephan*	1½ EL/30 g
Brotzeit Brotaufstrich aus Joghurt, Paprika-Chili; Weihenstephan*	1½ EL/30 g

	Durchschnittswerte pro Portion					pro 100 g bzw. ml
Kilo-kalorien	Eiweiß (g)	Fett (g)	Kohlen-hydrate (g)	Ballast-stoffe (g)	Brot-einheiten	Kilo-kalorien
13	0,9	‹0,1	2,3	0,0	0,2	89
14	0,2	0,1	3,3	0,5	0,3	96
13	0,2	0,1	2,6	0,2	0,2	85
16	0,2	0,8	2,0	0,2	0,2	108
13	0,1	0,9	1,2	0,2	0,1	87
15	0,1	0,0	3,5	0,2	0,3	103
25	0,2	0,0	5,9	0,4	0,5	126
19	0,3	0,1	4,2	k.A.	0,4	95
20	0,1	0,0	4,6	0,4	0,4	100
26	0,5	0,1	6,2	0,2	0,5	104
10	0,6	0,1	1,4	0,1	0,1	39
21	0,2	0,0	4,8	k.A.	0,4	103
12	0,3	0,0	2,4	k.A.	0,2	58
144	0,6	15,6	0,2	0,0	0,0	718
5	‹0,1	‹0,1	1,3	0,0	0,1	104
13	0,2	0,0	2,9	k.A.	0,2	84
15	0,3	0,2	3,3	k.A.	0,3	100
7	0,1	‹0,1	0,6	0,1	0,0	27
64	1,5	5,6	1,4	0,7	0,1	255
46	0,5	3,2	3,8	k.A.	0,3	184
42	0,3	3,1	3,0	k.A.	0,3	166
62	2,1	4,7	2,8	k.A.	0,2	249
36	1,4	2,5	1,8	k.A.	0,2	120
36	1,4	2,5	1,9	k.A.	0,2	121
37	1,4	2,6	2,0	k.A.	0,2	123
36	1,4	2,5	2,0	k.A.	0,2	121

Fertigprodukte und Essen außer Haus

	Portionsgröße
Brotzeit Brotaufstrich aus Joghurt, Tomate-Basilikum; Weihenstephan*	1½ EL/30 g
Gemüseaufstrich (Kühlkost); GranoVita*	1 EL/25 g
Hirtenvesper (Kühlkost); GranoVita*	1 EL/25 g
Joghurt-Brotaufstrich Gurke-Paprika; GranoVita*	1 EL/25 g
Joghurt-Brotaufstrich Tomate-Basilikum; GranoVita*	1 EL/25 g
Pastete Champignon; Alnatura*	1 EL/25 g
Red Kidney Feuriger Brotaufstrich; GranoVita*	1 EL/25 g
Vegetarische Pastete Hausmacher Art; GranoVita*	1 EL/25 g
Vegetarische Pastete Kürbis; GranoVita*	1 EL/25 g
Vegetarische Pastete Schinken-Creme; GranoVita*	1 EL/25 g
Vegetarische Pastete Schwarze Olive; GranoVita*	1 EL/25 g

Für Kinder

	Portionsgröße
1.2.3 Piratengold; McCain*	⅓ Beutel/150 g
Bob der Baumeister Gabel Spaghetti mit Tomatensoße; Wolf*	1 Packung/250 g
Buchstabensuppe, 5 Minuten Terrine; Maggi*	1 Becher, zubereitet/260 ml
Chicken Nuggets, Wickie; Tulip*	¼ Packung/63 g
Hipp Kinder Biopasta Spaghetti Bolognese*	1 Packung/250 g
Kinder Piccolinis, Chicken; Wagner*	3 Stück/90 g
Kinder Piccolinis, Würstchen; Wagner*	3 Stück/90 g
Kinder Streich; Zwergenwiese*	1½ EL/30 g
Kinder Tomatensoße; EnerBio*	¼ Glas/90 g
McDonald's Tomato Ketchup; Develey*	2 EL/20 g
Piratensuppe, 5 Minuten Terrine; Maggi*	1 Becher, zubereitet/250 ml
Raviolini in Tomatensauce; Maggi*	¼ Dose/200 g
Smiles; McCain*	⅓ Beutel/150 g
Whopper JR.; Burger King®*	1 Stück/148 g
Wikinger Knusper Würstchen, Wickie; Tulip*	¼ Packung/63 g

Durchschnittswerte pro Portion						pro 100 g bzw. ml
Kilo-kalorien	Eiweiß (g)	Fett (g)	Kohlen-hydrate (g)	Ballast-stoffe (g)	Brot-einheiten	Kilo-kalorien
37	1,4	2,5	2,0	k.A.	0,2	123
27	0,7	0,8	3,8	0,8	0,3	108
26	0,8	1,3	2,8	0,5	0,2	105
42	0,4	2,7	3,5	0,6	0,3	168
47	0,6	3,6	2,5	0,9	0,2	188
52	1,9	3,9	2,5	k.A.	0,2	209
42	1,8	2,4	2,5	1,5	0,2	167
53	1,4	4,2	2,2	k.A.	0,2	210
63	2,1	5,6	1,3	k.A.	0,1	253
56	2,4	4,7	1,0	k.A.	0,1	223
67	1,7	6,4	0,6	k.A.	0,1	267
304	3,8	13,5	42,0	4,5	3,5	203
253	9,3	2,5	48,3	5,0	4,0	101
172	6,4	2,0	29,4	2,3	2,4	66
139	8,8	6,9	10,6	k.A.	0,9	223
193	7,3	6,5	25,3	2,3	2,1	77
183	9,2	4,7	25,4	1,5	2,1	203
196	8,9	6,5	25,0	1,5	2,1	218
79	1,8	6,6	2,3	1,3	0,2	263
64	2,4	‹0,2	12,3	k.A.	1,0	71
27	0,4	0,0	6,0	k.A.	0,5	133
138	4,0	0,7	29,0	2,4	2,4	55
164	5,8	3,0	28,4	2,2	2,4	82
314	3,8	13,5	42,0	4,5	3,5	209
346	14,6	17,8	31,6	2,2	2,6	234
186	6,3	13,8	9,4	k.A.	0,8	298

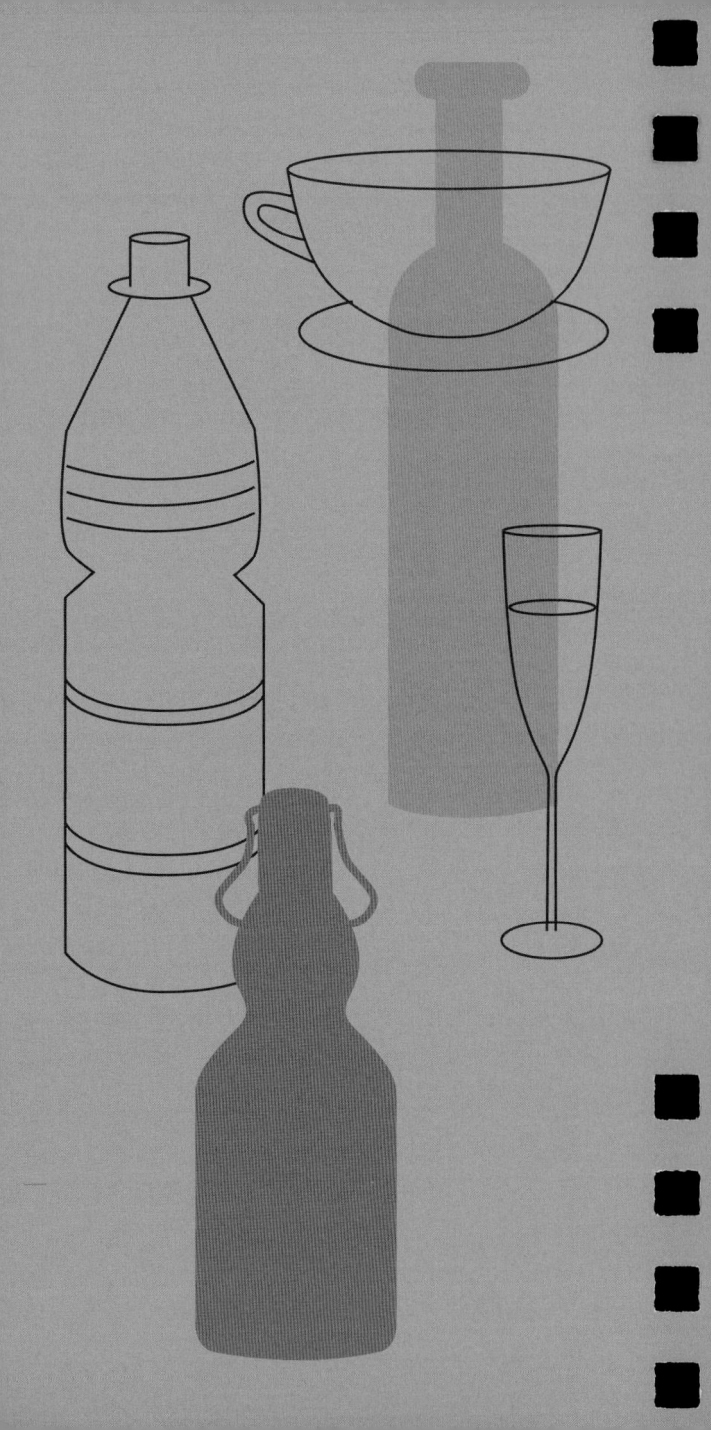

Getränke

Zeichen

*	Angabe laut Hersteller
+	Der Inhaltsstoff ist in Spuren enthalten.
<	Wert geringer als ...
≥	Wert gleich oder mehr als ...
% vol	Volumenprozent

Abkürzungen

EL	Esslöffel
Fett i. Tr.	Fett in der Trockenmasse
g	Gramm
geh.	gehäuft
k. A.	keine Angabe
kcal	Kilokalorien (»Kalorien«)
mg	Milligramm
ml	Milliliter
(Ö)	Österreich
TK	Tiefkühlkost, -produkt
TL	Teelöffel

Ohne Wasser läuft gar nichts

Reichlich Flüssigkeit ist sehr wichtig für den ganzen Organismus – nicht nur bei heißem Wetter. Als Erwachsener sollten Sie täglich mindestens 1,5 bis 2 Liter trinken, bei Hitze oder starker Anstrengung entsprechend mehr.

Das beste Getränk ist und bleibt Wasser, das Sie auch als ungesüßten Tee trinken können. Es enthält keine Energie. Mineralwasser liefert unter anderem Kalzium. Kaufen Sie nur natriumarme Sorten. Wasser in der Flasche muss aber gar nicht sein, denn Leitungswasser ist hierzulande ein streng kontrolliertes, hochwertiges Lebensmittel und in vielen Gegenden Wasser aus dem Supermarkt in jeder Hinsicht vorzuziehen.

Andere Getränke liefern zwar ebenfalls Flüssigkeit, manche auch Nährstoffe, aber man muss den Energiegehalt berücksichtigen. Zuckerhaltige und vor allem alkoholische Getränke enthalten etliche Kalorien: Alkohol liefert 7 kcal pro Gramm, also fast so viel wie Fett. Dazu kommen seine negativen gesundheitlichen Wirkungen. Alkoholische Getränke sollten Sie daher nur gelegentlich und maßvoll konsumieren.

Frucht- und Gemüsesäfte sind nährstoffreich. Ein Glas davon kann insofern eine Portion Obst und Gemüse ersetzen. Aber die Ballaststoffe und sekundären Pflanzenstoffe sind besonders in der Schale konzentriert, gehen also beim Pressen verloren. Auch enthält Fruchtsaft viel Zucker, der durch die Pressung leichter verfügbar wird, weshalb der glykämische Index von Saft höher ist.

> **»LIGHT«-GETRÄNKE** enthalten Kalorien, obwohl die Nährstoffangaben auf Null stehen. Das liegt daran, dass Zuckerersatzstoffe enthalten sind, die nicht unter die Kategorie Kohlenhydrate fallen, aber eine geringe Menge an Kilokalorien liefern.

Getränke

Fruchtsaft und -nektar

Acerola, Konzentrat	1 TL/5 ml
Acerolasaft	1 Glas/200 ml
Ananassaft	1 Glas/200 ml
Apfel klar; albi*	1 Glas/200 ml
Apfel naturtrüb, Direktsaft; albi*	1 Glas/200 ml
Apfel und Birne, Heimische Früchte, hohes C; Eckes*	1 Glas/200 ml
Apfel und Johannisbeere, Heim. Früchte, hohes C; Eckes*	1 Glas/200 ml
Apfel-Acerola, naturtrüb, hohes C; Eckes*	1 Glas/200 ml
Apfel-Grapefruit, Naturelle, hohes C; Eckes*	1 Glas/200 ml
Apfel-Johannisbeere, Naturelle, hohes C; Eckes*	1 Glas/200 ml
Apfel-Maracuja, Naturelle, hohes C; Eckes*	1 Glas/200 ml
Apfel-Schorle; Kochlöffel*	1 Glas/250 ml
Apfelsaft	1 Glas/200 ml
Apfelschorle (50–60 % Saft)	1 Glas/200 ml
Aprikosennektar (ca. 40 % Fruchtsaftanteil)	1 Glas/200 ml
Aronia-Muttersaft	1 Glas/200 ml
Birne & Williams Christ, Direktsaft; albi*	1 Glas/200 ml
Birnennektar (ca. 40 % Fruchtsaftanteil)	1 Glas/200 ml
Birnensaft (100 %)	1 Glas/200 ml
Brombeersaft	1 Glas/200 ml
Cranberry-Muttersaft	1 Glas/200 ml
Frühstückssaft, hohes C; Eckes*	1 Glas/200 ml
Granatapfel-Muttersaft	1 Glas/200 ml
Granini Frucht Prickler, Apfel; Eckes*	1 Glas/200 ml
Granini Frucht Prickler, Apfel-Cassis; Eckes*	1 Glas/200 ml
Granini Frucht Prickler, Exotic; Eckes*	1 Glas/200 ml
Granini Frucht Prickler, Pink Grapefruit-Orange; Eckes*	1 Glas/200 ml
Granini Trinkgenuss, Apfel-Cranberry; Eckes*	1 Glas/200 ml
Granini Trinkgenuss, Multivitamin; Eckes*	1 Glas/200 ml
Granini Trinkgenuss, Orange mit Fruchtfleisch; Eckes*	1 Glas/200 ml
Granini Trinkgenuss, Orange-Ananas; Eckes*	1 Glas/200 ml

	Durchschnittswerte pro Portion					pro 100 g bzw. ml
Kilo-kalorien	Eiweiß (g)	Fett (g)	Kohlen-hydrate (g)	Ballast-stoffe (g)	Brot-einheiten	Kilo-kalorien
13	0,3	0,1	2,9	k. A.	0,2	261
44	0,6	0,6	9,0	0,6	0,8	22
106	0,8	0,2	24,0	k. A.	2,0	53
90	0,2	‹0,2	21,2	0,2	1,8	45
92	0,2	‹0,2	22,0	0,4	1,8	46
82	‹1,0	‹0,4	19,6	‹1,0	1,6	41
84	‹1,0	‹0,4	19,4	‹1,0	1,6	42
92	‹1,0	‹0,4	22,0	‹1,0	1,8	46
44	‹1,0	‹0,4	10,4	‹1,0	0,9	22
50	‹0,4	‹0,4	11,4	‹1,0	1,0	25
44	‹0,4	‹0,4	10,2	‹1,0	0,9	22
65	0,3	0,3	15,3	k. A.	1,3	26
114	0,2	‹0,1	23,4	k. A.	2,0	57
53	0,2	0,2	12,6	0,2	1,1	27
120	0,6	0,2	28,8	0,0	2,4	60
108	0,6	0,5	25,6	0,6	2,1	54
86	0,2	‹0,2	21,2	0,4	1,8	43
110	0,6	0,4	25,8	1,0	2,2	55
94	0,4	0,2	22,0	0,2	1,8	47
76	0,6	1,2	15,6	0,0	1,3	38
60	0,3	0,6	12,6	0,3	1,1	30
84	‹1,0	‹0,4	18,8	‹1,0	1,6	42
124	1,1	0,7	27,7	0,4	2,3	62
52	‹0,2	‹0,4	12,2	k. A.	1,0	26
52	‹0,2	‹0,4	12,0	k. A.	1,0	26
54	‹1,0	‹1,0	12,2	‹1,0	1,0	27
54	‹1,0	‹1,0	12,2	‹1,0	1,0	27
90	‹0,2	‹0,4	20,8	k. A.	1,7	45
86	‹2,0	‹1,0	18,0	‹1,0	1,5	43
86	‹2,0	‹1,0	18,0	‹1,0	1,5	43
96	‹1,0	‹0,4	22,2	‹1,0	1,9	48

Getränke

	Portionsgröße
Granini Trinkgenuss, Traubensaft; Eckes*	1 Glas/200 ml
Grapefruit-/Pampelmusensaft	1 Glas/200 ml
Grapefruit-/Pampelmusensaft, gesüßt	1 Glas/200 ml
Himbeersaft, frisch gepresst	1 Glas/200 ml
Himbeersirup	1 EL/15 ml
Holunderbeersaft, schwarz	1 Glas/200 ml
In Balance Gerstengras; Rabenhorst*	1 Glas/200 ml
In Balance Weizengras; Rabenhorst*	1 Glas/200 ml
Johannisbeere, aus unserer Heimat; albi*	1 Glas/200 ml
Johannisbeernektar, rot	1 Glas/200 ml
Johannisbeernektar, schwarz	1 Glas/200 ml
Kirsche, aus unserer Heimat; albi*	1 Glas/200 ml
Kirschsaft	1 Glas/200 ml
Kokoswasser	1 Glas/200 ml
Mandarinensaft, ungesüßt	1 Glas/200 ml
Mehrfrucht-/Multivitaminsaft	1 Glas/200 ml
Multivitamin, hohes C; Eckes*	1 Glas/200 ml
Orangen-/Apfelsinensaft, frisch gepresst	1 Glas/200 ml
Orangen-/Apfelsinensaftkonzentrat	ca. 2 EL/25 ml
Sanddornsaft	1 Glas/200 ml
Streuobst Apfel, aus unserer Heimat; albi*	1 Glas/200 ml
Traube, Direktsaft; albi*	1 Glas/200 ml
Traubensaft, rot (100 %)	1 Glas/200 ml
Volvic mit einem Spritzer Saft, Landapfel*	1 Glas/250 ml
Volvic mit einem Spritzer Saft, Landhimbeere*	1 Glas/250 ml
Volvic mit Fruchtgeschmack, Apfel*	1 Glas/250 ml
Volvic mit Fruchtgeschmack, Kirsche*	1 Glas/250 ml
Volvic mit Fruchtgeschmack, Orange oder Rote Früchte*	1 Glas/250 ml
Volvic mit Fruchtgeschmack, Zitrone Limette*	1 Glas/250 ml
Volvic Tee/Pfirsich*	1 Glas/250 ml
Volvic Tee/Waldfrucht*	1 Glas/250 ml
Volvic Tee/Zitrone Limette*	1 Glas/250 ml

			Durchschnittswerte pro Portion				pro 100 g bzw. ml
	Kilo-kalorien	Eiweiß (g)	Fett (g)	Kohlen-hydrate (g)	Ballast-stoffe (g)	Brot-einheiten	Kilo-kalorien
	132	‹1,0	‹0,2	33,2	‹0,4	2,8	66
	78	1,2	0,2	15,8	0,4	1,3	39
	116	1,0	0,2	27,4	k.A.	2,3	58
	56	0,6	‹0,1	11,0	0,0	0,9	28
	39	‹0,1	‹0,1	9,9	0,0	0,8	263
	76	4,0	0,8	13,6	0,0	1,1	38
	96	0,4	0,1	22,6	0,4	1,9	48
	80	0,4	0,1	19,0	0,8	1,6	40
	104	0,2	‹0,2	25,0	0,2	2,1	52
	122	0,8	‹0,1	24,8	0,0	2,1	61
	128	0,8	‹0,1	26,0	0,0	2,2	64
	110	0,4	‹0,2	25,6	0,2	2,1	55
	82	0,2	‹0,1	20,4	0,4	1,7	41
	18	0,6	0,4	2,8	0,0	0,2	9
	90	1,4	0,5	19,7	0,4	1,6	45
	98	0,8	0,2	22,0	0,5	1,8	49
	88	‹1,0	‹0,4	20,0	‹1,0	1,7	44
	92	1,4	0,4	18,8	0,4	1,6	46
	53	0,6	0,4	11,8	0,0	1,0	212
	80	1,8	11,8	2,4	0,0	0,2	40
	92	0,2	‹0,2	22,0	0,4	1,8	46
	142	0,6	‹0,2	33,8	0,2	2,8	71
	142	0,6	0,2	33,7	0,2	2,8	71
	26	‹0,1	0,0	6,2	‹0,1	0,5	11
	29	‹0,1	0,0	6,7	0,0	0,6	12
	32	0,0	0,0	7,5	0,0	0,6	13
	26	0,0	0,0	6,3	0,0	0,5	10
	27	0,0	0,0	6,0	0,0	0,5	11
	21	0,0	0,0	5,0	0,0	0,4	8
	42	‹0,1	‹0,1	10,0	0,0	0,8	17
	32	‹0,1	‹0,1	7,5	0,0	0,6	13
	31	‹0,1	‹0,1	7,1	0,0	0,6	12

Getränke

Smoothies

Beerenfrucht; Alnatura*	1 Flasche/330 ml
Brombeere, Erdbeere & Boysenbeere; Innocent*	1 Flasche/250 ml
Erdbeere & Banane; Innocent*	1 Flasche/250 ml
Heidelbeer-Banane; Alnatura*	1 Flasche/330 ml
Knorr Vie Apfel Karotte Erdbeere*	1 Flasche/100 ml
Knorr Vie Orange Banane Karotte*	1 Flasche/100 ml
Mango-Banane; Alnatura*	1 Flasche/330 ml
Orange, Karotte & Mango; Innocent*	1 Flasche/250 ml
Pro X Mango-Maracuja; Nöm*	1 Flasche/250 g
Pro X Pfirsich-Himbeere; Nöm*	1 Flasche/250 g

Gemüsesaft

Gemüsesaft (vorwiegend Tomate)	1 Glas/200 ml
Granini Gemüsemix; Eckes*	1 Glas/200 ml
Karotten-/Möhrensaft	1 Glas/200 ml
Rote-Bete-/Rote-Rüben-Saft	1 Glas/200 ml
Sauerkrautsaft	1 Glas/200 ml
Spinatsaft	1 Glas/200 ml
Tomatensaft	1 Glas/200 ml

Softdrinks

Almdudler Traditionell*	1 Glas/200 ml
Almdudler Zuckerfrei*	1 Glas/200 ml
Bitter Lemon	1 Glas/200 ml
Coca-Cola; Burger King®*	1 Becher, mittel/400 ml
Coca-Cola, light; Burger King®*	1 Becher, mittel/400 ml
Cola-Getränk	1 Glas/200 ml
Eistee	1 Glas/200 ml
Ginger Ale	1 Glas/200 ml
Limonaden	1 Glas/200 ml
Mineralwasser mit Fruchtzusatz	1 Glas/200 ml

Durchschnittswerte pro Portion						pro 100 g bzw. ml
Kilo-kalorien	Eiweiß (g)	Fett (g)	Kohlen-hydrate (g)	Ballast-stoffe (g)	Brot-einheiten	Kilo-kalorien
178	1,3	0,3	38,3	k.A.	3,2	54
138	1,5	0,3	31,3	2,0	2,6	55
133	1,5	0,2	30,5	2,5	2,5	53
182	1,7	0,3	41,3	k.A.	3,4	55
75	0,9	0,5	15,0	1,5	1,3	75
70	1,5	‹0,2	16,0	1,5	1,3	70
215	2,3	0,3	48,8	k.A.	4,1	65
150	1,5	0,2	34,3	2,8	2,9	60
133	1,5	0,3	30,0	1,3	2,5	53
125	1,8	0,3	27,8	1,8	2,3	50
36	1,6	0,2	6,8	1,0	0,6	18
34	‹2,0	‹1,0	6,0	‹2,0	0,5	17
44	1,2	‹0,1	9,6	4,8	0,8	22
72	2,0	‹0,1	16,0	0,6	1,3	36
23	1,8	0,4	2,9	0,3	0,2	12
18	2,8	0,2	1,0	0,6	0,1	9
34	1,6	0,2	5,8	0,2	0,5	17
70	0,0	0,0	17,0	k.A.	1,4	35
3	0,0	0,0	0,0	k.A.	0,0	1
95	‹0,1	0,0	23,1	0,0	1,9	47
168	0,0	0,0	42,4	0,0	3,5	42
12	0,0	0,0	0,0	0,0	0,0	3
86	0,1	0,0	21,4	0,0	1,8	43
59	0,1	‹0,1	14,2	‹0,1	1,2	29
76	0,0	0,0	19,1	0,0	1,6	38
83	0,0	0,0	20,2	0,0	1,7	41
28	0,0	0,0	6,5	0,0	0,5	14

Getränke

Orangina, regular*	1 Glas/200 ml
Red Bull*	1 Dose/250 ml
Red Bull light*	1 Dose/250 ml
Tonic Water	1 Glas/200 ml

Heißgetränke

Irish Coffee	2 Tassen/260 g
Nescafé Dolce Gusto Café au lait; Nestlé*	1 Glas/200 ml
Nescafé Dolce Gusto Cappuccino; Nestlé*	2 Tassen/240 ml
Nescafé Dolce Gusto Cappuccino light; Nestlé*	2 Tassen/240 ml
Nescafé Dolce Gusto Espresso Macchiato; Nestlé*	1 Tasse, klein/80 ml
Nescafé Dolce Gusto Latte Macchiato; Nestlé*	2 Tassen/220 ml
Nescafé Dolce Gusto Latte Macchiato light; Nestlé*	2 Tassen/220 ml
Nescafé Typ Café au lait; Nestlé*	2 TL/12 g
Nescafé Typ Cappuccino cremig zart; Nestlé*	1 EL/14 g
Nescafé Typ Cappuccino entkoffeiniert; Nestlé*	2 TL/13 g
Nescafé Typ Cappuccino weniger süß; Nestlé*	2 TL/13 g
Nescafé Typ Latte Macchiato; Nestlé*	1 EL/18 g
Nescafé Typ Latte Macchiato gesüßt; Nestlé*	1 EL/18 g
Nesquik mit fettarmer Milch (1,5 % Fett); Nestlé*	1 Tasse, groß/165 g
Nesquik mit Vollmilch; Nestlé*	1 Tasse, groß/165 g
Ovomaltine, Pulver; Wander*	1 geh. EL/20 g
	mit 200 ml Milch 1,5 % Fett/220 g
	mit 200 ml Milch 3,5 % Fett/220 g

Wein und Sekt

Apfelwein/Apfelmost, 5 % vol	1 Glas/200 ml
Dessertwein, 16–18 % vol	¼ Glas/50 ml
Fruchtwein, 8–10 % vol	1 Weinglas/125 ml
Grauburgunder/Pinot grigio, 13,5 % vol	1 Weinglas/125 ml

	Durchschnittswerte pro Portion					pro 100 g bzw. ml
Kilo-kalorien	Eiweiß (g)	Fett (g)	Kohlen-hydrate (g)	Ballast-stoffe (g)	Brot-einheiten	Kilo-kalorien
84	0,2	0,0	20,4	0,0	1,7	42
113	0,0	0,0	28,3	0,0	2,4	45
8	0,0	0,0	0,0	0,0	0,0	3
75	0,0	0,0	18,6	0,0	1,5	37
328	1,7	19,0	12,2	0,0	1,0	126
55	2,8	2,5	4,9	0,8	0,4	28
84	3,8	3,7	9,6	0,7	0,8	35
49	4,8	0,1	7,1	0,3	0,6	20
21	1,2	1,0	1,7	0,6	0,1	26
89	4,3	4,2	9,1	0,6	0,8	40
49	4,8	0,1	7,0	0,3	0,6	22
53	2,1	2,3	5,9	0,7	0,5	442
54	1,5	1,6	8,5	0,5	0,7	388
48	1,3	1,2	7,9	0,5	0,7	381
52	1,8	2,4	6,4	0,5	0,5	419
86	2,5	4,8	8,6	0,5	0,7	475
82	2,2	3,8	10,2	0,5	0,9	453
127	5,7	2,8	19,2	0,9	1,6	77
151	5,7	5,6	19,2	0,9	1,6	92
72	2,2	0,3	15,0	1,0	1,3	360
166	9,0	3,3	24,8	1,0	2,1	75
200	8,8	7,3	24,6	1,0	2,1	91
90	‹0,1	0,0	3,3	0,0	0,3	45
80	0,1	0,0	18,8	0,0	1,6	160
93	‹0,1	0,0	6,3	0,0	0,5	74
104	0,1	0,0	2,6	0,0	0,2	83

Getränke

	Portionsgröße
Marsala, Süßwein, 18 % vol	¼ Glas/50 ml
Qualitätswein, rot, 10–12 % vol	1 Weinglas/125 ml
Qualitätswein, weiß, 10–12 % vol	1 Weinglas/125 ml
Rotwein, Syrah, 13 % vol	1 Weinglas/125 ml
Rotwein, Zinfandel, USA, 17 % vol	1 Weinglas/125 ml
Sekt, 11–12 % vol	1 Weinglas/125 ml
Sherry cream	¼ Glas/50 ml
Sherry medium	¼ Glas/50 ml
Sherry trocken	¼ Glas/50 ml
Tafelwein, weiß, 9–10 % vol	1 Weinglas/125 ml
Wermutwein/Vermouth, lieblich, 15 % vol	¼ Glas/50 ml
Wermutwein/Vermouth, trocken, 18 % vol	¼ Glas/50 ml

Bier

Alkoholfreies Schankbier, 0,04–0,6 % vol	½ Liter/500 ml
Altbier, 5 % vol	½ Liter/500 ml
Bockbier, hell, untergärig, 7 % vol	½ Liter/500 ml
Diät-Vollbier, 5 % vol	½ Liter/500 ml
Doppelbockbier, dunkel, 8 % vol	½ Liter/500 ml
Exportbier, hell, 5 % vol	½ Liter/500 ml
Kölsch, 5 % vol	½ Liter/500 ml
Lagerbier (Vollbier), hell, 5 % vol	½ Liter/500 ml
Leichtbier, untergärig, 2,5–3,0 % vol	½ Liter/500 ml
Malzbier/Malztrunk, 0,04–0,6 % vol	½ Liter/500 ml
Pilsener Lagerbier, 5 % vol	½ Liter/500 ml
Stout (englisch-irisches Starkbier)	½ Liter/500 ml
Weizenvollbier, mit/ohne Hefe 5 % vol	½ Liter/500 ml

Spirituosen

Baileys Original Irish Cream*	1 Schnapsglas/20 ml
Branntwein, 32 % vol	1 Schnapsglas/20 ml
Branntwein, 38 % vol	1 Schnapsglas/20 ml

	Durchschnittswerte pro Portion					pro 100 g bzw. ml
Kilo-kalorien	Eiweiß (g)	Fett (g)	Kohlen-hydrate (g)	Ballast-stoffe (g)	Brot-einheiten	Kilo-kalorien
101	+	0,0	35,0	0,0	2,9	203
84	0,3	0,0	3,3	0,0	0,3	67
88	0,1	0,0	3,3	0,0	0,3	70
104	0,1	0,0	3,2	0,0	0,3	83
110	0,1	0,0	3,6	0,0	0,3	88
104	0,1	0,0	6,3	0,0	0,5	83
70	0,2	0,0	3,5	0,0	0,3	139
60	0,1	0,0	1,8	0,0	0,2	119
59	0,1	0,0	0,7	0,0	0,1	117
81	0,1	0,0	3,1	0,0	0,3	65
72	‹0,1	0,0	7,0	0,0	0,6	143
61	‹0,1	0,0	2,0	0,0	0,2	121
125	1,5	0,0	27,0	0,0	2,3	25
215	2,5	0,0	17,5	0,0	1,5	43
310	3,5	0,0	23,0	0,0	1,9	62
165	2,0	0,0	4,0	0,0	0,3	33
345	4,0	0,0	19,0	0,0	1,6	69
235	2,5	0,0	14,5	0,0	1,2	47
210	2,0	0,0	20,0	0,0	1,7	42
185	2,5	0,0	14,0	0,0	1,2	37
135	2,0	0,0	10,0	0,0	0,8	27
240	2,0	0,0	58,0	0,0	4,8	48
215	2,5	0,0	15,5	0,0	1,3	43
260	1,5	0,0	21,0	0,0	1,8	52
230	2,5	0,0	15,0	0,0	1,3	46
65	0,6	2,6	5,0	0,0	0,4	327
35	0,0	0,0	0,0	0,0	0,0	177
42	0,0	0,0	0,0	0,0	0,0	210

Getränke

Eierlikör, Advocaat, 14 % vol	1 Schnapsglas/20 ml
Grappa, 38 % vol	1 Schnapsglas/20 ml
Liköre, 30 % vol	1 Schnapsglas/20 ml
Obstbranntwein, 40–45 % vol	1 Schnapsglas/20 ml
Rum, 40 % vol	1 Schnapsglas/20 ml
Underberg, Kräuterbitter, 44 % vol*	1 Schnapsglas/20 ml
Weinbrand, 38 % vol	1 Schnapsglas/20 ml
Whisky, 43 % vol	1 Schnapsglas/20 ml

Cocktails

Caipirinha	1 Drink/300 ml
Cuba Libre	1 Drink/200 ml
Daiquirí	1 Drink/300 ml
Long Island Iced Tea	1 Drink/300 ml
Mojito	1 Drink/300 ml
Piña Colada	1 Drink/300 ml
Sex on the Beach	1 Drink/300 ml
Swimmingpool	1 Drink/300 ml
Tequila Sunrise	1 Drink/300 ml
Zombie	1 Drink/300 ml

Für Kinder

Capri Sonne, Die Klassische, Apfel zuckerreduziert*	
	1 Päckchen/200 ml
Capri Sonne, Die Klassische, Orange*	1 Päckchen/200 ml
Capri-Sonne, Die Klassische, Super-Kids*	1 Päckchen/200 ml
FruchtTiger, Apfel-Erdbeere; Eckes*	1 Flasche/250 ml
FruchtTiger, Multifrucht; Eckes*	1 Flasche/250 ml
FruchtTiger, Rote Früchte; Eckes*	1 Flasche/250 ml
Limonade, Erdbeer-Himbeer; Limuh*	1 Flasche/350 ml
Limonade, Shaun das Schaf, Heidelbeer-Banane; Limuh*	1 Flasche/350 ml

	Durchschnittswerte pro Portion						pro 100 g bzw. ml
Kilo-kalorien	Eiweiß (g)	Fett (g)	Kohlen-hydrate (g)	Ballast-stoffe (g)	Brot-einheiten		Kilo-kalorien
57	0,8	1,4	5,6	0,0	0,5		285
48	k.A.	0,0	k.A.	0,0	k.A.		242
57	k.A.	k.A.	6,0	0,0	0,5		286
50	k.A.	0,0	k.A.	0,0	k.A.		248
46	0,0	0,0	0,0	0,0	0,0		231
50	‹0,1	k.A.	0,1	0,0	0,0		248
48	0,0	0,0	0,4	0,0	0,0		240
49	0,0	0,0	k.A.	0,0	k.A.		247
324	0,0	0,0	51,0	0,0	4,3		108
190	0,0	0,0	17,0	0,0	1,4		95
336	0,0	0,0	21	0,0	1,8		112
381	3,9	0,0	17,7	0,0	1,5		127
213	0,0	0,0	18,0	0,0	1,5		71
279	0,6	1,8	17,4	0,0	1,5		93
216	0,3	0,0	22,8	0,0	1,9		72
357	1,8	19,2	10,5	0,6	0,9		119
207	0,9	0,0	28,2	0,0	2,4		69
538	0,4	0,0	29,8	0,0	2,5		179
56	‹0,2	‹0,2	13,4	‹0,2	1,1		28
82	‹0,2	‹0,2	20,0	‹0,2	1,7		41
57	‹0,2	‹0,2	14,0	‹0,2	1,2		29
75	‹1,3	‹0,5	17,8	‹1,3	1,5		30
75	‹1,3	‹0,5	16,8	‹1,3	1,4		30
78	‹1,3	‹0,5	18,0	‹1,3	1,5		31
81	0,4	0,4	18,6	1,4	1,5		23
81	0,4	0,4	19,3	1,4	1,6		23

Spezialtabellen

Fettsäuren – Fettqualität

Neben der Menge an Fett ist dessen Qualität entscheidend. Sie hängt von den Fettsäuren ab, aus denen das Fett aufgebaut ist. Diese fallen in drei Kategorien mit verschiedenen Eigenschaften und gesundheitlichen Wirkungen (siehe ab Seite 16). Großen Einfluss hat die Fett-Zusammensetzung auf die Blutfettwerte. Bei erhöhten Werten (Hyperlipoproteinämie) sollten Sie darauf achten. Referenzwerte finden Sie in der Tabelle unten. Störungen des Fettstoffwechsels mit erhöhten Blutfettwerten gehören neben Bluthochdruck und Übergewicht zu den Hauptrisikofaktoren für Herz-Kreislauf-Krankheiten wie Arteriosklerose (Atherosklerose) und verengte Herzkranzgefäße (koronare Herzkrankheit).

Sollwerte für die Blutfette	
Triglyzeride	unter 150 mg/dl
Gesamtcholesterin	unter 200 mg/dl
HDL-Cholesterin	über 40 mg/dl
LDL-Cholesterin	unter 160 mg/dl bei Gesunden mit den übrigen Blutfettwerten im Referenzbereich
	unter 130 mg/dl bei höherem Alter (Männer ab 45 Jahren, Frauen ab 55 Jahren oder nach der Menopause), Rauchern, Bluthochdruck (auch wenn behandelt), Gesamtcholesterin im Blut über 240 mg/dl, HDL-Cholesterin unter 40 mg/dl
	unter 100 mg/dl bei Diabetes mellitus oder bestehender Herz-Kreislauf-Erkrankung

Gesättigte Fettsäuren sollten Sie möglichst wenig konsumieren, da sie den LDL-Cholesterinwert erhöhen. Ungesättigte wirken sich dagegen günstig auf die Blutfettwerte aus. Wählen Sie also Fette, die reich an einfach und mehrfach ungesättigten Fettsäuren sind. Diese Empfehlung gilt für jeden, speziell aber für Herz-Kreislauf-Patienten und Diabetiker.

Sie können ein Fett einfach nach seiner Konsistenz beurteilen: Langkettige ungesättigte Fettsäuren und alle Fette, die vorwiegend diese enthalten, sind flüssig. Sie herrschen in pflanzlichen Ölen vor. Gesättigte Fette wie Butter, Schmalz, Kokosfett und Kakaobutter dagegen (zu gehärteten Fetten und Trans-Fettsäuren siehe Seite 19) sind mehr oder weniger fest.

Schwierig sind die versteckten Fette in Fertigprodukten und -gerichten einzuschätzen. Aber merken Sie sich diese einfache Faustregel: Fette von Landtieren enthalten grundsätzlich mehr gesättigte Fettsäuren als solche pflanzlicher Herkunft und jene von Meeresfischen.

Wichtig für die Gesundheit von Herz und Blutgefäßen sind die lebensnotwendigen mehrfach ungesättigten Fettsäuren Linolsäure und Alpha-Linolensäure. Erstere gehört zu den Omega-6-Fettsäuren (abgekürzt Ω-6 oder n-6), Letztere zu den Omega-3-Fettsäuren (Ω-3 oder n-3). Das ideale Mengenverhältnis der beiden ist 5:1. Sie sollten also etwa fünfmal so viel Omega-6- wie Omega-3-Fettsäuren zu sich nehmen. Die meisten Pflanzenöle sind gute Quellen für Omega-6-Fettsäuren. Omega-3-Fettsäuren kommen vor allem in Fisch und manchen Pflanzenölen wie Lein-, Walnuss- und Rapsöl vor.

Verzehrempfehlungen für Erwachsene

- Omega-6-Fettsäuren: ca. 5,5 g bei 2000 kcal pro Tag
- Omega-3-Fettsäuren: ca. 1,1 g bei 2000 kcal pro Tag
- Sie sollten etwa 30 % der Gesamtenergie in Form von Fett verzehren. Gesättigte Fettsäuren sollten unter 10 % der Gesamtenergie ausmachen. Bei 2000 kcal täglich sind das etwa 20 g. Mehrfach ungesättigte Fettsäuren sollten etwa 7 % der Energie liefern, einfach ungesättigte den Rest, etwa 13 %.

Fettsäuren

Portionsgröße

Gemüse und Pilze frisch oder tiefgekühlt

Austernpilze	10 Stück/200 g
Avocado	½ Stück/150 g
Bleichsellerie, Stauden-, Stangensellerie	1 Stange, groß/200 g
Blumenkohl	½ Kopf, klein/200 g
Bohnen, grüne	40–50 Stück/200 g
Champignon, Zucht-	20 Stück/200 g
Chicorée	2 Stück/200 g
Grünkohl, Braunkohl	5 Tassen/200 g
Gurke	½ Stück/200 g
Karotten/Möhren	2 Stück, groß/200 g
Kartoffel	2 Stück, mittelgroß/200 g
Knollensellerie	1 Stück, klein/200 g
Kohlrabi	1 Stück/200 g
Kürbis	½ Stück, klein/200 g
Mangold	½ Stück, klein/200 g
Paprikaschote	1 Stück, groß/200 g
Porree/Lauch	1 Stange, mittel/200 g
Radieschen	2 Bund/200 g
Rettich	1 Stück, klein/200 g
Rhabarber	4 Stangen/200 g
Rosenkohl	12–15 Röschen/200 g
Rote Bete/Rote Rübe	3 Stück, klein/200 g
Rotkohl/Blaukraut	¼ Stück, klein/200 g
Spargel	8–12 Stangen/200 g
Spinat	20 Blätter/200 g
Tomate	3 Stück, mittelgroß/200 g
Topinambur	2–3 Stück/200 g
Weiße Rübe	3–4 Stück, klein/200 g
Weißkohl/Weißkraut	¼ Stück, klein/200 g
Wirsing	¼ Stück, klein/200 g
Zucchini	1 Stück, mittelgroß/200 g
Zuckermais	1 Kolben/200 g
Zwiebel	2 Stück, groß/200 g

Gesättigte Fettsäuren	Einfach ungesättigte	Mehrfach ungesättigte Fettsäuren		
		gesamt	Omega 3	Omega 6
0,1	0,0	0,2	0,0	0,2
2,8	23,2	2,8	0,3	2,5
0,1	0,1	0,2	0,0	0,0
0,1	0,0	0,3	0,2	0,1
0,1	0,0	0,2	0,1	0,1
0,1	0,0	0,3	0,0	0,3
0,1	0,0	0,2	0,1	0,1
0,2	0,0	1,0	0,7	0,3
0,1	0,0	0,2	0,1	0,1
0,1	0,0	0,2	0,0	0,2
0,1	0,0	0,1	0,0	0,1
0,1	0,0	0,3	0,0	0,3
0,1	0,0	0,1	0,1	0,0
0,1	0,0	0,1	0,1	0,0
0,1	0,1	0,3	0,1	0,2
0,1	0,0	0,3	0,1	0,2
0,2	0,0	0,4	0,1	0,3
0,1	0,0	0,1	0,1	0,0
0,1	0,0	0,1	0,1	0,0
0,1	0,0	0,1	0,0	0,1
0,1	0,0	0,4	0,3	0,1
0,0	0,0	0,1	0,0	0,1
0,1	0,0	0,2	0,1	0,1
0,1	0,0	0,1	0,0	0,1
0,1	0,0	0,4	0,3	0,1
0,1	0,1	0,2	0,0	0,2
0,2	0,0	0,4	0,1	0,3
0,0	0,0	k. A.	k. A.	k. A.
0,1	0,0	0,3	0,2	0,1
0,0	0,0	0,1	k. A.	k. A.
0,1	0,0	0,2	0,1	0,0
0,4	0,7	1,2	0,0	1,1
0,2	0,0	0,2	0,0	0,2

Fettsäuren

Gemüsekonserven

Oliven, grün, mariniert	5 Stück/25 g
Oliven, schwarz, mariniert	5 Stück/25 g

Hülsenfrüchte

Dicke Bohnen/Saubohnen, getrocknet, gekocht	1 ½ Tasse/150 g
Erbsen, getrocknet, roh	½ Tasse/50 g
Erbsen, grün, Schote und Samen	7–8 EL/200 g
Erbsen, Samen, gekocht, abgetropft	7–8 EL/200 g
Kichererbsen, getrocknet, roh	½ Tasse/50 g
Kidneybohnen, getrocknet, roh	½ Tasse/50 g
Kidneybohnen, gekocht	1 ½ Tassen/150 g
Linsen, getrocknet, roh	2 ½ EL/50 g
Mungobohnen, grün, getrocknet, roh	½ Tasse/50 g
Schwarzaugenbohnen, getrocknet, roh	½ Tasse/50 g
Sojabohnen, getrocknet, roh	½ Tasse/50 g
Sojamehl, vollfett	1 EL/15 g
Straucherbsen, getrocknet, roh	½ Tasse/50 g
Wachtelbohnen, getrocknet, roh	½ Tasse/50 g
Weiße Bohnen, getrocknet, roh	½ Tasse/50 g

Frischobst

Ananas	3 Scheiben/150 g
Apfel mit Schale	1 Stück, mittelgroß/150 g
Aprikosen	3–4 Stück, mittelgroß/150 g
Banane	1 Stück, mittelgroß/100 g
Birne	1 Stück, mittelgroß/150 g
Brombeere	17–22 Stück/125 g
Erdbeere	6–7 Stück, groß/150 g
Feige	2–3 Stück/125 g
Grapefruit/Pampelmuse	½ Stück, groß/200 g
Heidel-/Blaubeeren, europ.	ca. 8 EL/125 g
Himbeeren	34–36 Stück/125 g
Johannisbeeren, rot	5 EL/125 g
Johannisbeeren, schwarz	5 EL/125 g
Kaki	⅔ Stück/150 g

Gesättigte Fettsäuren	Einfach ungesättigte	Mehrfach ungesättigte Fettsäuren		
		gesamt	Omega 3	Omega 6
0,5	2,6	0,3	0,0	0,3
0,5	2,7	0,2	0,0	0,2
0,2	0,1	0,3	0,0	0,3
0,1	0,1	0,4	0,1	0,3
0,2	0,1	0,6	0,1	0,5
0,4	0,0	0,8	0,0	0,8
0,3	0,7	1,4	k. A.	k. A.
0,1	0,0	0,2	k. A.	k. A.
0,1	0,1	0,5	0,3	0,2
0,1	0,1	0,3	k. A.	k. A.
0,2	0,1	0,3	0,2	0,1
0,2	0,1	0,3	0,1	0,2
1,3	2,1	5,4	0,5	4,9
0,4	0,5	1,8	0,2	1,6
0,2	0,0	0,4	k. A.	k. A.
0,2	0,1	0,5	0,3	0,2
0,2	0,1	0,5	0,3	0,2
0,0	0,1	0,2	0,1	0,1
0,3	0,0	0,4	0,1	0,3
0,0	0,1	0,1	0,0	0,1
0,1	0,0	0,0	0,0	0,0
0,1	0,1	0,2	0,0	0,2
0,0	0,1	0,4	k. A.	k. A.
0,1	0,1	0,4	0,2	0,2
0,1	0,1	≥ 0,3	k. A.	0,3
0,1	0,1	0,1	0,0	0,1
0,4	0,1	0,3	0,1	0,2
0,0	0,0	0,3	0,1	0,2
0,1	0,0	0,1	0,0	0,1
0,0	0,0	0,1	0,1	0,1
0,1	0,1	≥ 0,1	k. A.	0,1

jeweilige Fettsäureart pro Portion in Gramm (Durchschnitt)

Fettsäuren

	Portionsgröße
Kirschen, süß	ca. 10 Stück/125 g
Orange/Apfelsine	1 Stück, klein/150 g
Pfirsich	1 Stück, groß /125 g
Pflaumen/Zwetschgen	4–5 Stück/125 g
Stachelbeeren	15–20 Stück/125 g
Wassermelone, gewürfelt	1 ½ Tassen/150 g
Weintrauben	ca. 20 Stück/125 g
Getreide und Mehl, Backwaren und Brot	
Amaranth	½ Tasse/60 g
Buchweizen, Korn, geschält	½ Tasse/60 g
Gerste, Korn	½ Tasse/60 g
Grahambrot	1 Scheibe/60 g
Grünkern/Dinkel, Mehl	5 EL/100 g
Hafer, Korn	½ Tasse/60 g
Haferflocken, Vollkorn	½ Tasse/30 g
Hirse, Korn	½ Tasse/50 g
Kamut, Korn	½ Tasse/60 g
Mais, Korn	½ Tasse/50 g
Mais, Vollmehl	5 EL/100 g
Quinoa, Korn	½ Tasse/50 g
Reis, Naturreis, Korn, roh	½ Tasse/60 g
Reis, poliert, roh	½ Tasse/60 g
Roggen, Korn	½ Tasse/60 g
Weizen, Keime, getrocknet	1 EL/15 g
Weizen, Kleie	1 EL/15 g
Weizen, Korn	½ Tasse/60 g
Nüsse, Samen und Produkte daraus	
Cashewnuss	ca. 20 Stück/30 g
Edelkastanie/Marone	ca. 4 Stück/30 g
Erdnusskerne	ca. 20 Stück/30 g
Haselnuss	ca. 30 Stück/30 g
Kokosnuss, gehackt	1 Tasse, groß/50 g
Leinsamen	ca. 2 EL/15 g
Macadamianuss	ca. 8 Stück/30 g

Gesättigte Fettsäuren	Einfach ungesättigte	Mehrfach ungesättigte Fettsäuren		
		gesamt	Omega 3	Omega 6
0,1	0,1	0,1	0,1	0,1
0,1	0,1	0,2	0,0	0,1
0,0	0,1	0,1	0,0	0,1
0,0	0,1	0,1	0,0	0,1
0,0	0,0	0,1	0,0	0,1
0,1	0,1	0,1	0,1	0,1
0,1	0,0	0,2	0,1	0,1
1,3	1,3	2,5	0,1	2,4
0,2	0,4	0,4	0,1	0,3
0,3	0,2	0,8	0,1	0,7
0,1	0,1	0,4	0,0	0,4
0,2	0,4	1,2	0,1	1,1
0,9	1,5	1,7	0,1	1,6
0,4	0,8	0,8	0,0	0,8
0,5	0,5	1,0	0,1	0,9
0,3	0,3	0,8	k.A.	k.A.
0,3	0,6	0,8	0,0	0,8
0,4	0,9	1,4	0,0	1,4
0,3	0,7	1,3	0,1	1,2
0,4	0,3	0,5	0,0	0,5
0,1	0,1	0,1	0,0	0,1
0,2	0,3	0,5	0,0	0,5
0,2	0,2	0,7	0,1	0,6
0,1	0,1	0,3	0,0	0,3
0,2	0,1	0,5	0,0	0,5
2,7	7,4	2,3	0,1	2,2
0,0	0,4	0,2	0,0	0,2
2,1	6,6	4,4	0,2	4,2
1,2	13,8	2,6	0,0	2,6
15,9	1,1	0,3	0,0	0,3
0,4	0,8	3,1	2,5	0,6
3,1	17,1	0,5	0,0	0,5

Fettsäuren

	Portionsgröße
Mandel	ca. 20 Stück/30 g
Mohnsamen	ca. 2 EL/15 g
Paranuss	ca. 8 Stück/30 g
Pekannuss	ca. 15 Stück/30 g
Pistazienkerne	ca. 5 TL/30 g
Sesamsamen	ca. 3 TL/15 g
Sonnenblumenkerne, geschält	ca. 2 EL/30 g
Walnuss	10–12 Hälften/30 g
Pflanzliche Öle und Fette	
Distelöl/Safloröl	1 EL/10 g
Erdnussöl	1 EL/10 g
Hanföl	1 EL/10 g
Kokosfett	1 EL/10 g
Kürbiskernöl	1 EL/10 g
Leindotter-/ Camelinaöl; Ölmühle Fandler*	1 EL/10 g
Leinöl	1 EL/10 g
Maiskeimöl	1 EL/10 g
Margarine	1 EL/10 g
Olivenöl	1 EL/10 g
Palmöl	1 EL/10 g
Rapsöl; Ölmühle Fandler*	1 EL/10 g
Sesamöl	1 EL/10 g
Sojaöl	1 EL/10 g
Sonnenblumenöl	1 EL/10 g
Walnussöl	1 EL/10 g
Weizenkeimöl	1 EL/10 g
Tierische Fette	
Butter	2 EL/20 g
Butterschmalz	2 EL/20 g
Gänseschmalz	1 EL/10 g
Schweineschmalz	1 EL/10 g
Frischmilch	
Kuhmilch, fettarm, 1,5 % Fett	1 Glas/250 g
Kuhmilch, vollfett, 3,5 % Fett	1 Glas/250 g

Gesättigte Fettsäuren	Einfach ungesättigte	Mehrfach ungesättigte Fettsäuren		
		gesamt	Omega 3	Omega 6
1,2	9,8	3,9	0,1	3,8
0,7	0,7	4,7	0,1	4,6
4,4	5,6	8,9	0,0	8,9
1,7	13,9	4,8	0,2	4,6
1,8	10,4	2,3	0,1	2,2
1,1	3,0	2,9	0,1	2,8
1,6	4,1	8,4	0,0	8,4
2,1	3,5	12,7	2,4	10,3
0,9	1,1	7,6	0,1	7,5
2,0	5,6	2,3	0,1	2,2
1,0	1,3	7,7	2,1	5,6
9,1	0,5	0,2	0,0	0,2
1,7	2,8	5,0	0,1	4,9
1,0	3,5	5,4	3,7	1,7
1,0	1,9	6,7	5,3	1,4
1,3	2,6	5,7	0,1	5,6
3,1	2,7	2,0	0,3	1,7
1,4	7,1	0,9	0,1	0,8
4,8	3,7	1,1	0,1	1,0
0,8	6,5	0,8	0,8	0,0
1,3	4,0	4,4	0,1	4,3
1,5	1,9	6,1	0,8	5,3
1,1	2,0	6,4	0,1	6,3
1,0	1,8	6,5	1,2	5,2
1,7	1,5	6,4	0,8	5,6
10,7	4,3	0,4	0,1	0,3
12,5	5,1	0,5	0,1	0,4
4,8	3,9	0,3	0,0	0,3
3,9	4,4	1,2	0,1	1,1
2,3	1,0	0,1	0,0	0,1
5,0	2,4	0,2	0,1	0,2

Fettsäuren

	Portionsgröße
Schafmilch	1 Glas/250 g
Ziegenmilch	1 Glas/250 g
Diverse Milchprodukte	
Joghurt, fettarm, 1,5 % Fett, natur	1 Becher/150 g
Joghurt, vollfett, 3,5 % Fett, natur	1 Becher/150 g
Kondensmilch, 7,5 % Fett	1 EL/15 g
Kondensmilch, 10 % Fett	1 EL/15 g
Sahne, 10 % Fett	1 EL/10 g
Sahne/Schlagsahne, 30 % Fett	1 EL/10 g
Saure Sahne, 10 % Fett	2 EL/25 g
Trockenvollmilchpulver	1 EL/10 g
Frischkäse und Quark	
Doppelrahmfrischkäse	1½ EL/30 g
Feta, 45 % Fett i. Tr.	1 Stück/30 g
Mozzarella	1 Kugel/125 g
Speisequark/Topfen, 20 % Fett i. Tr.	⅔ Becher/150 g
Speisequark/Topfen, 40 % Fett i. Tr.	⅔ Becher/150 g
Schnitt-, Hart- und Weichkäse	
Bel Paese	1 Stück/30 g
Brie, 50 % Fett i. Tr.	1 Stück/30 g
Butterkäse, 50 % Fett i. Tr.	1 Scheibe/30 g
Camembert, 30 % Fett i. Tr.	1 Stück/30 g
Camembert, 45 % Fett i. Tr.	1 Stück/30 g
Camembert, 60 % Fett i. Tr.	1 Stück/30 g
Chester/Cheddar, 50 % Fett i. Tr.	1 Scheibe/30 g
Edamer, 30 % Fett i. Tr.	1 Scheibe/30 g
Edamer, 45 % Fett i. Tr.	1 Scheibe/30 g
Edelpilzkäse, 50 % Fett i. Tr.	1 Stück/30 g
Emmentaler, 45 % Fett i. Tr.	1 Scheibe/30 g
Gorgonzola	1 Stück/30 g
Gouda, 45 % Fett i. Tr.	1 Scheibe/30 g
Greyerzer/Gruyère	1 Scheibe/30 g
Limburger, 20 % Fett i. Tr.	1 Stück/30 g
Limburger, 40 % Fett i. Tr.	1 Stück/30 g

Gesättigte Fettsäuren	Einfach ungesättigte	Mehrfach ungesättigte Fettsäuren		
		gesamt	Omega 3	Omega 6
9,9	3,4	0,6	0,2	0,5
6,4	2,1	0,4	0,1	0,3
1,4	0,6	0,1	0,0	0,1
3,3	1,6	0,2	0,1	0,1
0,6	0,3	0,0	0,0	0,0
0,7	0,4	0,0	0,0	0,0
0,6	0,3	0,0	0,0	0,0
1,8	0,9	0,1	0,0	0,1
2,7	1,2	0,2	0,1	0,1
1,6	0,8	0,1	0,0	0,1
5,7	2,5	0,3	0,1	0,2
3,4	1,1	0,2	0,1	0,1
12,5	5,6	0,6	0,2	0,4
4,1	2,0	0,2	0,1	0,2
9,8	4,4	0,5	0,1	0,4
5,7	2,6	0,1	0,0	0,1
3,9	2,1	0,2	0,1	0,1
4,4	1,9	0,2	0,1	0,1
2,2	1,1	0,1	0,0	0,1
3,8	1,8	0,2	0,1	0,1
5,6	2,7	0,3	0,1	0,2
5,8	2,2	0,3	0,1	0,2
3,0	1,1	0,1	0,0	0,1
5,2	2,0	0,2	0,1	0,1
5,0	2,0	0,3	0,1	0,2
5,5	1,9	0,3	0,1	0,2
4,6	2,3	0,2	0,0	0,2
5,8	1,9	0,2	0,1	0,1
5,1	2,8	0,5	0,1	0,4
1,6	0,7	0,1	0,1	0,0
3,7	1,5	0,1	0,0	0,1

Fettsäuren

	Portionsgröße
Parmesan, 37 % Fett i. Tr.	1 Stück/30 g
Provolone	1 Stück/30 g
Roquefort	1 Stück/30 g
Schmelzkäse, 45 % Fett i. Tr.	1 Ecke/30 g
Tilsiter, 30 % Fett i. Tr.	1 Scheibe/30 g
Tilsiter, 45 % Fett i. Tr.	1 Scheibe/30 g
Seefisch	
Barramundi, aus Aquakultur, Filet	1 Stück/150 g
Flunder	1 Stück/150 g
Heilbutt (Weißer Heilbutt)	1 Stück/150 g
Hering (Atlantikhering)	2 Filets/150 g
Hering (Ostsee)	1 Stück/150 g
Hoki	1 Stück/150 g
Kabeljau/Dorsch, Filet	1 Stück/150 g
Katfisch/Steinbeißer	1 Stück/150 g
Makrele	1 Stück/150 g
Meeräsche	1 Stück/150 g
Rotbarsch/Goldbarsch	1 Stück/150 g
Sardine	1 Stück/150 g
Schellfisch	1 Stück/150 g
Scholle	1 Stück/150 g
Schwertfisch	1 Stück/150 g
Seehecht	1 Stück/150 g
Seelachs/Köhler	1 Stück/150 g
Seeteufel/Lotte	1 Stück/150 g
Seezunge	1 Stück/150 g
Snapper, Fleisch	1 Stück/150 g
Thunfisch	1 Stück/150 g
Süßwasserfisch	
Aal, Fluss-	1 Stück/150 g
Barsch (Flussbarsch)	1 Stück/150 g
Brasse	1 Stück/150 g
Felchen/Renke	1 Stück/150 g
Forelle (Bachforelle)	1 Stück/150 g

Gesättigte Fettsäuren	Einfach ungesättigte	Mehrfach ungesättigte Fettsäuren		
		gesamt	Omega 3	Omega 6
4,8	1,9	0,2	0,1	0,1
5,3	2,3	0,3	0,1	0,2
5,9	2,0	0,4	0,2	0,2
3,7	1,4	0,1	0,0	0,1
3,2	1,2	0,1	0,0	0,1
5,1	2,0	0,3	0,1	0,2
0,6	0,5	0,5	0,3	k.A.
0,3	0,5	0,2	0,2	0,0
0,4	0,6	1,0	0,9	0,1
4,9	13,3	6,3	6,1	0,3
3,7	3,5	3,9	3,2	0,7
0,3	0,5	0,5	k.A.	k.A.
0,2	0,1	0,4	k.A.	k.A.
0,5	1,2	0,9	0,8	0,1
5,0	7,1	4,0	3,5	0,5
2,2	2,2	1,3	0,9	0,4
1,0	2,8	1,3	0,8	0,5
1,7	1,7	2,5	2,3	0,2
0,2	0,1	0,5	0,4	0,1
0,7	0,6	1,0	0,8	0,2
0,0	2,9	1,7	1,5	0,2
0,9	1,0	1,3	1,2	0,1
0,3	0,3	0,8	0,7	0,0
0,3	0,2	0,5	0,4	0,1
0,6	0,7	0,5	0,4	0,1
0,8	0,5	0,5	0,4	k.A.
6,2	6,3	7,0	6,3	0,7
8,6	17,1	4,7	2,7	2,0
0,2	0,2	0,4	0,3	0,1
2,4	1,8	2,3	2,2	0,1
1,0	2,2	1,5	1,1	0,4
0,9	1,2	1,6	1,2	0,4

jeweilige Fettsäureart pro Portion in Gramm (Durchschnitt)

Fettsäuren

	Portionsgröße
Hecht	1 Stück/150 g
Karpfen	1 Stück/150 g
Lachs, Atlantischer, Wildfang	1 Stück/150 g
Lachs, Atlantischer/Salm, aus Zucht	1 Stück/150 g
Tilapia	1 Stück/150 g
Wels/Waller, aus Kultur	1 Stück/150 g
Zander	1 Stück/150 g
Weich- und Krustentiere	
Austern	3 Stück/85 g
Flusskrebs	3–4 Stück/100 g
Garnele/Speisekrabbe	20–25 Stück/100 g
Hummer	1 Stück, klein/100 g
Jakobsmuschel	30–50 Stück/100 g
Languste	1 Stück, klein/100 g
Miesmuschel/Blau-/Pfahlmuschel	30–50 Stück/100 g
Riesengarnelen/Königsgarnelen/King Prawns	10–15 Stück/100 g
Tintenfisch/Sepia	1 Stück/100 g
Fisch und Meeresfrüchte, verarbeitet	
Aal, geräuchert	1 Stück, klein/75 g
Bückling	1 Stück, klein/100 g
Flunder, geräuchert	1 Stück, klein/75 g
Hering mariniert/Bismarckhering	1 Stück, mittelgroß/120 g
Krebsfleisch in Dosen, abgetropft	8 EL/100 g
Lachs, Königslachs, geräuchert	1 Stück/75 g
Makrele, geräuchert	½ Stück, klein/75 g
Ölsardinen	4 Stück, mittelgroß/60 g
Salzhering	1 Stück, klein/75 g
Schillerlocken	1 Stück, klein/50 g
Seelachs, geräuchert	½ Stück, mittelgroß/75 g
Rindfleisch	
Brustkern	1 Stück/150 g
Bug/Schulter	1 Stück/150 g
Filet	1 Stück/150 g
Hochrippe/dicke Rippe (Rostbraten)	1 Stück/150 g

Gesättigte Fettsäuren	Einfach ungesättigte	Mehrfach ungesättigte Fettsäuren		
		gesamt	Omega 3	Omega 6
0,1	0,3	0,6	0,5	0,1
1,6	3,4	1,7	0,9	0,8
1,5	3,2	k.A.	k.A.	k.A.
4,3	9,2	3,8	5,4	0,9
2,1	2,4	1,2	k.A.	k.A.
4,9	4,1	3,3	1,3	2,0
0,2	0,3	0,4	0,3	0,1
0,4	0,1	0,2	0,2	0,0
0,1	0,1	0,1	0,1	0,0
0,3	0,2	0,5	0,4	0,1
0,2	0,5	0,7	0,6	0,1
0,2	0,1	≥ 0,4	0,4	k.A.
0,1	0,1	0,5	0,3	0,2
0,6	0,5	0,5	0,4	0,1
0,2	0,1	0,3	0,2	k.A.
0,4	0,1	0,4	0,4	k.A.
5,0	10,1	2,8	1,6	1,2
2,8	7,6	2,9	2,6	0,3
0,4	0,6	0,3	0,3	0,0
3,5	9,5	4,6	4,4	0,2
0,1	0,1	0,2	0,1	k.A.
0,7	1,5	0,8	k.A.	k.A.
2,2	5,0	3,3	3,0	0,3
1,3	3,5	1,9	1,7	0,2
2,8	5,7	2,7	2,6	0,1
2,7	5,0	3,4	2,9	0,6
0,1	0,1	0,4	0,3	0,0
9,7	9,9	0,7	0,3	0,5
3,5	3,6	0,4	0,1	0,3
2,7	2,6	0,3	0,1	0,2
5,4	5,5	0,5	0,2	0,3

jeweilige Fettsäureart pro Portion in Gramm (Durchschnitt)

Fettsäuren

	Portionsgröße
Kamm (Hals, Nacken)	1 Stück/150 g
Lende (Roastbeef)	1 Stück/150 g
Muskelfleisch ohne Fett	1 Stück/150 g
Niere	⅓ Stück/150 g
Kalbfleisch	
Brust	1 Stück/150 g
Filet	1 Stück/150 g
Muskelfleisch ohne Fett	1 Stück/150 g
Niere	½ Stück/150 g
Schweinefleisch	
Bauch	1 Stück/150 g
Eisbein/Hinterhaxe	1 Scheibe/300 g
Filet	1 Stück/150 g
Herz	1 Stück/150 g
Kamm	1 Stück/150 g
Kasseler	1 Stück/150 g
Leber	1 Stück/150 g
Mett	1 Tasse, groß/150 g
Muskelfleisch ohne Fett	1 Stück/150 g
Niere	1 Stück/150 g
Schnitzel (Oberschale)	1 Stück/150 g
Lammfleisch	
Filet	1 Stück/150 g
Keule	1 Stück/150 g
Kotelett	1 Stück/150 g
Lende, mager	1 Stück/150 g
Lende mit Fett	1 Stück/150 g
Schulter, mager	1 Stück/150 g
Schulter mit Fett	1 Stück/150 g
Vorderkeule, mager	1 Stück/150 g
Vorderkeule mit Fett	1 Stück/150 g
Sonstiges Fleisch und Wild	
Pferd, Muskelfleisch	1 Stück/150 g
Strauß, Keule	1 Stück/150 g

Gesättigte Fettsäuren	Einfach ungesättigte	Mehrfach ungesättigte Fettsäuren		
		gesamt	Omega 3	Omega 6
5,4	5,5	0,4	0,2	0,3
2,9	3,0	0,4	0,1	0,3
1,2	1,3	0,2	0,1	0,1
3,6	2,3	0,2	0,1	0,2
4,0	3,5	0,6	0,1	0,5
0,8	0,9	0,3	0,2	0,2
0,5	0,3	0,4	0,0	0,4
4,4	4,5	0,2	0,1	0,1
13,7	14,7	1,5	0,1	1,4
15,3	16,9	2,7	0,6	2,0
1,2	1,4	0,2	0,0	0,2
1,0	0,6	1,6	0,3	1,3
8,6	9,6	1,5	0,4	1,2
4,7	5,2	0,8	0,2	0,6
2,5	0,9	2,1	0,7	1,4
14,5	15,2	1,6	0,1	1,5
1,0	1,2	0,4	0,1	0,3
1,7	0,9	1,6	0,4	1,2
1,1	1,4	0,2	0,1	0,2
2,3	3,3	0,2	0,1	0,1
12,3	10,6	0,9	0,3	0,6
21,9	18,9	1,7	0,6	1,1
2,8	2,5	0,3	k.A.	k.A.
19,9	14,9	1,7	k.A.	k.A.
3,5	3,1	0,4	k.A.	k.A.
16,8	12,8	1,4	k.A.	k.A.
2,1	1,9	0,3	k.A.	k.A.
12,3	9,3	0,1	k.A.	k.A.
1,4	1,7	0,9	0,4	0,5
0,9	0,9	0,7	k.A.	k.A.

jeweilige Fettsäureart pro Portion in Gramm (Durchschnitt)   285

Fettsäuren

	Portionsgröße
Strauß, Lende	1 Stück/150 g
Wildschwein	1 Stück/150 g
Geflügel und Federwild	
Brathuhn/Brathähnchen, essbarer Anteil	½ Huhn/250 g
Ente	1 Stück/150 g
Ente, Wild-, Brustfleisch, ohne Haut	1 Stück/150 g
Ente, Wild-, Fleisch mit Haut	1 Stück/150 g
Fasan, Brust ohne Haut	1 Stück/150 g
Fasan, Keule ohne Haut	1 Stück/150 g
Gans	1 Stück/150 g
Huhn/Hähnchen, Brust, mit Haut	1 Stück/150 g
Huhn/Hähnchen, Keule, mit Haut	1 Stück/150 g
Pute/Truthahn	1 Stück/150 g
Pute/Truthahn, Brust	1 Stück/150 g
Suppenhuhn, mit Haut	½ Huhn/500 g
Taube, Brustmuskelfleisch	1 Stück/150 g
Taube, Keulenmuskelfleisch	1 Stück/150 g
Wachtel, Brust ohne Haut	1 Stück/150 g
Wachtel, Fleisch mit Haut	1 Stück/150 g
Fleisch- und Wurstwaren	
Bierschinken	1 Scheibe/30 g
Bockwurst	1 Stück/115 g
Cervelatwurst	1½ Scheiben/30 g
Chorizo, spanische Hartwurst	½ Stück/100 g
Fleischkäse (Leberkäse)	1 Stück/100 g
Jagdwurst	1 Scheibe/30 g
Leberwurst, grob	2 EL/30 g
Mortadella	1 Scheibe/30 g
Rotwurst (Blutwurst)	1 Scheibe/30 g
Schinken, Kochschinken	1 Scheibe/30 g
Speck, durchwachsen	1 Stück/30 g
Eier	
Hühnerei, Gesamtinhalt	1 Stück, mittelgroß/58 g
Hühnereigelb, roh	1 Stück, mittelgroß/19 g

Gesättigte Fettsäuren	Einfach ungesättigte	Mehrfach ungesättigte Fettsäuren		
		gesamt	Omega 3	Omega 6
1,8	1,9	1,1	k.A.	k.A.
4,9	6,8	1,1	0,0	1,1
6,5	8,7	6,2	0,6	5,6
8,6	12,3	3,3	0,3	3,1
2,0	1,8	0,9	k.A.	k.A.
7,6	10,2	3,0	k.A.	k.A.
1,7	1,6	0,8	k.A.	k.A.
2,2	2,1	1,1	k.A.	k.A.
13,1	24,5	4,9	0,3	4,6
2,9	2,9	2,3	0,4	1,9
5,5	4,8	3,9	0,4	3,6
3,3	4,5	3,7	0,3	3,4
0,6	0,5	0,5	k.A.	k.A.
32,5	32,8	27,8	3,2	24,6
2,5	4,1	0,9	k.A.	k.A.
3,5	7,4	0,9	k.A.	k.A.
1,3	1,3	1,2	k.A.	k.A.
5,1	6,3	4,5	k.A.	k.A.
1,3	1,5	0,3	0,0	0,3
10,5	12,6	3,2	0,4	2,8
4,4	4,5	0,8	0,1	0,7
13,3	17,4	5,3	0,4	4,6
9,0	12,0	4,0	0,4	3,6
1,7	2,2	0,7	0,1	0,6
3,4	4,4	0,5	0,1	0,4
3,4	4,6	1,2	0,2	1,0
3,1	3,7	1,1	0,1	1,0
0,4	0,5	0,1	0,0	0,1
8,4	8,8	1,1	0,1	1,0
1,0	1,4	0,5	0,0	0,5
0,3	0,5	0,2	0,0	0,2

jeweilige Fettsäureart pro Portion in Gramm (Durchschnitt)

Natrium und Blutdruck

Viele Lebensmittel, vor allem tierische, enthalten das Mineral Natrium. Unser Körper braucht es für den Flüssigkeitshaushalt und die Nervenreizleitung. Hauptquelle ist der Nahrung zugesetztes Kochsalz (Natriumchlorid). Die meisten Menschen in Industrieländern nehmen zu viel Salz zu sich. Zusammen mit Risiken wie Übergewicht und Bewegungsarmut kann dies Bluthochdruck (Hypertonie) begünstigen. Zu viel Kochsalz wird auch mit erhöhter Kalziumausscheidung (Osteoporose-Risiko) sowie erhöhtem Krebsrisiko in Verbindung gebracht.

Richtwerte für den Blutdruck in mm Quecksilbersäule		
	Systolisch	**Diastolisch**
Normal	unter 130	unter 85
Grenzwertig erhöht	130–139	85–89
Bluthochdruck Stadium 1 (leicht)	140–159	90–99
Bluthochdruck Stadium 2 (mittel)	160–179	100–109
Bluthochdruck Stadium 3 (stark)	über 180	über 110

Ist Ihr Blutdruck zu hoch, sollten Sie maximal 6 g Kochsalz (2,4 g Natrium) pro Tag aufnehmen. Den Minimalbedarf des Körpers von 0,55 g pro Tag deckt auch salzarme Kost spielend. Als **streng natriumarm** gilt eine Ernährung mit 450 mg Natrium oder 1,1 g Salz täglich, als **natriumarm** mit 1200 mg Natrium oder 3 g Salz und als **erweitert natriumarm** die allgemein empfohlene Kost mit 2400 mg Natrium oder 6 g Salz.

So sparen Sie Natrium ein

- Bevorzugen Sie unverarbeitete pflanzliche Lebensmittel, vor allem Obst und Gemüse. Diese enthalten auch Kalium, das klinischen Studien zufolge den Blutdruck senkt.
- Salzen Sie in der Küche sparsam.
- Wählen Sie Mineralwasser mit Natriumgehalt unter 20 mg/l.
- Lesen Sie bei verarbeiteten Lebensmitteln die Herstellerangaben und wählen Sie möglichst natriumarme Produkte.
- Salzen Sie fertige Gerichte nicht nach.

Natrium	Portionsgröße	mg pro Portion
Gemüse, frisch oder tiefgekühlt		
Aubergine/Eierfrucht	1 Stück/200 g	6
Avocado	½ Stück/150 g	5
Blumenkohl	½ Kopf, klein/200 g	32
Blumenkohl, gekocht	½ Kopf, klein/200 g	22
Brokkoli	½ Kopf/200 g	38
Brokkoli, gekocht	½ Kopf/200 g	18
Chinakohl	½ Kopf, klein/200 g	38
Fenchel	1 Stück mittelgroß/200 g	54
Frühlings-/Lauchzwiebel	1½ Bund/200 g	14
Gurke	½ Stück/200 g	16
Karotte/Möhre	2 Stück, groß/200 g	120
Karotte/Möhre, gekocht	2 Stück, groß/200 g	84
Kartoffel, gebacken, mit Schale	1 Stück, groß/250 g	10
Kartoffel, roh oder gekocht, mit Schale	2 Stück, mittelgroß/200 g	6
Knollensellerie	1 Stück, klein/200 g	154
Knollensellerie, gekocht	1 Stück, klein/200 g	120
Kohlrabi	1 Stück/200 g	60
Kürbis	½ Stück, klein/200 g	2
Mangold	½ Stück, klein/200 g	180
Oliven, grün, mariniert	5 Stück/25 g	525
Oliven, schwarz, griechische Art (trocken)	5–6 Stück/25 g	822
Oliven, schwarz, mariniert	5 Stück/25 g	500
Paprikaschoten	1 Stück, groß/200 g	4
Pastinake	2 Stück/200 g	16
Porree, Lauch	1 Stange, mittel/200 g	10
Radieschen	2 Bund/200 g	34
Rettich	1 Stück, klein/200 g	36
Rhabarber, gekocht, ohne Zutaten	2 Tassen, groß/200 g	2
Rosenkohl, gekocht	12–15 Röschen/200 g	10
Rote Rübe, Bete	3 Stück, klein/200 g	116
Rote Rübe, Bete, gekocht	3 Stück, klein/200 g	96
Rotkohl, Blaukraut	¼ Stück, klein/200 g	22
Sauerkraut	2 Tassen, groß/200 g	710

Natrium

	Portionsgröße	mg
Schwarzwurzel, gekocht	3 Stück/200 g	8
Spargel, gekocht	8–12 Stangen/200 g	4
Spinat	20 Blätter/200 g	130
Spinat, TK	2 Tassen, groß/200 g	80
Tomate	3 Stück, mittelgroß/200 g	6
Tomate, getrocknet	ca. 6 Stück/20 g	419
Topinambur	2–3 Stück/200 g	6
Weiße Rübe	3–4 Stück, klein/200 g	116
Weißkohl, Weißkraut	¼ Stück, klein/200 g	26
Wirsing	¼ Stück, klein/200 g	18
Wirsing, gekocht	¼ Stück, klein/200 g	12
Zucchini	1 Stück, mittelgroß/200 g	6
Zwiebel	2 Stück, groß/200 g	6
Gemüsekonserven		
Gurken, Salz-Dill-	3–4 Stück, mittelgroß/50 g	480
Karotte/Möhre	¾ Dose, mittelgroß/200 g	424
Spargel	10–12 Stangen/200 g	710
Tomate	½ Dose/200 g	18
Zuckermais	2 Tassen/200 g	1180
Hülsenfrüchte		
Bohnen, grün, gekocht	40–50 Stück/200 g	4
Bohnen, grün, Konserve	2 Tassen/200 g	498
Erbsen, getrocknet, roh	½ Tasse/50 g	13
Erbsen, grün, Samen, gekocht, abgetropft	7–8 EL/200 g	4
Erbsen, Samen, Konserve, abgetropft	2 Tassen/150 g	333
Kichererbsen, getrocknet, roh	½ Tasse/50 g	13
Kidneybohnen, Konserve	1½ Tassen/150 g	585
Linsen, getrocknet, roh	2½ EL/50 g	4
Sojabohnen, getrocknet, roh	½ Tasse/50 g	3
Straucherbsen, getrocknet, roh	½ Tasse/50 g	9
Weiße Bohnen, getrocknet, roh	½ Tasse/50 g	6
Pilze und Salat		
Austernpilz	10 Stück/200 g	12
Champignon, Konserve	2 Tassen/200 g	638

Natriumgehalt einer Portion in Milligramm (Durchschnitt)

Natrium	Portionsgröße	mg
Champignon, Zucht-	20 Stück/200 g	16
Chicorée	2 Stück/200 g	8
Eisbergsalat	¼ Kopf, klein/50 g	1
Endivien	¼ Kopf, klein/50 g	27
Kopfsalat	½ Kopf/50 g	4
Pfifferling	4 Tassen, groß/200 g	6
Pfifferling, Konserve	2 Dosen, klein/200 g	330
Radicchio	½ Kopf/50 g	5
Steinpilz	1 Stück, mittelgroß/200 g	12
Steinpilz, getrocknet	3 EL/25 g	4
Frisch- und Trockenobst		
Aprikose	3–4 Stück, mittelgroß/150 g	3
Aprikose, getrocknet	3 Stück, mittelgroß/25 g	3
Banane	1 Stück, mittelgroß/100 g	1
Banane, getrocknet	10–12 Scheiben/25 g	1
Birne	1 Stück, mittelgroß/150 g	3
Birne, getrocknet	1 Stück/25 g	2
Brombeeren	17–22 Stück/125 g	3
Erdbeeren, frisch oder TK	6–7 Stück, groß/150 g	3
Feige	2–3 Stück/125 g	3
Feige, getrocknet	1 Stück/25 g	9
Grapefruit/Pampelmuse	½ Stück, groß/200 g	4
Guave	3 Stück/150 g	6
Himbeeren	34–36 Stück/125 g	1
Johannisbeeren, rot oder schwarz	5 EL/125 g	1
Johannisbeeren, weiß	5 EL/125 g	3
Kaki	⅔ Stück/150 g	6
Kirschen, süß	ca. 10 Stück/125 g	4
Kiwi, grün	1 Stück/90 g	5
Mandarinen	1 Stück/60 g	2
Orange/Apfelsine	1 Stück, klein/150 g	2
Pfirsich	1 Stück/125 g	1
Pflaumen/Zwetschgen	4–5 Stück/125 g	3
Pflaumen/Zwetschgen, getrocknet, Dörrpflaumen	3 Stück/25 g	2

Natrium	Portionsgröße	mg
Wassermelone	1 Stück, klein/150 g	2
Weintrauben	ca. 20 Stück/125 g	3
Weintrauben, getrocknet (Rosinen)	2 EL/25 g	5
Zuckermelone/Honigmelone	¼ Stück, klein/150 g	26
Backwaren und Brot		
Baguette	3 Scheiben/50 g	209
Blätterteig, gekühlt	ca. 1½ Scheiben/100 g	451
Grahambrot	1 Scheibe/60 g	258
Knäckebrot	2 Scheiben/20 g	93
Laugenbrezel/-brötchen	1 Stück/70 g	350
Mehrkornbrot	1 Scheibe/60 g	314
Paniermehl/Semmelbrösel	5½ EL/100 g	400
Pumpernickel	1 Scheibe/55 g	204
Roggenbrot	1 Scheibe/60 g	314
Roggenmischbrot	1 Scheibe/60 g	322
Roggenmischbrot mit Kleie	1 Scheibe/60 g	307
Roggenschrot- und Vollkornbrot	1 Scheibe/60 g	316
Weißbrot	1 Scheibe/50 g	270
Weizenbrötchen (Semmel)	1 Stück/60 g	332
Weizenmischbrot	1 Scheibe/60 g	332
Weizenschrot- und Vollkornbrot	1 Scheibe/60 g	269
Weizentoastbrot	2 Scheiben/50 g	276
Weizenvollkorntoastbrot	2 Scheiben/50 g	215
Getreide und Mehl		
Amaranth	½ Tasse/50 g	13
Buchweizen, Grütze oder Vollmehl	5 geh. EL/100 g	1
Buchweizen, Korn, geschält	½ Tasse/60 g	1
Ebly®, Sonnenweizen; Mars Inc.*	½ Tasse/60 g	11
Gerste, Graupen	½ Tasse/60 g	3
Grünkern/Dinkel, Korn	½ Tasse/60 g	2
Grünkern/Dinkel, Mehl	5 geh. EL/100 g	3
Hafer, Kleieflocken	½ Tasse/20 g	2
Hafer, Korn, entspelzt	½ Tasse/60 g	3
Haferflocken, Vollkorn oder Instant	½ Tasse/30 g	2

Natriumgehalt einer Portion in Milligramm (Durchschnitt)

Natrium	Portionsgröße	mg
Hirse, Korn, entspelzt	½ Tasse/60 g	2
Kamut, Korn	½ Tasse/60 g	3
Mais, Grieß oder Vollmehl	5 geh. EL/100 g	1
Mais, Korn	½ Tasse/50 g	3
Quinoa, Korn	½ Tasse/50 g	5
Reis, Mehl	5 geh. EL/100 g	4
Reis, Naturreis, Korn, roh	½ Tasse/60 g	6
Reis, poliert, parboiled	½ Tasse/60 g	4
Reis, poliert, roh	½ Tasse/60 g	2
Reisstärke	1 EL/15 g	9
Roggen, Keime, getrocknet	2 EL/20 g	2
Roggen, Korn	½ Tasse/60 g	2
Roggen, Mehl, Type 815, 997 oder 1150	5 geh. EL/100 g	1
Roggen, Mehl, Vollkorn, Type 1800	5 geh. EL/100 g	2
Weizen, Grieß	5 geh. EL/100 g	5
Weizen, Korn	½ Tasse/60 g	1
Weizen, Mehl, Type 405	5 geh. EL/100 g	8
Weizen, Mehl, Type 1050	5 geh. EL/100 g	2
Weizen, Vollkornmehl, Type 1700	5 geh. EL/100 g	2
Frühstückszerealien		
Cornflakes	7 geh. EL/30 g	210
Früchte-Müsli, ohne Zucker	4 geh. EL/50 g	28
Kleieflocken, gezuckert	6 geh. EL/30 g	2
Müsli-Mischung	4 geh. EL/50 g	8
Teigwaren, Nudeln		
Eierteigwaren, roh	6–8 EL/80 g	14
Teigwaren ohne Ei, roh	6–8 EL/80 g	13
Vollkornteigwaren ohne Ei, roh	6–8 EL/80 g	26
Nüsse, Samen und Produkte daraus		
Edelkastanie/Marone	ca. 4 Stück/30 g	1
Erdnussflocken	ca. 4 TL/15 g	116
Erdnusskerne	ca. 20 Stück/30 g	3
Erdnussmus/-paste	ca. 2 EL/25 g	4
Haselnuss	ca. 30 Stück/30 g	1

Natriumgehalt einer Portion in Milligramm (Durchschnitt)

Natrium

	Portionsgröße	mg
Kokosnuss, gehackt	1 Tasse, groß/50 g	18
Kokosraspel	1 geh. EL/15 g	4
Kürbiskerne	ca. 5 TL/30 g	5
Leinsamen	ca. 2 EL/15 g	9
Macadamianuss	ca. 8 Stück/30 g	2
Mandel	ca. 20 Stück/30 g	6
Mohnsamen	ca. 2 EL/15 g	3
Paranuss	ca. 8 Stück/30 g	1
Pekannuss	ca. 15 Stück/30 g	1
Pistazienkerne	ca. 20 Stück/30 g	2
Sesamsamen	ca. 3 TL/15 g	7
Sonnenblumenkerne	ca. 2 EL/30 g	1
Walnusskerne	10–12 Hälften/30 g	1
Pflanzliche Öle und Fette		
Kokosfett	1 EL/10 g	0
Margarine	1 EL/10 g	10
Margarine, Diät	1 EL/10 g	4
Margarine, halbfett	1 EL/10 g	39
Pflanzenöle, alle Sorten	1 EL/10 g	0
Tierische Fette		
Butter	2 EL/20 g	1
Butter, halbfett	2 EL/20 g	16
Butterschmalz	1 EL/10 g	0
Gänseschmalz	1 EL/10 g	1
Schweineschmalz	1 EL/10 g	0
Milch		
Kuhmilch, mager, frisch oder haltbar	1 Glas/250 g	125
Kuhmilch, vollfett, 3,5 % Fett, frisch oder haltbar	1 Glas/250 g	120
Kuhmilch, fettarm, 1,5 % Fett, frisch oder haltbar	1 Glas/250 g	123
Schafmilch	1 Glas/250 g	75
Ziegenmilch	1 Glas/250 g	105
(Frucht-)Joghurt und diverse Milchprodukte		
Buttermilch	1 Glas/250 g	143
Crème fraîche, 40 % Fett	2 EL/25 g	10

Natriumgehalt einer Portion in Milligramm (Durchschnitt)

Natrium

	Portionsgröße	mg
Dickmilch aus Trinkmilch, vollfett, 3,5 % Fett	1 Glas/250 g	120
Joghurt, fettarm, 1,5 % Fett, mit Früchten	1 Becher/150 g	60
Joghurt, fettarm, 1,5 % Fett, natur	1 Becher/150 g	74
Joghurt, vollfett, 3,5 % Fett, mit Früchten	1 Becher/150 g	60
Joghurt, vollfett, 3,5 % Fett, natur	1 Becher/150 g	72
Joghurt aus Magermilch, natur	1 Becher/150 g	75
Kefir aus Trinkmilch	¾ Glas/150 g	72
Kondensmilch, 4 % Fett	1 EL/15 g	21
Kondensmilch, 10 % Fett	1 EL/15 g	19
Molke, süß	1 Glas/250 g	100
Sahne, 10 % Fett	1 EL/10 g	65
Sahne-/Rahmjoghurt	1 Becher/150 g	80
Sahne/Schlagsahne, 30 % Fett	1 EL/10 g	4
Saure Sahne, 10 % Fett	2 EL/25 g	8
Schmand, 24 % Fett	2 EL/25 g	12
Frischkäse und Quark		
Doppelrahmfrischkäse	1½ EL/30 g	113
Feta, 45 % Fett i. Tr.	1 Stück/30 g	382
Frischkäsezubereitung mit Kräutern, 60 % Fett i. Tr.	1½ EL/30 g	117
Körniger Frischkäse	1 Becher/150 g	600
Mascarpone	1 EL/25 g	10
Mozzarella aus Kuhmilch	1 Kugel/125 g	250
Schichtkäse	1 Stück/30 g	12
Speisequark/Topfen, 20 % Fett i. Tr.	⅔ Becher/150 g	53
Speisequark/Topfen, mager	⅔ Becher/150 g	60
Schnitt-, Hart- und Weichkäse		
Appenzeller, 50 % Fett i. Tr.	1 Scheibe/30 g	180
Back-Camembert, 45 % Fett i. Tr.	1 Stück/75 g	525
Bavaria Blue, 70 % Fett i. Tr.	1 Stück/30 g	210
Bergkäse, 50 % Fett i. Tr.	1 Scheibe/30 g	90
Brie, 50 % Fett i. Tr.	1 Stück/30 g	192
Butterkäse, 30 % Fett i. Tr.	1 Scheibe/30 g	240
Butterkäse, 60 % Fett i. Tr.	1 Scheibe/30 g	210
Cambozola, 70 % Fett i. Tr.	1 Stück/30 g	210

Natriumgehalt einer Portion in Milligramm (Durchschnitt)

Natrium	Portionsgröße	mg
Camembert, alle Fettstufen	1 Stück/30 g	207
Edamer, 45 % Fett i. Tr.	1 Scheibe/30 g	156
Edelpilzkäse, 60 % Fett i. Tr.	1 Stück/30 g	240
Emmentaler, 45 % Fett i. Tr.	1 Scheibe/30 g	84
Gorgonzola	1 Stück/30 g	420
Gouda, deutscher, 48 % Fett i. Tr.	1 Scheibe/30 g	180
Greyerzer/Gruyère	1 Scheibe/30 g	176
Harzer/Handkäse/Quargel	1 Stück/30 g	456
Leerdammer, 45 % Fett i. Tr.	1 Scheibe/30 g	180
Limburger, 40 % Fett i. Tr.	1 Stück/30 g	216
Lindenberger, 45 % Fett i. Tr. oder light	1 Scheibe/30 g	90
Manchego (spanischer Schafskäse)	1 Stück/30 g	197
Parmesan, 37 % Fett i. Tr.	1 Stück/30 g	180
Provolone	1 Stück/30 g	185
Pyrenäenkäse, 50 % Fett i. Tr.	1 Stück/30 g	180
Raclette, 48 % Fett i. Tr.	½ Scheibe/30 g	180
Romadur, 20 % Fett i. Tr.	1 Stück/30 g	240
Romadur, 30 % Fett i. Tr.	1 Stück/30 g	369
Roquefort	1 Stück/30 g	501
Schmelzkäse, 20 % Fett i. Tr.	1 Ecke/30 g	360
Schmelzkäse, 45 % Fett i. Tr.	1 Ecke/30 g	378
Steppenkäse, 45 % Fett i. Tr.	1 Scheibe/30 g	175
Tilsiter, 45 % Fett i. Tr.	1 Scheibe/30 g	210
Trappistenkäse, 45 % Fett i. Tr.	1 Scheibe/30 g	180
Weichkäse (grüner Pfeffer/Knoblauch), 60 % Fett i. Tr.	1 Stück/30 g	180
Ziegenkäse, Schnittkäse, 48 % Fett i. Tr.	1 Scheibe/30 g	180
Ziegenkäse, weich, 45 % Fett i. Tr.	1 Stück/30 g	240
Seefisch		
Flunder	1 Stück/150 g	138
Heilbutt (Weißer Heilbutt)	1 Stück/150 g	101
Hering, Filet	2 Stück/150 g	180
Hering (Atlantikhering)	2 Filets/150 g	176
Hoki	1 Stück/150 g	80
Kabeljau/Dorsch, Filet	1 Stück/150 g	128

Natriumgehalt einer Portion in Milligramm (Durchschnitt)

Natrium	Portionsgröße	mg
Katfisch (Steinbeißer)	1 Stück/150 g	158
Kliesche, Eisflunder	1 Stück/150 g	116
Makrele	1 Stück/150 g	143
Ostseehering	1 Stück/150 g	111
Rotbarsch/Goldbarsch	1 Stück/150 g	120
Rotzunge/Echte Limande	1 Stück/150 g	120
Sardine	1 Stück/150 g	150
Schellfisch	1 Stück/150 g	174
Scholle	1 Stück/150 g	156
Seehecht	1 Stück/150 g	152
Seelachs/Köhler	1 Stück/150 g	122
Seezunge	1 Stück/150 g	150
Snapper, Fleisch	1 Stück/150 g	128
Steinbutt	1 Stück/150 g	171
Thunfisch	1 Stück/150 g	65
Süßwasserfisch		
Aal, Fluss-	1 Stück/150 g	98
Barsch (Flussbarsch)	1 Stück/150 g	71
Brasse	1 Stück/150 g	35
Felchen/Renke	1 Stück/150 g	54
Forelle (Bachforelle)	1 Stück/150 g	95
Hecht	1 Stück/150 g	111
Karpfen	1 Stück/150 g	45
Lachs, Atlantischer/Salm, aus Zucht	1 Stück/150 g	77
Tilapia	1 Stück/150 g	105
Wels/Waller	1 Stück/150 g	30
Zander	1 Stück/150 g	36
Weich- und Krustentiere		
Austern	3 Stück/85 g	246
Garnele (Speisekrabbe)	20–25 Stück/100 g	146
Hummer	1 Stück, klein/100 g	270
Krebs (Flusskrebs)	3–4 Stück/100 g	253
Languste	1 Stück, klein/100 g	182
Miesmuschel/Blau-/Pfahlmuschel	30–50 Stück/100 g	290

Natriumgehalt einer Portion in Milligramm (Durchschnitt)

Natrium

	Portionsgröße	mg
Riesengarnelen, Königsgarnelen, King Prawns	10–15 Stück/100 g	350
Tintenfisch (Sepia)	1 Stück/100 g	387
Fisch und Meeresfrüchte, verarbeitet		
Aal, geräuchert	1 Stück, klein/75 g	375
Brathering	1 Stück, klein/75 g	427
Bückling	1 Stück, klein/100 g	689
Hering in Gelee	1 Stück/50 g	297
Hering mariniert/Bismarckhering	1 Stück, mittelgroß/120 g	1236
Heringsfilet in Tomatensoße	1 Stück/120 g	631
Kaviar, echt russischer	1 TL/5 g	97
Kaviarersatz (Seehasenrogen)	1 TL/5 g	106
Krabben in Dosen	10 EL/100 g	1000
Lachs, geräuchert	1 Stück/75 g	48
Lachs, Konserve in Öl	ca. 6 EL/75 g	3053
Makrele, geräuchert	½ Stück, klein/75 g	196
Matjeshering	1 Stück, mittelgroß/75 g	1875
Ölsardinen, Konserve	4 Stück, mittelgroß/60 g	220
Salzhering	1 Stück, klein/75 g	4448
Schillerlocken	1 Stück, klein/50 g	312
Seeaal, geräuchert	1 Stück/75 g	470
Seelachs, geräuchert	½ Stück, mittelgroß/75 g	486
Seelachs in Öl (Lachsersatz)	2 EL/25 g	725
Thunfisch in Öl (ganzer Inhalt)	ca. ⅔ Packung/100 g	291
Rindfleisch		
Filet	1 Stück/150 g	63
Herz	1 Stück/150 g	162
Hochrippe (dicke Rippe, Rostbraten)	1 Stück/150 g	80
Kamm (Hals, Nacken)	1 Stück/150 g	68
Keule/Schlegel	1 Stück/150 g	120
Leber	1 Stück/150 g	174
Lende (Roastbeef)	1 Stück/150 g	83
Niere	1 Stück/150 g	353
Ochsenschwanz	1 Stück/150 g	161
Tatar	1 Tasse, groß/150 g	99

Natriumgehalt einer Portion in Milligramm (Durchschnitt)

Natrium

	Portionsgröße	mg
Kalbfleisch		
Brust	1 Stück/150 g	158
Filet	1 Stück/150 g	143
Haxe	1 Stück/150 g	173
Herz	1 Stück/150 g	156
Keule/Schlegel	1 Stück/150 g	129
Kotelett	1 Stück/150 g	140
Leber	⅓ Stück/150 g	131
Niere	½ Stück/150 g	300
Schnitzel	1 Stück/150 g	125
Zunge	⅓ Stück/150 g	126
Schweinefleisch		
Bauch	1 Stück/150 g	89
Bug (Schulter)	1 Stück/150 g	111
Eisbein/Hinterhaxe	1 Scheibe/300 g	177
Filet	1 Stück/150 g	111
Herz	⅓ Stück/150 g	120
Kamm	1 Stück/150 g	114
Kasseler	1 Stück/150 g	1437
Kotelett	1 Stück/150 g	93
Leber	1 Stück/150 g	116
Niere	1 Stück/150 g	260
Schnitzel (Oberschale)	1 Stück/150 g	108
Lamm- und Schaffleisch		
Lamm, Lendenkotelett	1 Stück/150 g	113
Lamm, Schulterkotelett	1 Stück/150 g	135
Lamm/Hammel, Filet	1 Stück/150 g	141
Lamm/Hammel, Keule	1 Stück/150 g	117
Geflügel		
Brathuhn/Brathähnchen, essbarer Anteil	½ oder 250 g	208
Ente	1 Stück/150 g	57
Gans	1 Stück/150 g	129
Huhn/Hähnchen, Brust, mit Haut	1 Stück/150 g	99
Huhn/Hähnchen, Keule, mit Haut	1 Stück/150 g	143

Natriumgehalt einer Portion in Milligramm (Durchschnitt)

Natrium

	Portionsgröße	mg
Pute/Truthahn, Brust ohne Haut	1 Stück/150 g	69
Pute/Truthahn, Keule, ohne Haut	1 Stück/150 g	129
Fleisch- und Wurstwaren		
Bierschinken	1 Scheibe/30 g	226
Blutwurst/Rotwurst	1 Scheibe/30 g	204
Bockwurst	1 Stück/115 g	805
Bratwurst (Schweinsbratwurst)	1 Stück/150 g	780
Cervelatwurst	1½ Scheiben/30 g	378
Corned beef (deutsch)	4 Scheiben/100 g	833
Fleischkäse (Leberkäse)	1 Stück/100 g	599
Fleischwurst	1 Stück/30 g	249
Geflügelwurst, mager	1 Scheibe/30 g	296
Gelbwurst (Hirnwurst)	1 Scheibe/30 g	192
Hackfleisch (halb und halb)	1 Tasse, groß/100 g	35
Jagdwurst	1 Scheibe/30 g	245
Knackwurst	1 Stück/100 g	1190
Leberpastete	2 EL/30 g	221
Leberwurst, grob	2 EL/30 g	243
Leberwurst, mager	2 EL/30 g	120
Luncheon meat (Frühstücksfleisch)	1 Scheibe/30 g	318
Mettwurst, Thüringer, fein	2 EL/30 g	248
Mettwurst (Braunschweiger)	2 EL/30 g	327
Mortadella	1 Scheibe/30 g	200
Presskopf/Sülzwurst	1 Stück/30 g	192
Salami	1 Scheibe/30 g	624
Schinken, Kochschinken	1 Scheibe/30 g	290
Schinken, Lachsschinken	1 Scheibe/30 g	741
Schinken, Nussschinken	1 Scheibe/30 g	497
Schinkenspeck	1 Scheibe/30 g	774
Schwarzwälder Schinken	1 Scheibe/30 g	642
Speck, durchwachsen	1 Stück/30 g	531
Thüringer Bratwurst, grob	1 Stück/120 g	768
Weißwurst, Münchner	2 Stück/100 g	620
Wiener Würstchen	1 Paar/100 g	941

Natriumgehalt einer Portion in Milligramm (Durchschnitt)

Natrium

	Portionsgröße	mg
Eier		
Hühnerei, Gesamtinhalt	1 Stück, mittelgroß/58 g	84
Hühnereigelb, roh	1 Stück, mittelgroß/19 g	10
Hühnereiweiß, roh	1 Stück, mittelgroß/36 g	61
Fleischersatzprodukte		
Sojafleisch	1 Scheibe/100 g	779
Sojamilch, -drink	1 Glas/200 g	6
Sojawurst	1 Stück/100 g	512
Tofu, Sojakäse, natur	1 Scheibe/100 g	7
Kuchen, Gebäck, Kekse und Snacks		
Apfelstrudel	1 Stück/150 g	288
Apfelkuchen	1 Stück/120 g	96
Berliner Pfannkuchen/Krapfen	1 Stück/70 g	168
Biskuit (Löffel-)	5 Stück/25 g	12
Butterkeks	5–6 Stück/30 g	116
Butterkuchen	1 Stück/75 g	8
Kartoffelchips	ca. 10 Stück/25 g	113
Kräcker	ca. 5 Stück/30 g	293
Marmorkuchen	1 Scheibe/70 g	99
Müslikeks	ca. 2 Stück/30 g	60
Nusskuchen	1 Stück/100 g	190
Obstkuchen	1 Stück/125 g	13
Sahnetorte	1 Stück/125 g	89
Salzstangen	20 Stück/30 g	537
Waffelmischung	ca. 5 Stück/30 g	19
Weihnachtsstollen	1 Scheibe/100 g	17
Saucen, Dressings, Würzmittel		
Mayonnaise, 50 % Fett, Salatmayonnaise	1 EL/15 g	113
Mayonnaise, 80 % Fett, Delikatessmayonnaise	1 EL/15 g	72
Senf	1 EL/15 g	196
Sojasauce	1 EL/15 ml	825
Teriyakisauce	1 EL/15 ml	575
Tomatenketchup	2 ½ EL/15 g	180
Tomatenmark, gesalzen	2 EL/15 g	89

Natriumgehalt einer Portion in Milligramm (Durchschnitt)

Gichtrisiko Harnsäure

Viele Nahrungsmittel enthalten Purine, die u. a. Bestandteile der Erbsubstanz sind. Der Stoffwechsel baut sie zu Harnsäure ab, und die Nieren scheiden diese aus. Harnsäure ist nicht gut wasserlöslich und fällt daher ab einer Konzentration von ca. 6,5 mg/100 ml Blut (Hyperurikämie) im Blut aus. Sie bildet dann Kristalle, die sich in Gelenken ablagern können. Dort werden sie als Fremdkörper von Immunzellen angegriffen. Eine Entzündung entsteht und führt zur Bildung von freien Radikalen und Milchsäure, die beim Gichtanfall das Gewebe schädigen und schmerzhaft anschwellen lassen.

Purine aus der Nahrung können den Harnsäurewert erhöhen. Gichtkranke sollten purinreiche Lebensmittel (ab 150 mg/100 g) meiden. Statt des Puringehalts von Lebensmitteln gibt man die Menge der daraus gebildeten Harnsäure an.

Eine **purinarme Diät** lässt pro Tag bis zu 500 mg Harnsäure zu, eine **streng purinarme** 120–300 mg.

Auch Übergewicht und Alkohol begünstigen eine Hyperurikämie. Alkohol steigert die Produktion von Harnsäure und vermindert ihre Ausscheidung. Auch zu viel tierisches Protein ist schädlich, weil es den pH-Wert des Bluts senkt. In zu saurem Blut löst sich noch weniger Harnsäure.

Empfehlungen bei Hyperurikämie

- Nehmen Sie ab mit einer mäßig kalorienreduzierten Diät. Strenges Fasten und Nulldiäten sind ungünstig, weil sich dabei Stoffe bilden, die die Harnsäureausscheidung hemmen.
- Meiden Sie Lebensmittel mit über 150 mg Purin pro 100 g.
- Sparen Sie bei Fleisch und Wurst und bevorzugen Sie pflanzliche Lebensmittel. Milch und Milchprodukte enthalten keine Purine. Ideal ist daher eine ovo-lakto-vegetarische Kost.
- Bevorzugen Sie fettarme Zubereitungsarten.
- Entfernen Sie bei Geflügel und Fisch die purinreiche Haut.
- Trinken Sie mindestens 2 Liter Wasser pro Tag.
- Meiden Sie Alkohol bzw. reduzieren Sie den Konsum.

Harnsäure

	Portionsgröße	mg
Gemüse, frisch oder tiefgekühlt		
Aubergine/Eierfrucht	1 Stück, klein/200 g	44
Avocado	½ Stück/150 g	47
Blumenkohl	½ Kopf, klein/200 g	90
Bohnen, grün	40–50 Stück/200 g	86
Brokkoli, gekocht	½ Kopf/200 g	106
Chicorée	2 Stück/200 g	30
Chinakohl	½ Kopf, klein/200 g	52
Gurke	½ Stück/200 g	16
Karotte/Möhre	2 Stück, groß/200 g	30
Kartoffel	2 Stück, mittelgroß/200 g	40
Kartoffel, gekocht	2 Stück, mittelgroß/200 g	36
Kohlrabi	1 Stück/200 g	60
Kohlrübe/Steckrübe	1 Stück, klein/200 g	40
Kürbis	½ Stück, klein/200 g	14
Mais, gekocht	1 Kolben/200 g	48
Mangold	½ Stück, klein/200 g	114
Paprikaschote, gelb, grün	1 Stück, groß/200 g	20
Porree, Lauch	1 Stange, mittel/200 g	80
Radieschen	2 Bund/200 g	20
Rettich	1 Stück, klein/200 g	20
Rhabarber, gekocht, ohne Zutaten	4 Stangen/200 g	26
Rosenkohl	12–15 Röschen/200 g	112
Rote Rübe, Bete	3 Stück, klein/200 g	42
Rote Rübe, Bete, gekocht	3 Stück, klein/200 g	40
Sauerkraut	2 Tassen, groß/200 g	40
Spargel, gekocht	8–12 Stangen/200 g	56
Spinat	20 Blätter/200 g	114
Spinat, gekocht	2 Tassen, groß/200 g	142
Tomate	3 Stück, mittelgroß/200 g	20
Weißkohl, Weißkraut	¼ Stück, klein/200 g	40
Wirsing, gekocht	¼ Stück, klein/200 g	82
Zucchini	1 Stück, mittelgroß/200 g	48
Zwiebel	2 Stück, groß/200 g	50

aus dem Puringehalt gebildete Harnsäure in Milligramm (Durchschnitt)

Harnsäure

	Portionsgröße	mg
Hülsenfrüchte		
Erbsen, getrocknet, roh	½ Tasse/50 g	272
Erbsen, Samen, gekocht, abgetropft	7–8 EL/200 g	332
Kichererbsen, getrocknet, roh	½ Tasse/50 g	178
Linsen, getrocknet, roh	2 ½ EL/50 g	99
Mungobohnensprossen	½ Tasse/50 g	38
Sojabohnen, getrocknet, roh	½ Tasse/50 g	178
Sojamehl, vollfett	1 EL/15 g	57
Pilze und Salat		
Austernpilze	10 Stück/200 g	100
Champignon, frisch	20 Stück/200 g	116
Champignon, Konserve (Gesamtinhalt)	2 Tassen/200 g	58
Eisbergsalat	⅛ Kopf, klein/50 g	6
Endivie	¼ Kopf, klein/50 g	6
Kopfsalat	½ Kopf/50 g	5
Morchel	8 Stück/100 g	30
Pfifferling	4 Tassen, groß/200 g	34
Radicchio	½ Kopf/50 g	5
Steinpilz	1 Stück, mittelgroß/200 g	184
Steinpilz, getrocknet	3 EL/25 g	122
Frisch- und Trockenobst		
Ananas	3 Scheiben, klein/150 g	29
Apfel mit Schale	1 Stück, mittelgroß/150 g	29
Aprikose	3–4 Stück, mittelgroß/150 g	30
Banane	1 Stück, mittelgroß/100 g	25
Birne	1 Stück, mittelgroß/150 g	26
Brombeeren	17–22 Stück/125 g	19
Erdbeeren	6–7 Stück, groß/150 g	39
Feige	2–3 Stück/125 g	19
Feige, getrocknet	1 Stück/25 g	16
Grapefruit/Pampelmuse	½ Stück, groß/200 g	30
Heidel-/Blaubeeren, Kultur-, auch TK, ungesüßt	ca. 8 EL/125 g	28
Himbeeren	34–36 Stück/125 g	23
Honigmelone	½ Stück, klein/150 g	38

aus dem Puringehalt gebildete Harnsäure in Milligramm (Durchschnitt)

Harnsäure

	Portionsgröße	mg
Johannisbeeren, rot	5 EL/125 g	21
Kirschen, süß	ca. 10 Stück/125 g	21
Kiwi	1 Stück/90 g	17
Orange/Apfelsine	1 Stück, klein/150 g	29
Pfirsich	1 Stück/125 g	26
Pflaume	4–5 Stück/125 g	25
Preiselbeeren	2 Tassen/125 g	16
Quitten	1 Stück/150 g	45
Wassermelone, gewürfelt	1 ½ Tassen/150 g	30
Weintrauben	ca. 20 Stück/125 g	31
Weintrauben, getrocknet (Rosinen)	1 EL/25 g	27
Zitrone, geschält	1 Stück, klein/60 g	12
Backwaren und Brot		
Baguette	3 Scheiben/50 g	22
Croissant	1 Stück/75 g	32
Grahambrot	1 Scheibe/60 g	38
Mehrkornbrot	1 Scheibe/60 g	28
Pumpernickel	1 Scheibe/55 g	31
Roggenmischbrot mit Weizenkeimen	1 Scheibe/60 g	51
Roggenschrot- und Vollkornbrot	1 Scheibe/60 g	46
Rosinenbrötchen	1 Stück/70 g	34
Weißbrot	1 Scheibe/50 g	37
Weizenbrötchen (Semmel)	1 Stück/60 g	44
Weizenschrot- und Vollkornbrot	1 Scheibe/60 g	50
Weizentoastbrot	2 Scheiben/50 g	52
Getreide und Mehl		
Buchweizen, Korn, geschält	½ Tasse/60 g	94
Buchweizen, Vollmehl	5 EL/100 g	180
Haferflocken, Vollkorn	½ Tasse/50 g	50
Mais, Grieß	5 EL/100 g	29
Mais, Korn	½ Tasse/50 g	30
Reis, Naturreis, Korn, roh	½ Tasse/60 g	80
Reis, poliert, roh	½ Tasse/60 g	52
Roggen, Flocken	½ Tasse/50 g	35

aus dem Puringehalt gebildete Harnsäure in Milligramm (Durchschnitt)

Harnsäure

	Portionsgröße	mg
Roggen, Korn	½ Tasse/60 g	42
Roggen, Mehl, Type 815	5 EL/100 g	51
Roggen, Mehl, Type 997	5 EL/100 g	54
Roggen, Mehl, Type 1150	5 EL/100 g	66
Roggen, Mehl, Vollkorn, Type 1800	5 EL/100 g	70
Weizen, Grieß	5 EL/100 g	80
Weizen, Keime, getrocknet	1 EL/15 g	126
Weizen, Kleie	1 EL/15 g	21
Weizen, Korn	½ Tasse/60 g	54
Weizen, Mehl, Type 405	5 EL/100 g	40
Weizen, Mehl, Type 1050	5 EL/100 g	46
Weizen, Vollkornmehl, Type 1700	5 EL/100 g	82
Teigwaren, Nudeln		
Blätterteig, gekühlt	ca. 1½ Scheiben/100 g	23
Eierteigwaren, roh	6–8 EL/80 g	48
Teigwaren ohne Ei, roh	6–8 EL/80 g	48
Vollkornteigwaren ohne Ei, roh	6–8 EL/80 g	64
Nüsse, Samen und Produkte daraus		
Erdnusskerne	ca. 20 Stück/30 g	21
Erdnussmus/-paste	2 EL/25 g	18
Haselnuss	ca. 30 Stück/30 g	13
Leinsamen	ca. 2 EL/15 g	16
Mandel	ca. 20 Stück/30 g	12
Mohnsamen	ca. 2 EL/15 g	26
Paranuss	ca. 8 Stück/30 g	7
Sesamsamen	ca. 5 TL/15 g	13
Sonnenblumenkerne	ca. 2 EL/30 g	47
Walnusskerne	10–12 Hälften/30 g	8
Pflanzliche Öle und Fette		
Kokosfett	1 EL/10 g	0
Leinöl	1 EL/10 g	0
Maiskeimöl	1 EL/10 g	0
Margarine	1 EL/10 g	0
Olivenöl	1 EL/10 g	0

aus dem Puringehalt gebildete Harnsäure in Milligramm (Durchschnitt)

Harnsäure

	Portionsgröße	mg
Rapsöl	1 EL/10 g	0
Sojaöl	1 EL/10 g	0
Walnussöl	1 EL/10 g	0
Weizenkeimöl	1 EL/10 g	0
Tierische Fette		
Butter	2 EL/20 g	0
Butter, halbfett	2 EL/20 g	0
Gänseschmalz	1 EL/10 g	0
Schweineschmalz	1 EL/10 g	0
Frischmilch		
Kuhmilch, fettarm, 1,5 % Fett	1 Glas/250 g	0
Kuhmilch, mager	1 Glas/250 g	0
Kuhmilch, vollfett, 3,5 % Fett	1 Glas/250 g	0
Ziegenmilch	1 Glas/250 g	0
Frischkäse und Quark		
Doppelrahmfrischkäse	1½ EL/30 g	0
Feta, 45 % Fett i. Tr.	1 Stück, klein/50 g	15
Mozzarella	1 Kugel/125 g	13
Speisequark/Topfen, 20 % Fett i. Tr.	⅓ Becher/150 g	0
Speisequark/Topfen, 40 % Fett i. Tr.	⅓ Becher/150 g	0
Speisequark/Topfen, mager	⅓ Becher/150 g	0
Schnitt-, Hart- und Weichkäse		
Appenzeller, 50 % Fett i. Tr.	1 Scheibe/30 g	3
Bel Paese, 50 % Fett i. Tr.	1 Stück/30 g	6
Brie, 50 % Fett i. Tr.	1 Stück/30 g	2
Camembert, 45 % Fett i. Tr.	1 Stück/30 g	9
Chester/Cheddar, 50 % Fett i. Tr.	1 Scheibe/30 g	2
Edamer, 40 % Fett i. Tr.	1 Scheibe/30 g	2
Emmentaler, 45 % Fett i. Tr.	1 Scheibe/30 g	2
Gouda, alt, 45 % Fett i. Tr.	1 Scheibe/30 g	5
Harzer/Handkäse/Quargel, 10 % Fett i. Tr.	1 Stück/30 g	6
Parmesan, 37 % Fett i. Tr.	1 Stück/30 g	3
Schmelzkäse, 20 % Fett i. Tr.	1 Ecke/30 g	9
Schmelzkäse, 30 % Fett i. Tr.	1 Ecke/30 g	7

aus dem Puringehalt gebildete Harnsäure in Milligramm (Durchschnitt)

Harnsäure

	Portionsgröße	mg
Tilsiter, 30 % Fett i. Tr.	1 Scheibe/30 g	3
Tilsiter, 45 % Fett i. Tr.	1 Scheibe/30 g	3
Diverse Milchprodukte		
Buttermilch	1 Glas/250 g	0
Crème fraîche, 40 % Fett	2 EL/25 g	0
Joghurt, fettarm, 1,5 % Fett, mit Früchten	1 Becher/150 g	‹15
Joghurt, fettarm, 1,5 % Fett, natur	1 Becher/150 g	‹15
Joghurt, vollfett, 3,5 % Fett, mit Früchten	1 Becher/150 g	‹15
Joghurt, vollfett, 3,5 % Fett, natur	1 Becher/150 g	12
Kefir aus Trinkmilch, 3,5 % Fett	¾ Glas/150 g	‹15
Kondensmilch, 4 % Fett	1 EL/15 g	0
Kondensmilch, 7,5 % Fett	1 EL/15 g	0
Kondensmilch, 10 % Fett	1 EL/15 g	0
Molke	1 Glas/250 g	0
Sahne/Schlagsahne, 30 % Fett	2 EL/25 g	0
Seefisch		
Flunder	1 Stück/150 g	180
Heilbutt (Weißer Heilbutt)	1 Stück/150 g	267
Hering, Filet, ohne Haut	1 Filet/80 g	142
Hering, Matjes, mit Haut	1 Filet/75 g	238
Hering, Matjes, ohne Haut	1 Filet/75 g	164
Kabeljau/Dorsch	1 Stück/150 g	164
Makrele, mit Haut	1 Stück/150 g	279
Rotzunge/Echte Limande	1 Stück/150 g	180
Sardine	1 Stück/150 g	518
Scholle, mit Haut	1 Stück/150 g	261
Scholle, ohne Haut	1 Stück/150 g	210
Schwertfisch	1 Stück/150 g	210
Seehecht	1 Stück/150 g	180
Seelachs/Köhler	1 Stück/150 g	245
Seeteufel/Lotte	1 Stück/150 g	195
Seezunge	1 Stück/150 g	197
Steinbutt	1 Stück/150 g	180
Thunfisch	1 Stück/150 g	386

aus dem Puringehalt gebildete Harnsäure in Milligramm (Durchschnitt)

Harnsäure

	Portionsgröße	mg
Süßwasserfisch		
Aal, Fluss-	1 Stück/150 g	98
Forelle (Bachforelle), mit Haut	1 Stück/150 g	467
Forelle blau	1 Filet/180 g	605
Hecht	1 Stück/150 g	210
Karpfen	1 Stück/150 g	240
Lachs, Atlantischer/Salm, aus Zucht	1 Stück/150 g	255
Schleie	1 Stück/150 g	120
Wels/Waller, aus Kultur	1 Stück/150 g	165
Zander	1 Stück/150 g	165
Weich- und Krustentiere		
Austern	3 Stück/85 g	77
Garnele (Speisekrabbe)	20–25 Stück/100 g	147
Hummer	1 Stück, klein/100 g	120
Jakobsmuschel	30–50 Stück/100 g	330
Krebs (Flusskrebs)	3–4 Stück/100 g	60
Languste	1 Stück, klein/100 g	60
Miesmuschel/Blau-/Pfahlmuschel	30–50 Stück/100 g	112
Tintenfisch (Sepia)	1 Stück/100 g	110
Venusmuschel	30–50 Stück/100 g	330
Fisch und Meeresfrüchte, verarbeitet		
Aal, geräuchert	1 Stück, klein/75 g	59
Brathering	1 Stück, klein/75 g	225
Kaviar, echt russischer	1 TL/5 g	7
Kaviarersatz (Seehasenrogen)	1 TL/5 g	1
Makrele, geräuchert	½ Stück, klein/75 g	115
Matjeshering	1 Stück, mittelgroß/75 g	158
Ölsardinen	4 Stück, mittelgroß/60 g	210
Schillerlocken	1 Stück, klein/50 g	33
Stockfisch (Kabeljau/Dorsch, getrocknet)	1 Stück/100 g	478
Thunfisch in Öl (ganzer Inhalt)	ca. ⅔ Packung/100 g	290
Rindfleisch		
Filet	1 Stück/150 g	231
Gulasch, mittelfett	2 Tassen/150 g	158

aus dem Puringehalt gebildete Harnsäure in Milligramm (Durchschnitt)

Harnsäure	Portionsgröße	mg
Hackfleisch	1 Tasse/150 g	162
Herz	1 Scheibe/150 g	384
Hirn	⅓ Stück/150 g	113
Hochrippe/dicke Rippe (Rostbraten)	1 Stück/150 g	180
Hüfte/Blume	1 Stück/150 g	180
Kamm (Hals, Nacken)	1 Stück/150 g	180
Keule/Schlegel	1 Stück/150 g	225
Leber	1 Scheibe/150 g	831
Lende (Roastbeef)	1 Stück/150 g	165
Lunge	1 Stück/150 g	599
Muskelfleisch	1 Stück/150 g	200
Niere	⅓ Stück/150 g	404
Oberschale	1 Stück/150 g	180
Tatar	1 Tasse/150 g	195
Zunge	1 Scheibe/150 g	240
Kalbfleisch		
Bries	½ Stück/150 g	1377
Filet	1 Stück/150 g	246
Haxe	1 Scheibe/150 g	225
Herz	⅓ Stück/150 g	270
Hirn	⅓ Stück/150 g	138
Keule/Schlegel	1 Stück/150 g	225
Kotelett (Rücken), mit Knochen	1 Stück/150 g	210
Leber	⅓ Stück/150 g	690
Lunge	⅓ Stück/150 g	221
Milz	1 Stück/150 g	515
Muskelfleisch	1 Stück/150 g	258
Niere	½ Stück/150 g	327
Rückenkotelett mit Knochen	1 Stück/150 g	210
Schweinefleisch		
Bauch	1 Stück/150 g	150
Bug (Schulter), Blatt, mit Schwarte	1 Stück/150 g	251
Eisbein/Hinterhaxe	½ Scheibe/150 g	180
Filet	1 Stück/150 g	228

aus dem Puringehalt gebildete Harnsäure in Milligramm (Durchschnitt)

Harnsäure	Portionsgröße	mg
Herz	⅓ Stück/150 g	795
Kamm	1 Stück/150 g	210
Kasseler, geräuchert	1 Stück/150 g	179
Kotelett	1 Stück/150 g	218
Leber	1 Scheibe/150 g	773
Muskelfleisch	1 Stück/150 g	249
Niere	1 Stück/150 g	380
Schulter	1 Stück/150 g	251
Zunge	⅓ Stück/150 g	204
Lammfleisch		
Filet	1 Stück/150 g	225
Kotelett	1 Stück/150 g	269
Muskelfleisch	1 Stück/150 g	273
Sonstiges Fleisch und Wild		
Hase	1 Stück/150 g	158
Hirsch	1 Stück/150 g	165
Kaninchen, Haus-	1 Stück/150 g	198
Reh, Muskel (Rücken)	1 Stück/150 g	158
Ziege, Fleisch	1 Stück/150 g	195
Geflügel und Federwild		
Brathuhn/Brathähnchen, essbarer Anteil	½ oder 250 g	288
Entenfleisch	1 Stück/150 g	207
Entenleber	2 Stück/150 g	375
Gänsefleisch mit Haut	1 Stück/150 g	255
Gänsefleisch ohne Haut	1 Stück/150 g	180
Huhn/Hähnchen, Brust, mit Haut	1 Stück/150 g	263
Huhn/Hähnchen, Brust, ohne Haut	1 Stück/150 g	180
Huhn/Hähnchen, Flügel	3–4 Stück/150 g	240
Huhn/Hähnchen, Herz	3 Stück/150 g	203
Huhn/Hähnchen, Keule, mit Haut, ohne Knochen	1 Stück/150 g	243
Huhn/Hähnchen, Leber	3 Stück/150 g	365
Pute/Truthahn, Brust, ohne Haut	1 Stück/150 g	180
Pute/Truthahn, Keule, ohne Haut, ohne Knochen	1 Stück/150 g	180
Suppenhuhn	½ Huhn/500 g	795

aus dem Puringehalt gebildete Harnsäure in Milligramm (Durchschnitt)

Harnsäure

	Portionsgröße	mg
Fleisch- und Wurstwaren		
Bierschinken	1 Scheibe/30 g	26
Bockwurst	1 Stück/115 g	127
Bratwurst (vom Schwein)	1 Stück/150 g	152
Cervelatwurst	1½ Scheiben/30 g	40
Corned beef (deutsch)	4 Scheiben/100 g	57
Fleischwurst	1 Stück/30 g	23
Hackfleisch (halb und halb)	1 Tasse, groß/100 g	116
Jagdwurst	1 Scheibe/30 g	34
Kalbsbratwurst	1 Stück/150 g	137
Leberkäse	1 Stück/100 g	73
Leberwurst, fein, Kalb	2 EL/30 g	47
Leberwurst, grob	2 EL/30 g	50
Luncheon meat/Frühstücksfleisch	1 Scheibe/30 g	21
Mettwurst, Braunschweiger	2 EL/30 g	22
Mettwurst, Westfälische, luftgetrocknet	1 Stück/100 g	134
Mortadella	1 Scheibe/30 g	29
Salami, deutsche	1 Scheibe/30 g	31
Schinken, gekocht, durchwachsen	3 Scheiben/30 g	32
Schinken, gekocht, mager	2 Scheiben/30 g	39
Schinken, roh, mager	3 Scheiben/30 g	50
Schinkenspeck	2 Scheiben/30 g	38
Speck, durchwachsen	1 Stück/30 g	3
Sülzwurst	1 Scheibe/30 g	47
Teewurst, Rügenwalder	2 EL/30 g	37
Weißwurst, Münchner	2 Stück/100 g	73
Wiener Würstchen	1 Paar/100 g	78
Eier		
Hühnerei, Gesamtinhalt	1 Stück, mittelgroß/58 g	9
Hühnereigelb, roh	1 Stück, mittelgroß/19 g	9
Hühnereiweiß, roh	1 Stück, mittelgroß/36 g	0
Süßwaren etc.		
Lakritz	2 Stück/10 g	2
Marzipan	½ Packung/100 g	54

aus dem Puringehalt gebildete Harnsäure in Milligramm (Durchschnitt)

Harnsäure

	Portionsgröße	mg
Müsliriegel	1 Riegel/25 g	24
Nugat, Rohmasse	½ Packung/100 g	27
Schaumzuckerware	2 Stück/10 g	0
Vollmilchschokolade	1 Riegel/17 g	10
Speiseeis, Eiscreme		
Schokoladeneis	1 Kugel/75 g	3
Sorbet	1 Kugel/75 g	3
Vanilleeis	1 Kugel/75 g	1
Vanilleeis mit heißen Himbeeren	1 Kugel/200 g	8
Saucen, Dressings, Würzmittel		
Hefeflocken	1 TL/5 g	90
Mayonnaise, Salat-, 50 % Fett	1 EL/15 ml	2
Meerrettich, frisch	1 EL/15 g	5
Miso, Sojapaste	1 TL/5 g	3
Remoulade, 65 % Fett	1 EL/15 ml	2
Senf	1 EL/15 ml	4
Sojasauce	1 EL/15 ml	6
Tomatenketchup	2 ½ EL/25 g	20
Fruchtsaft und -nektar, Gemüsesaft		
Apfelsaft	1 Glas/200 ml	32
Cola-Getränk	1 Glas/200 ml	26
Grapefruit-/Pampelmusensaft	1 Glas/200 ml	30
Johannisbeernektar	1 Glas/200 ml	6
Orangen-/Apfelsinensaft, frisch gepresst	1 Glas/200 ml	42
Tomatensaft	1 Glas/200 ml	10
Traubensaft	1 Glas/200 ml	42
Alkoholische Getränke		
Altbier, 5 % vol	½ Liter/500 ml	65
Eierlikör, Advocaat, 14 % vol	1 Schnapsglas/20 ml	14
Qualitätswein, rot oder weiß, 10–12 % vol	1 Weinglas/125 ml	0
Sekt, 11–12 % vol	1 Weinglas/125 ml	0
Sherry trocken	¼ Glas/50 ml	13
Weizenbier, Weißbier, alkoholfrei	½ Liter/500 ml	280
Weizenbier, Weißbier, obergärig	½ Liter/500 ml	75

aus dem Puringehalt gebildete Harnsäure in Milligramm (Durchschnitt)

Verwendete Literatur

Abdel-Aal, E. S. M.; Hucl, P.; Sosulski, F. W.: Compositional and nutritional characteristics of spring Einkorn and Spelt wheats. Cereal Chem 1995, 72 (6), S. 621–624

ACNielsen Online Consumer Confidence and Opinion Survey. Press report 22.2.2007

Ainsworth, B. E.: The Compendium of Physical Activities Tracking Guide. Prevention Research Center, Norman J. Arnold School of Public Health, University of South Carolina, 2002. Online verfügbar unter http://prevention.sph.sc.edu/tools/docs/documents_compendium.pdf. (Stand März 2011)

Agence nationale de sécurité sanitaire de l'alimentation, de l'environnement et du travail (Anses) Ciqual French food composition table version **2012.** http://www.afssa.fr/TableCIQUAL/ (Stand: November 2015)

Arafat, S. M.; Gaafar, A. M.; Basuny, A. M; Nassef, S. L.: Chufa Tubers (Cyperusesculentus L.): As a New Source of Food. World ApplSci J 2009, 7, S. 151–156

Bognar, A.: Nährwert- und Vitamingehalte ausgewählter Winterkürbissorten. Ernährungs-Umschau 53, 305–308 (2006)

Cobos, A.; Veiga, A.; Diaz, O.: Chemical and fatty acid composition of meat and liver of wild ducks (Anasplatyrhynchos). Food Chem 2000, 68, S. 77–79

Committee on Diet and Health, National Research Council: Diet and Health. Committee on Diet and Health, National Research Council. National Academies Press. Washington DC, 1989

Deutsche Gesellschaft für Ernährung; Österreichische Gesellschaft für Ernährung; Schweizerische Gesellschaft für Ernährungsforschung; Schweizerische Vereinigung für Ernährung: Referenzwerte für die Nährstoffzufuhr. 2. Aufl. 1. Ausgabe. Umschau. Bonn, 2015.

Elmadfa, I.; Aign, W.; Muskat, E.; Fritzsche, D.: Die große GU Nährwert und Kalorientabelle. GRÄFE UND UNZER VERLAG. München, 2011

Elmadfa, I.; Meyer, A. L.: GU Kompass Harnsäurewerte. GRÄFE UND UNZER VERLAG. München, 2015.

European Food Information Resource: Traditional foods Recipe cards

Food Standards Australia New Zealand: Australian Food, Supplement & Nutrient Database 2007 for estimation of population nutrient intakes

Fritzsche, D.; Elmadfa, I.: GU Kompass Gute Fette – schlechte Fette. GRÄFE UND UNZER VERLAG. München, 2007

Füllner, G.; Wirth, M.: Der Einfluß der Ernährung auf Fettgehalt und Fettsäurezusammensetzung Europäischer Welse (Silurusglanis). Fett/Lipid 1996, 98, S. 300–304

Haščík, P.; Kulíšek, V; Kačániová, M.; Čuboň, Gašparík J.: [Nutritional composition analysis of the (Musculus pectoralis major) wild and domestic ducks as a suitable protein source in human nutrition] (Slowakische Originalpublikation). Acta fytotechnica et zootechnica 2009, 12 (2), S. 39–41

Honikel, K. O.: Fleisch und seine Inhaltsstoffe im Vergleich zu anderen Lebensmitteln. Ein Überblick der Situation in Deutschland. Zeitschrift für Ernährungsökologie (ERNO) 2001, 2 (3), S. 147–160

Instituto Nazionale di Ricerca per gli Alimenti e la Nutrizione (INRAN): Tabelle di composizione degli alimenti. Erhältlich unter: http://www.inran.it/646/tabelle_di_composizione_degli_alimenti.html. Stand Frühjahr 2011

Jiménez-Colmenero, F.; Pintado, T.; Cofrades, S.; Ruiz-Capillas, C.; Bastida, S.: Production variations of nutritional composition of commercial meat products. Food Res Int 2010, 43, S. 2378–2384

Linssen, J. P. H.; Cozijnsen, J. L.; Pilnik, W.: Chufa (Cyperusesculentus): A New Source of Dietary Fibre. J Sci Food Agric 1989, 49, S. 291–296

Moreno-Rojas, R.; Sánchez-Segarra, P. J.; Cámara-Martos, F.; Amaro-López, M. A.: Multivariate analysis techniques as tools for categorization of Southern Spanish cheeses: nutritional composition and mineral content. Eur Food ResTechnol 2010, 231, S. 841–851

National Institute for Health and Welfare, Nutrition Unit: Fineli. Finnish food composition database. Release 16. Helsinki 2013. http://www.fincli.fi

Pascual, B.; Maroto, J. V.; Lopez-Galarza, S.; Sanbautista, A.; Alagarda, J.: Chufa (Cyperus esculentus l. var. sativus boeck.): Unconventional crop. Studies related to applications and cultivation. Economic Botany 2000, 54 (4), S. 439–448

Polidori, P.; Vincenzetti, S.; Cavallucci, C.; Beghelli, D.: Quality of donkey meat and carcass characteristics. Meat Science 2008, 80, S. 1222–1224

Ragone, D.; Cavaletto, C. G.: Sensory evaluation of fruit quality and nutritional composition of 20 breadfruit (Artocarpus, Moraceae) cultivars. Economic Botany 2006, 60 (4), S. 335–346

Saxholt. E.; Christensen, A. T.; Møller, A. , Hartkopp, H. B.; Hess Ygil, K.; Hels, O. H.: Danish Food Composition Databank, revision 7. Department of Nutrition, National Food Institute, Technical University of Denmark. 2008. http://www.foodcomp.dk/

Sieber, R.; Badertscher, R.; Bütikofer, U.; Meyer, J.: Beitrag zur Kenntnis der Zusammensetzung von Glarner Kräuterkäse (Glarner Schabziger). Mitteilungen aus Lebensmitteluntersuchung und Hygiene. 2001, 92, S. 188–196

Souci, S. W.; Fachmann, W.; Kraut, H.: Food composition and nutrition tables: Die Zusammensetzung der Lebensmittel. Nährwert-Tabellen. 7. Aufl., Wissenschaftliche Verlagsgesellschaft. Stuttgart. 2008

Sriket, P.; Benjakul, S.; Visessanguan, W.; Kijroongrojana, K.: Comparative studies on chemical composition and thermal properties of black tiger shrimp (Penaeus monodon) and white shrimp (Penaeus van namei) meats. Food Chem 2007, 103, S. 1199–1207

Tabela Brasileira de Composição de Alimentos – TACO Versão 2 – Segunda Edição. Núcleo de Estudos e Pesquisas em Alimentação – NEPA. Universidade Estadual de Campinas – UNICAMP. 2006

Thomas, D. M.; Ciesla, A.; Levine, J. A.; Stevens, J. G.; Martin, C. K.: A mathematical model of weight change with adaptation. Math BiosciEng 2009, 6 (4), S. 873–887

Trichopoulou, A.; Georga, K.: Composition tables of foods and Greek dishes (3rd ed.). GA: Parisianou Publications. Athens, 2004

U. S. Department of Agriculture, Agricultural Research Service. 2010. USDA National Nutrient Database for Standard Reference, Release 28. (2015). Nutrient Data Laboratory Home Page, http://ndb.nal.usda.gov/ndb/foods (Stand: November 2015)

Varo, P.; Company, R.; Guillem, C.: Composición nutricional básica de la horchata de chufa natural. Alimentación Equipos y Tecnología 1998, 17 (8), S. 107–110

WHO: Obesity – preventing and managing the global epidemic. WHO Technical Reports Series 894, Geneva, 2000

www.flaxcouncil.ca

Zymantiene, J.; Zelvyte, R.; Jukna, C.; Jukna, V.; Jonaitis, E.; Sederevicius, A.; Mazeikiene, Z.; Pampariene, I.; Zinkeviciene, J.: Selected features of vineyard snails shell, their movement and physicochemical composition of foot meat. Biotechnol&BiotechnolEq 2006, 20 (1), S. 82–87

Die in den Tabellen genannten Hersteller: Nährwertangaben online und von Verpackungen. Stand Sommer 2011

Bücher, die weiterhelfen

Elmadfa, I.; Aign, W.; Muskat, E.; Fritzsche, D.: Die große GU Nährwert- und Kalorientabelle. GRÄFE UND UNZER VERLAG. München

Heseker, H.; Heseker, B.: Die Nährwerttabelle. Umschau Verlag. 2010

Klever-Schubert, K.; Endres, A.: Der Große Klever Kompass. Kalorien & Nährwerte. GRÄFE UND UNZER VERLAG. München

Souci, S. W.; Fachmann, W.; Kraut, H.; Kirchhoff, E.; Scherz, H.; Senser, F.: Der kleine Souci/Fachmann/Kraut. Wissenschaftliche Verlagsgesellschaft. Stuttgart

Adressen und Internetseiten, die weiterhelfen

Deutsche Gesellschaft für Ernährung e. V.
Godesberger Allee 18, D-53175 Bonn
www.dge.de

aid Infodienst – Ernährung, Landwirtschaft, Verbraucherschutz e. V., Heilsbachstraße 16, 53123 Bonn, www.aid.de und www.was-wir-essen.de

Verbraucherzentrale Bundesverband e. V.
Markgrafenstraße 66, 10969 Berlin
www.vzbv.de

Bundeszentrale für gesundheitliche Aufklärung
Ostmerheimer Str. 220, 51109 Köln
www.bzga.de

Deutsche Adipositas-Gesellschaft e. V.
Fraunhoferstr. 5, 82152 Martinsried
www.adipositas-gesellschaft.de

Österreichische Gesellschaft für Ernährung (ÖGE)
Spargelfeldstr. 191, 1220 Wien
www. oege.at

Österreichische Agentur für Gesundheit und Ernährungssicherheit
Spargelfeldstr. 191, 1220 Wien
www.ages.at

Schweizerische Gesellschaft für Ernährung
Schwarztorstrasse 87, Postfach 8333, 3001 Bern
www.sge-ssn.ch

Register

Verzeichnet sind nur Stichwörter aus den Einleitungstexten. Die Nährwert- und Spezialtabellen erschließen sich aus den Kategorien und Gruppen, die auf der Umschlaginnenseite und Seite 3–5 verzeichnet sind.

Impressum

© **2011 GRÄFE UND UNZER VERLAG GMBH,** München.
Alle Rechte vorbehalten. Nachdruck, auch auszugsweise, sowie
Verbreitung durch Film, Funk, Fernsehen und Internet, durch
fotomechanische Wiedergabe, Tonträger und Datenverarbeitungs-
systeme jeglicher Art nur mit schriftlicher Genehmigung des Verlags.

Projektleitung: Sarah Schocke, Sarah Fischer
Lektorat und Satz: Knipping Werbung GmbH, Berg/Starnberger See
Redaktionelle Mitarbeit: Alexander Dölle, Johanna Dries
Innenlayout, Typografie und Umschlaggestaltung:
independent Medien-Design, Horst Moser, München
Herstellung: Markus Plötz
Reproduktion: Repro Ludwig, Zell am See
Druck und Bindung: Printer, Trento
Cover: Getty
Illustrationen: Orlando Hoetzel
Syndication:
www.jalag-syndication.de

ISBN 978-3-8338-2305-3
4. Auflage 2016

GRÄFE
UND
UNZER

Ein Unternehmen der
GANSKE VERLAGSGRUPPE

www.facebook.com/gu.verlag

Unsere Garantie

Alle Informationen in
diesem Ratgeber sind
sorgfältig und gewissenhaft
geprüft. Sollte dennoch einmal
ein Fehler enthalten sein,
schicken Sie bitte das Buch mit
einem entsprechenden Hin-
weis an unseren Leserservice
zurück. Wir tauschen Ihnen
den GU-Ratgeber gegen einen
anderen zum gleichen oder
einem ähnlichen Thema um.

Liebe Leserin und lieber Leser,

wir freuen uns, dass Sie sich
für ein GU-Buch entschie-
den haben. Mit Ihrem Kauf
setzen Sie auf die Qualität,
Kompetenz und Aktualität
unserer Ratgeber. Dafür
sagen wir Danke! Wir wollen
als führender Ratgeberverlag
noch besser werden. Daher
ist uns Ihre Meinung wichtig.
Bitte senden Sie uns Ihre
Anregungen, Ihre Kritik
oder Ihr Lob zu unseren
Büchern. Haben Sie Fragen
oder benötigen Sie weiteren
Rat zum Thema? Wir freuen
uns auf Ihre Nachricht!

Wir sind für Sie da!

Montag–Donnerstag:
9–18 Uhr; Freitag: 9–16 Uhr
Tel.: 00800 / 72 37 33 33*
Fax: 00800 / 50 12 05 44*
(gebührenfrei in D, A, CH)*

E-Mail: leserservice@graefe-
und-unzer.de

P. S.: Wollen Sie noch mehr
Aktuelles von GU wissen, dann
abonnieren Sie doch unseren
kostenlosen GU-Online-News-
letter und/oder unsere kostenlosen Kundenmagazine.

GRÄFE UND UNZER VERLAG
Leserservice
Postfach 86 03 13
81630 München